高齢透析患者 治療とケアのための

透析療法 Q&A

Questions & Answers about Dialysis Therapy for Elderly Patients

飯田喜俊
椿原美治 編

医歯薬出版株式会社

This book was originally published in Japanese
under the title of :

KOUREITOUSEKIKANJA CHIRYOU TO KEA NOTAMENO TOUSEKI RYOUHOU Q & A
(Questions & Answers about Dialysis Therapy for Elderly Patients)

Editors :
IIDA, Nobutoshi
  Medical Adviser, Jinshinkai Shirasagi Hospital
TSUBAKIHARA, Yoshiharu
  Professor, Department of Comprehensive Kidney Disease Research,
  Osaka University Graduate School of Medicine

© 2014 1st ed.

ISHIYAKU PUBLISHERS, INC.
  7-10, Honkomagome 1 chome, Bunkyo-ku,
  Tokyo 113-8612, Japan

■造本デザイン・AD
M's　杉山光章　SUGIYAMA, Mitsuaki

序文

わが国の透析療法は著しく進歩し，今では世界でトップの成績を示しています．これも医師，看護師，臨床工学技士をはじめ，各分野のコメディカルスタッフの熱心な研究や努力によるものと考えられます．特に透析療法は医師やコメディカルスタッフの優れたチームワークを必要とする治療であり，これが治療成績に大きな影響を与えるといってもよいでしょう．

しかしながら，透析療法においては現在，優れた治療成績の結果，透析歴の長い患者が増加し，透析導入患者は超高齢化しています．その結果，各種の合併症や治療上困難な事柄が著増し，日常の透析治療にさまざまな支障を伴うようになってきました．私共の直面している治療目標は，高齢透析患者の諸問題を解決して，患者のADL，QOLを上昇させることにあるといっても過言ではありません．そのためには，医師や透析スタッフのそれぞれが必要とする知識や技術を向上させ，チームワークによってきめの細かい治療とケアを行うことが必須かと思います．

本書は，このような高齢透析患者がもつ各種の問題が解決され，よい透析成績が得られることができればと願って企画しました．その内容はQ＆Aスタイルとし，Q（問題）ついては，高齢透析患者がもつ各種の難しい問題を厳選して提示し，A（回答）については，第一線で活躍し，指導しておられる優れた諸先生に，それぞれの問題に対する最新で，しかも具体的なノウハウをわかりやすく示していただきました．

本書の利用の仕方については，読者それぞれが現在当面し，困っている問題から読み始め，適切な解決策を得ることもよいでしょうし，第1頁から読み始めて全体をマスターするのもよいと思います．このことによって，各自がもっている困難な問題に対する解決の道が示され，より優れた治療がなされて患者の病状がよくなり，ADLやQOLが向上して社会に復帰することができれば，私共の喜びこれに過ぎるものはありません．

終わりに，本書にご執筆いただいた先生方がお忙しいなかで，新しいエビデンスに基づいて難しい諸問題をわかりやすく回答してくださったことに対し，心からお礼申し上げます．また，本書ができあがるまで終始熱心に煩瑣な編集の仕事をしてくださった医歯薬出版株式会社編集部の方々に深謝いたします．

平成26年9月

飯田喜俊
椿原美治

dialysis

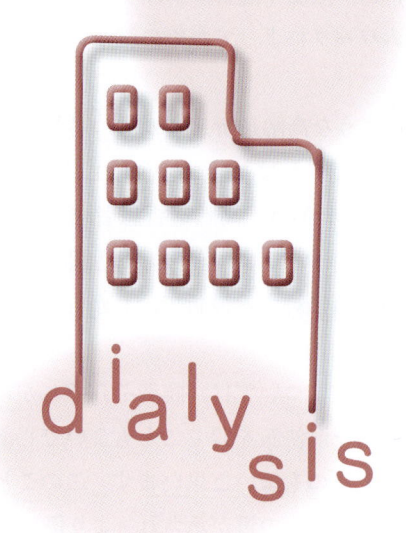

編集者・執筆者一覧

■ 編 集

飯田喜俊 Iida, Nobutoshi
白鷺病院　顧問

椿原美治 Tsubakihara, Yoshiharu
大阪大学大学院医学系研究科腎疾患統合医療学　寄附講座教授

■ 執 筆（五十音順）

赤塚東司雄 Akatsuka, Toshio
赤塚クリニック　院長

浅川貴介 Asakawa, Takasuke
東邦大学医療センター大橋病院腎臓内科

浅利佳奈 Asari, Kana
厚木市立病院内科

飯田喜俊 Iida, Nobutoshi
編集に同じ

乳原善文 Ubara, Yoshifumi
虎の門病院腎センター内科　部長

大平整爾 Ohira, Seiji
札幌北クリニック　顧問

奥野仙二 Okuno, Senji
白鷺病院　副院長

木村英二 Kimura, Eiji
白鷺病院　副院長

久保 峻 Kubo, Shun
東邦大学医療センター大橋病院腎臓内科

栗原 怜 Kurihara, Satoshi
さいたまつきの森クリニック　総括院長

佐藤 隆 Sato, Takashi
名港共立クリニック　院長

島崎玲子 Shimazaki, Reiko
さいたまつきの森クリニック看護部　部長

常喜信彦 Joki, Nobuhiko
東邦大学医療センター大橋病院腎臓内科　准教授

庄司繁市 Shoji, Shigeichi
白鷺病院　院長

杉崎弘章 Sugisaki, Hiroaki
府中腎クリニック　理事長

鈴木 朗 Suzuki, Akira
大阪府立急性期・総合医療センター腎臓・高血圧内科　副部長

鈴木一之 Suzuki, Kazuyuki
かわせみクリニック　院長

鈴木 禎 Suzuki, Tadashi
東京慈恵会医科大学葛飾医療センターリハビリテーション科　講師

鈴木裕子 Suzuki, Yuko
さいたまつきの森クリニック透析室　看護師長

諏訪部達也 Suwabe, Tatsuya
虎の門病院分院腎センター内科

田中友里 Tanaka, Yuri
東邦大学医療センター大橋病院腎臓内科　講師

田部井 薫 Tabei, Kaoru
自治医科大学附属さいたま医療センター腎臓科　教授

椿原美治 Tsubakihara, Yoshiharu
編集に同じ

坪井正人 Tsuboi, Masato
安城共立クリニック　院長

冨田弘道 Tomida, Kodo
大阪府立急性期・総合医療センター腎臓・高血圧内科　診療主任

中嶌美佳 Nakajima, Mika
矢吹病院健康栄養科　主任

永田俊彦 Nagata, Toshihiko
徳島大学大学院ヘルスバイオサイエンス研究部歯周歯内治療学分野　教授

二宮雅美 Ninomiya, Masami
徳島大学大学院ヘルスバイオサイエンス研究部歯周歯内治療学分野

長谷弘記 Hase, Hiroki
東邦大学医療センター大橋病院腎臓内科　教授

林 俊秀 Hayashi, Toshihide
東邦大学医療センター大橋病院腎臓内科　助教

早見典子 Hayami, Noriko
虎の門病院腎センター内科

平松 信 Hiramatsu, Makoto
岡山済生会総合病院　院長代理

福田全克 Fukuda, Masakatsu
若草第一病院眼科　顧問，大阪警察病院眼科　顧問

藤田文子 Fujita, Ayako
日本医療科学大学保健医療学部看護学科　講師

藤田 譲 Fujita, Joe
白鷺病院医療福祉科　科長

古久保 拓 Furukubo, Taku
白鷺病院薬剤科　科長

星野純一 Hoshino, Junichi
虎の門病院腎センター内科　医長

堀川直史 Horikawa, Naoshi
埼玉医科大学総合医療センターメンタルクリニック　教授

前川きよし Maekawa, Kiyoshi
藤井寺白鷺クリニック　院長

政金生人 Masakane, Ikuto
矢吹病院　副院長

松金 愛 Matsukane, Ai
東邦大学医療センター大橋病院腎臓内科

森澤雄司 Morisawa, Yuji
自治医科大学感染制御部　准教授

八木澤 隆 Yagisawa, Takashi
自治医科大学腎泌尿器外科学講座腎臓外科学部門　教授

山川智之 Yamakawa, Tomoyuki
白鷺病院　理事長

山本裕康 Yamamoto, Hiroyasu
厚木市立病院　院長

渡邊有三 Watanabe, Yuzo
春日井市民病院　院長

Contents

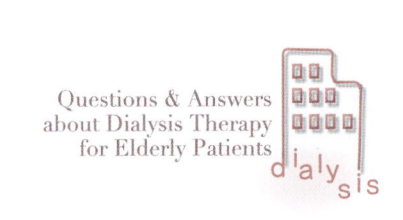

Questions & Answers about Dialysis Therapy for Elderly Patients

序文 iii

I. 末期腎不全

Q1 透析患者数が2012年に31万人を超えたといわれていますが，透析療法の現状，今後の傾向について教えてください．高齢者の状況なども教えてください………椿原美治 1

Q2 末期腎不全とは，どのような時期をさすのでしょうか？　また，どのような症状があり，透析導入時期の治療にはどのようなものがあるでしょうか？………………大平整爾 3

Q3 末期腎不全の治療の選択は，どのように行われるのでしょうか？　このときの患者ケアについて教えてください……………………………………………………………大平整爾 6

Q4 導入拒否と見合わせは，どのような理由で行われるのでしょうか？　また，その手続き，患者ケアについて教えてください…………………………………………………大平整爾 9

Q5 高齢で透析導入になった患者のケア，患者教育について教えてください………島崎玲子 12

II. 血液透析

Q6 血液透析の適応，原理，特徴について，特に高齢者で注意すべきことを教えてください……………………………………………………………………………………鈴木一之 15

Q7 ダイアライザの種類と選択について教えてください．特に高齢者に適するものがあるのでしょうか？…………………………………………………………………………鈴木一之 17

Q8 内シャントの定義と作製の時期について，特に高齢者に配慮すべきことを教えてください……………………………………………………………………………坪井正人，佐藤 隆 20

Q9 内シャントの適応と問題点について，特に高齢者に配慮すべきことを教えてください……………………………………………………………………………坪井正人，佐藤 隆 22

Q10 内シャントの合併症と治療法について，特に高齢者に配慮すべきことを教えてください……………………………………………………………………………坪井正人，佐藤 隆 24

Q11 動脈表在化の適応と問題点，特に高齢者の場合の適応・問題点を教えてください……………………………………………………………………………坪井正人，佐藤 隆 26

Q12 長期植え込み型カテーテルの適応と合併症について教えてください．高齢者での実施で注意すべき問題点には，どのようなことがありますか？………田中友里，常喜信彦 28

Q13 抗凝固薬の種類と選択について教えてください．特に高齢者で気をつけるべきことはどのような点でしょうか？……………………………………………………………庄司繁市 30

Q14 透析液の種類と選択について，高齢者に特徴的なものはあるのでしょうか？
……………………………………………………………………………………………庄司繁市 32

Q15 透析液の清浄化はどのように行いますか？　高齢者の透析の際に何か特徴がありますか？……………………………………………………………………………………庄司繁市 34

- Q16 ドライウエイトの決め方と管理はどのように行いますか？ 高齢者では何か違いがあるのでしょうか？……………………………………………………………………庄司繁市　37
- Q17 血流量と透析液流量の設定はどのように行いますか？ 高齢者では何か違いがあるのでしょうか？……………………………………………………………………鈴木一之　39
- Q18 血液透析の回数や時間はどのように選択しますか？ 高齢者では何か違いがあるのでしょうか？……………………………………………………………………鈴木一之　41
- Q19 血液透析開始時，透析中，終了時の注意点を教えてください．特に高齢者ではどのような注意が必要でしょうか？………………………………………………鈴木一之　43
- Q20 血液透析における至適透析とはどのようなものですか？ 特に高齢者において違いがあるのでしょうか？……………………………………………………鈴木一之　45
- Q21 長時間透析と頻回透析について教えてください．高齢者にどのようなメリット・デメリットがありますか？……………………………………………………山川智之　47
- Q22 高齢者の血液濾過法（HF）と血液透析濾過法（HDF）の適応と実施方法を教えてください……………………………………………………………………前川きよし　49
- Q23 高齢者の腹膜透析から血液透析への移行はどのように行うのでしょうか？……………………………………………………………………………前川きよし　51
- Q24 高齢者の血液透析から腎移植への移行はどのように行うのでしょうか？…… 前川きよし　53
- Q25 高齢者が腎移植から血液透析へ再導入する際の問題点を教えてください… 前川きよし　55
- Q26 高齢の血液透析患者に薬物を処方する際の注意点を教えてください………古久保　拓　57
- Q27 高齢の糖尿病透析患者の血糖管理はどのように行うのでしょうか？…………奥野仙二　59
- Q28 高齢の糖尿病透析患者の透析時にはどのような注意が必要でしょうか？…… 奥野仙二　61
- Q29 高齢の糖尿病透析患者の食事療法はどのようにしますか？…………………奥野仙二　63
- Q30 超高齢透析患者（85歳以上）の医学的問題点と対策について教えてください……………………………………………………………………………………山川智之　65
- Q31 超高齢透析患者（85歳以上）のケアはどうすればよいのでしょうか？………島崎玲子　67
- Q32 長期透析患者（透析歴20年以上）の医学的問題点と対策を教えてください．高齢者の場合とどのように違うのでしょうか？……………………………山川智之　69
- Q33 長期透析患者（透析歴20年以上）のケアはどうすればよいのでしょうか？特に高齢の長期透析患者のケアを教えてください…………………………………島崎玲子　71
- Q34 高齢透析患者の低栄養の病態や対策を教えてください……………………奥野仙二　73
- Q35 高齢透析患者の栄養管理について教えてください…………………………中嶋美佳　75
- Q36 高齢透析患者の運動療法について教えてください…………………………鈴木　禎　77

Ⅲ．血液透析合併症

- Q37 高齢透析患者の透析関連低血圧とその対策について教えてください………田部井　薫　80
- Q38 高齢透析患者の高血圧とその治療を教えてください………………………田部井　薫　82

Q39	高齢透析患者の回路内凝固の予防と治療はどのようにしますか？	田部井 薫	84
Q40	高齢透析患者の腎性貧血の治療はどのようにしますか？	浅利佳奈, 山本裕康	86
Q41	高齢透析患者にみられる血清カリウム（K）値異常の原因, 予防・治療を教えてください	飯田喜俊	88
Q42	高齢透析患者の狭心症および心筋梗塞の原因・症状, 予防・治療について教えてください	松金 愛, 長谷弘記	90
Q43	高齢透析患者の心膜炎の原因と治療を教えてください	常喜信彦	92
Q44	高齢透析患者の急性心不全・ショックの原因と対策について教えてください	浅川貴介, 長谷弘記	94
Q45	高齢透析患者の慢性心不全の原因と対策について教えてください	林 俊秀, 常喜信彦	96
Q46	高齢透析患者の不整脈の種類とその治療にはどのようなものがありますか？	久保 峻, 常喜信彦	98
Q47	高齢透析患者の呼吸器感染症（肺結核を含む）の原因と治療を教えてください	早見典子, 乳原善文	100
Q48	高齢透析患者の消化器合併症の原因と治療を教えてください	渡邊有三	102
Q49	高齢透析患者のウイルス性肝炎・肝硬変の原因・症状と予防・治療について教えてください	前川きよし	104
Q50	高齢透析患者の尿路感染症の原因・症状と予防・治療について教えてください	森澤雄司	106
Q51	高齢透析患者の血清カルシウム・リン濃度の異常と骨・ミネラル代謝異常の治療が最近問題になっていますが, これらについて教えてください	浅利佳奈, 山本裕康	109
Q52	高齢透析患者の二次性副甲状腺機能亢進症の原因と対策について教えてください	浅利佳奈, 山本裕康	111
Q53	高齢透析患者の動脈硬化症と血管石灰化症の原因と対策について教えてください	浅利佳奈, 山本裕康	113
Q54	高齢透析患者の透析アミロイドーシスおよび手根管症候群の原因・症状と治療について教えてください	星野純一, 乳原善文	115
Q55	高齢透析患者の口腔内病変はどのように発見し対策を立てますか？	二宮雅美, 永田俊彦	117
Q56	高齢透析患者の足の潰瘍・壊疽の原因と対策にはどのようなものがありますか？	木村英二	119
Q57	高齢透析患者の脂質異常症の種類と治療を教えてください	鈴木 朗, 椿原美治	121
Q58	高齢透析患者の掻痒症の原因・症状と治療を教えてください	鈴木 朗	123
Q59	高齢透析患者の神経障害（レストレス・レッグス症候群を含む）の原因・症状と治療について教えてください	鈴木 朗	125
Q60	高齢者透析患者のこむら返りの原因・症状と治療について教えてください	冨田弘道	127
Q61	高齢透析患者の眼病変を早期発見し対策を立てるにはどうしたらよいでしょうか？	福田全克	129

Q62	高齢透析患者の多発性囊胞腎に対する腎動脈塞栓術の適応と合併症について教えてください	諏訪部達也, 乳原善文	131
Q63	高齢透析患者の脳卒中の原因・症状と初期対応および治療について教えてください	冨田弘道	133
Q64	高齢透析患者のメンタルケアはどうしたらよいでしょうか？	堀川直史	135
Q65	高齢透析患者のMRSA感染症への対策を教えてください	森澤雄司	137
Q66	高齢透析患者の手術時の対策を教えてください	木村英二	140

Ⅳ．腹膜透析，腎移植

Q67	高齢者での腹膜透析の行い方や問題点について教えてください	平松 信	143
Q68	高齢者のPD＋HD併用療法において気をつけるべきことを教えてください	平松 信	145
Q69	高齢腹膜透析患者の合併症と対策について教えてください	平松 信	147
Q70	高齢腹膜透析患者への支援と看護はどのように行うのがよいのでしょうか？	藤田文子	149
Q71	高齢者の腎移植について特徴的な事柄，問題点を教えてください	八木澤 隆	151

Ⅴ．事故・災害，心理・社会

Q72	高齢透析患者の透析中にみられる主な事故と対策について教えてください	栗原 怜	153
Q73	地震時の対応について教えてください．高齢者では特にどのような対応が大切ですか？	赤塚東司雄	155
Q74	火災時の対応について教えてください．高齢者では特にどのような対応が大切ですか？	杉崎弘章	158
Q75	透析患者のための社会保障制度について教えてください．特に高齢者において重要なのは何でしょうか？	藤田 譲	160
Q76	透析継続拒否や中止が問題となっていますが，高齢者での特徴的な事柄について教えてください	大平整爾	162
Q77	高齢透析患者の指導はどのように行うのがよいでしょうか？	政金生人	165
Q78	要介護患者（認知症含む）への支援・介護にはどのようなものがありますか？　特に高齢者の場合について教えてください	藤田 譲	167
Q79	認知症を合併した透析患者のケアについて教えてください．高齢者の場合に特徴的なものがありますか？	鈴木裕子, 島崎玲子	169

参考文献	171
索引	177

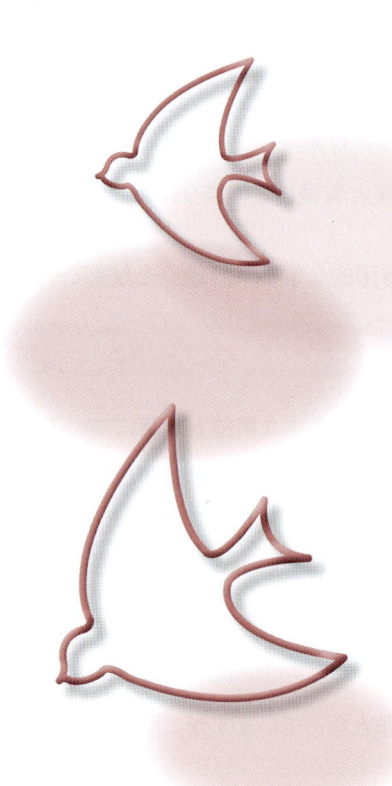

Q1 透析患者数が2012年に31万人を超えたといわれていますが，透析療法の現状，今後の傾向について教えてください．高齢者の状況なども教えてください

1 透析患者はどのように変わっているのか？

日本透析医学会が毎年末に行う統計調査をみれば，透析患者の変遷を知ることができます．透析患者数の漸増に加え，最も大きく変わったのは，年齢と原疾患でしょう．

透析患者の高齢化

図1-1は各年末における維持透析患者と新規導入患者の平均年齢の推移ですが，2013年末の平均年齢は67.2歳，2013年度の新規導入患者の平均年齢は68.7歳にまで高齢化しています．予後調査が開始された1983年末の平均年齢48.3歳，新規導入患者の平均年齢51.9歳と比べると，一般の高齢化よりはるかに速いスピードで進行しています．

また，新規導入患者の年齢分布をみると（図1-2），正規分布をしておらず，男女ともに最も多いのは75～80歳と超高齢者層です．今後，団塊の世代がこの年齢に到達したら，ますます高齢化することが予想されます．さらに大きな問題は，90歳以上が維持透析患者の1.4%，導入患者では1.9%を占めているという事実です．

原疾患

もう1つの大きな変化は原疾患です．図1-3に示すように，2011年に糖尿病性腎症による透析患者数が慢性糸球体腎炎による患者数を上回りました．導入患者では，すでに1998年に糖尿病性腎症が慢性糸球体腎炎を上回り，約44%（慢性糸球体腎炎は約19%）を占めています．さらに高齢化に伴い，高血圧性腎硬化症が増加しており，維持透析患者の8.6%（図

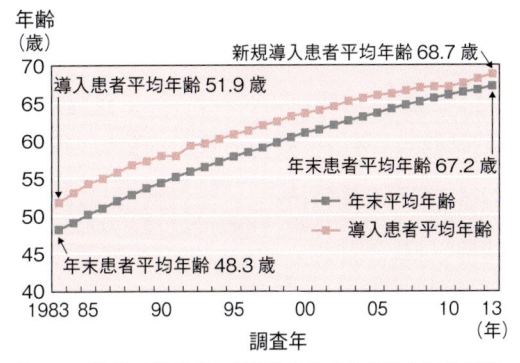

図1-1 維持透析患者と新規導入患者の平均年齢の推移
〔日本透析医学会：図説わが国の慢性透析療法の現況（2013年12月31日現在），p.21，2014より〕

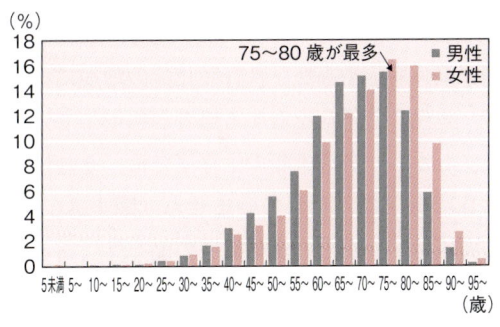

図1-2 新規透析導入患者の年齢分布
〔日本透析医学会：図説わが国の慢性透析療法の現況（2013年12月31日現在），p.10，2014より〕

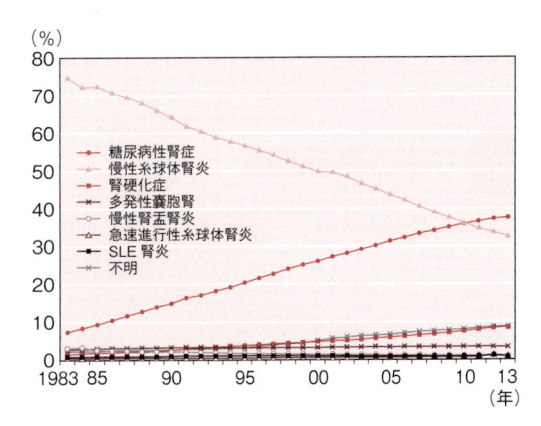

図1-3 維持透析患者の原疾患の推移
〔日本透析医学会：図説わが国の慢性透析療法の現況（2013年12月31日現在），p.18，2014より〕

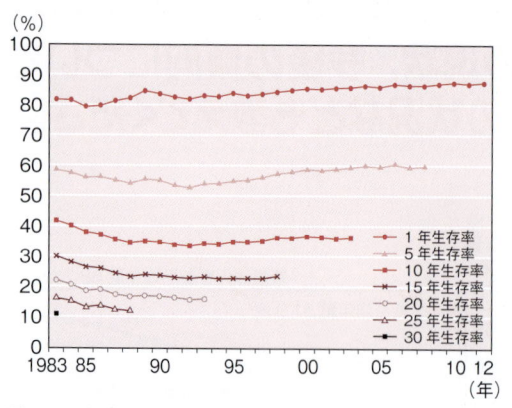

図1-4　各導入年後の生存率
〔日本透析医学会：図説わが国の慢性透析療法の現況（2012年12月31日現在），p.29，2013より〕

1-3），透析導入患者の13.0%を占め，今後も増加すると思われます．

② わが国の透析医療の現況

　以上のように，わが国の透析患者の高齢化，糖尿病性腎症や高血圧性腎硬化症の増加に伴って，重篤な合併症を有する患者が急増しています．しかし，各導入年の生存率では，それほど大きな低下はみられていません（図1-4）．この要因は，わが国の透析医療の優秀性にあると考えられます．日米欧の透析患者の実態を比較検討する**DOPPS研究**[*1]の結果では，さまざまな要因で補正しても，日本と比べ欧州の死亡リスクは約3倍，米国では約4倍と報告されています．すなわち患者の重症化に，可能なかぎり対応しているのです．

③ 今後の透析医療

　今後も透析患者のさらなる高齢化や，重篤な合併症を有する糖尿病性腎症や高血圧性腎硬化症の患者が増加すると予想されます．さらに，認知症や意識のない患者への透析導入の増加，また，維持透析の患者でも認知症が進行し，透析継続が困難になるケースが増加すると考えられています．このような状況のもと，日本透析医学会から『慢性血液透析療法の導入と終末期患者に対する見合わせに関する提言（案）』が報告されています．ぜひ一読して，各施設において，患者本人や家族などに十分な説明を行い，事前指示書などに関して話し合う時代となっていることを認識すべきです．

　一方で，透析医療は医療経済面でも大きな負担となっていますが，早ければ2017年ころから透析患者数が減少に転じるとの予測もあり，透析施設の経営に大きな影響を及ぼす可能性も指摘されています．

Advice ーアドバイスー

日本透析医学会のホームページには，直近の年末調査の『図説わが国の慢性透析療法の現況』が掲載されています．さらに施設会員であれば，会員専用ページに掲載されている1968年以降の統計調査データをすべて閲覧することが可能です．ぜひ，見てください．

過去の歴史はもとより，今後の予測も可能です．
（椿原美治）

[*1] **DOPPS研究**：Dialysis Outcomes and Practice Patterns Studyの略．世界19カ国から無作為に抽出された血液透析患者の治療方法や臨床データと患者の予後に関する国際共同研究．

Q2 末期腎不全とは,どのような時期をさすのでしょうか? また,どのような症状があり,透析導入時期の治療にはどのようなものがあるでしょうか?

1 慢性腎不全患者の透析導入基準

わが国では,厚生科学研究の一端として川口良人ら専門家により表2-1の『慢性腎不全透析導入基準』が1991年に作成・公示されて,長年臨床医にとって有用な参考資料となってきました.この基準は,①臨床症状,②腎機能評価,③日常生活障害度の3領域を点数化して総計60点以上を透析導入とする方針であり,透析導入の判断に明解な客観性をもたせようとした尺度だといえます.この基準から,腎機能低下により出現する症状の概要と,末期腎不全という病態を捉えることができます.本基準の策定から20年が経過し,透析導入の基礎疾患や患者背景に変化がみられるようになり,そのスコア化が実情に合わないとの指摘も散見されるようになりました.

2 慢性腎臓病(CKD)

米国(K/DOQI[★1])で2002年にchronic kidney disease(CKD)という概念が提唱されました.腎疾患には多くの種類があり,その疾患名がわかりにくいという指摘があったため,腎機能が低下してきていることを基礎にCKDという名称でとりあえずひとくくりにしようとする考え方です.日本語で「慢性腎臓病」といわれています.国際的な専門家集団のKDIGO[★2]もこれにならい,『CKD診療ガイド2009』(日本腎臓学会)もこれを紹介しています.

表2-1 慢性腎不全透析導入基準(1991年厚生科学研究)

Ⅰ.臨床症状
1. 体液貯留(全身性浮腫,高度の低蛋白血症,肺水腫)
2. 体液異常(管理不能の電解質,酸塩基平衡異常)
3. 消化器症状(悪心,嘔吐,食思不振,下痢)
4. 循環器症状(重篤な高血圧,心不全,心包炎)
5. 神経症状(中枢・末梢神経障害,精神障害)
6. 血液障害(高度の貧血状態,出血傾向)
7. 視力障害(尿毒症性網膜症,糖尿病性網膜症)

これら1~7小項目のうち,3個以上のものを高度(30点),2個を中等度(20点),1個を軽度(10点)とする.

Ⅱ.腎機能	
血清クレアチニン(mg/dL)〔クレアチニンクリアランス(mL/分)〕	点数
8以上(10未満)	30
5~8未満(10~20未満)	20
3~5未満(20~30未満)	10

Ⅲ.日常生活障害度	
尿毒症のため起床できないものを高度	30点
日常生活が著しく制限されているものを中等度	20点
運動・通学あるいは家庭内労働が困難となった場合を軽度	10点

Ⅰ.臨床症状,Ⅱ.腎機能,Ⅲ.日常生活の総合点が60点以上を透析導入とする.
注)年少者(10歳以下),高齢者(65歳以上),全身性血管合併症のあるものについては,10点を加算.

(川口良人:平成3年度厚生科学研究 腎不全医療研究事業研究報告書,1992より)

表 2-2　CKD の重症度分類

原疾患	蛋白尿区分			A1	A2	A3
糖尿病	尿アルブミン定量 (mg/ 日) 尿アルブミン /Cr 比 (mg/gCr)			正常 30 未満	微量アルブミン尿 30〜299	顕性アルブミン尿 300 以上
高血圧 腎炎 多発性囊胞腎 移植腎 不明 その他	尿蛋白定量 (g/ 日) 尿蛋白 /Cr 比 (g/gCr)			正常 0.15 未満	軽度蛋白尿 0.15〜0.49	高度蛋白尿 0.50 以上
GFR 区分 (mL/ 分 / 1.73 m^2)		G1	正常または 高値	≧ 90		
		G2	正常または 軽度低下	60〜89		
		G3a	軽度〜 中等度低下	45〜59		
		G3b	中等度〜 高度低下	30〜44		
		G4	高度低下	15〜29		
		G5	末期腎不全 (ESKD)	<15		

重症度は原疾患・GFR 区分・蛋白尿区分を合わせたステージにより評価する．CKD の重症度は死亡，末期腎不全，心血管死亡発症のリスクを■のステージを基準に，□，□，■の順にステージが上昇するほどリスクは上昇する．
※ KDIGO CKD guideline 2012 を日本人用に改変

（日本腎臓学会編：CKD 診療ガイド 2012，p.3，東京医学社，2012 より）

表 2-3　CKD の定義

①尿異常，画像診断，血液，病理で腎障害の存在が明らか．特に 0.15g/gCr 以上の蛋白尿（30 mg/gCr 以上のアルブミン尿）の存在が重要
② GFR < 60 mL/ 分 /1.73 m^2
①，②のいずれか，または両方が 3 カ月以上持続する

（日本腎臓学会編：CKD 診療ガイド 2012，p.1，東京医学社，2012 より）

CKD の重症度（病期，ステージ）分類と定義は表 2-2，表 2-3 に提示しました．CKD 分類では，病期は GFR（糸球体濾過量）の数値により表現されており，臨床症状は加味されていません．一般に「末期腎不全」は CKD 分類でステージ G3 以下をさし，明らかな臨床症状がみられるようになります．その症状は表 2-1 に示したように全身の臓器組織に及び，極めて多岐にわたるため，多くの疾患を鑑別診断する必要があります．

わが国ではこれまで腎機能の判定に血清クレアチニンやクレアチニン・クリアランスが重視されてきましたが，これらの数値は糸球体濾過機能の障害度を示して CKD を裏づけることではあっても，透析導入の指標とすることには問題があるとされたわけです．

3　腎機能の障害度と臨床症状

表 2-2 の CKD 重症度分類はもっぱら GFR を基にして作成されていますが，透析導入の判定には腎機能に加えて臨床症状や日常生活の重症度が加味されるべきものと考えます．臨床症状と日常生活の重症度が，客観的に表現されること，ことに数値化されることが望まれます．

念のために，透析の導入（開始）を検討すべき主な症状を表 2-4 に列記しました．腎機能

表2-4 透析の導入（開始）を検討すべき主な臨床症状

①胸の苦しさ，呼吸の苦しさ，から咳
②脈拍が不規則，動悸
③尿量の有無にかかわらず浮腫（むくみ）
④尿量の減少
⑤高血圧の悪化
⑥食欲低下，悪心・嘔吐，下痢
⑦継続する強い疲労感（貧血の増悪）
⑧出血しやすい，止血しにくい
⑨イライラ（気分不安定），不眠
⑩頭痛，めまい
⑪視力の低下

代替療法としては，①血液透析，②腹膜透析，③腎移植，④保存療法などがありますが，わが国では血液透析へ導入される患者が圧倒的に多いのが現状です．

Advice──アドバイス

末期慢性腎不全で透析に導入される患者の大半は，高齢者です．特別に腎疾患をもたなくとも，高齢者では加齢に伴う腎機能低下が徐々に進行することを記憶しましょう．

（大平整爾）

*1 **K/DOQI**：Kidney Disease Outcomes Quality Initiative の略．米国腎臓財団が策定した慢性腎臓病のガイドライン．
*2 **KDIGO**：Kidney Disease Improving Global Outcomes の略．国際的な慢性腎臓病のガイドライン．

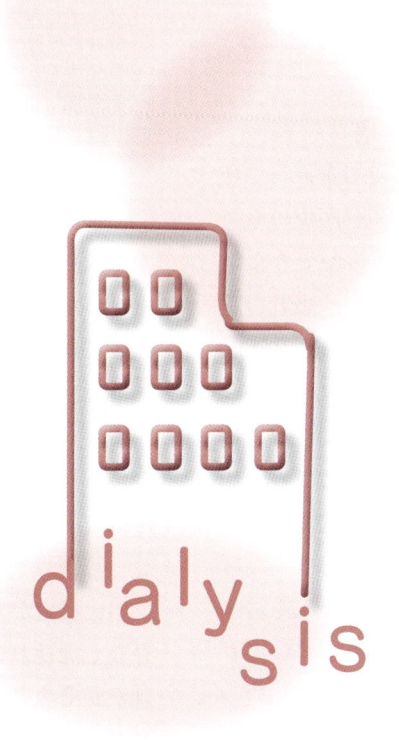

Q3 末期腎不全の治療の選択は，どのように行われるのでしょうか？　このときの患者ケアについて教えてください

1 腎機能代替療法の選択

　腎機能障害が進行して自己腎によって生命を維持することが難しくなった場合，患者はいくつかある腎機能代替療法（RRT）の選択を医療者の支援を得て検討することになります．RRTとしては，①血液透析，②腹膜透析，③腎移植（生体腎または死体腎），④保存療法（薬剤，食事など）に分類されます．

　現時点では腎移植が多くの患者にとって最も好ましい療法ですが，腎の提供に限りがあるために大部分の人は血液か腹膜の透析を選択せざるをえません．もし，重篤な循環器系の障害が併発していれば，保存療法を選択することになります．

2 意思決定の過程

患者による自己決定

　患者が自分の受ける治療を自身で選択して意思決定するというプロセスが，現代医療の原則です（表3-1）．自己決定ができるかできないか（自己決定能力の有無）によって，患者の意思決定のプロセスは変わってきます（図3-1）．

共同の意思決定

　自己決定ができる人でも迷いがでてくることはまれではなく，患者と家族，医療者での話し合いで決めるという「共同の意思決定」が一般的です．ここでの医療者の重要な心得は，なるべく患者の自主性を尊重し，過剰な介入を避けることです．患者が強い独立心をもっていてすべてを自ら決める・決めたいという場合でも，患者のその決定（選択）が医学的に・社会的に・倫理的に妥当であるか否かを医療者の立場から判断して助言することは許される行為だと考えます．つまり，時には患者の意向を軌道修正して最終結論に達するわけです．

患者の事前指示（書）

　患者に思考力がなく自己決定ができない場合，もし事前指示（書）が残されていればこれを最大限に尊重することを原則とします．

代理判断（代理人による判断）

　自己決定ができない状態で事前指示（書）が存在しなければ，治療を進めることができず，誰かがその患者の意向を汲んで推測することが必要となります．患者の意向を汲みとることができる人，通常は成人家族が代理判断を行うこ

表3-1　患者（側）からインフォームドコンセントを得る過程に医療者側の説明に含まれるべき最低の事項

一般論として
①病状と病名
②必須の検査と治療の目的と内容
③随伴する検査と治療の効果と検査・治療に伴う危険度
④治療の選択肢の提示と差違の説明
⑤必要と考えられる検査や治療を受けないことに起因する不利益
⑥医療費
⑦仕事や日常生活への影響（通院や診察・治療時間など）とそれらへの指導

腎不全患者に特定して
①慢性腎不全（その原因：糸球体腎炎，先天性嚢胞腎，糖尿病，高血圧など）
②検査：体重，尿量，末梢血，胸部・腹部X-P，心電図，CT，MRI，腎生検，血管造影，眼底検査，腫瘍マーカーなど
③腎機能代替療法の選択（血液透析，腹膜透析とそれぞれの変法，腎移植，保存療法）
④それぞれの療法の得失，危険度
⑤腎機能代替療法それぞれの予後と合併症
⑥食生活の基本と変化
⑦医療費
⑧仕事や日常生活への影響（通院や診察・治療時間など）とそれらへの指導

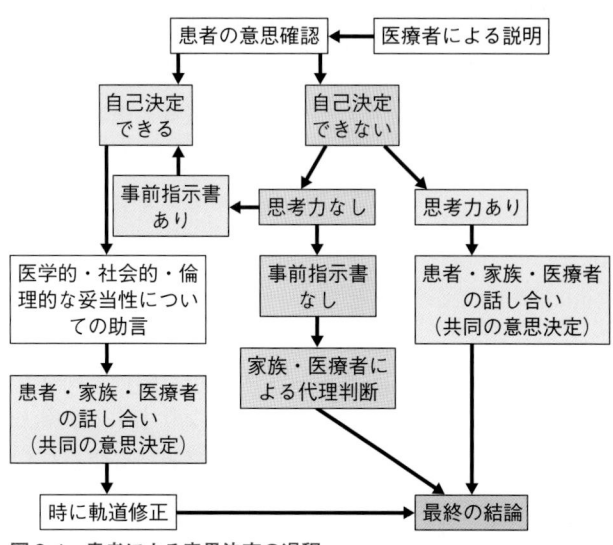

図3-1 患者による意思決定の過程

とになります．

　日本尊厳死協会や日本学術会議は「代理判断」を認めない立場をとっていますが，これは人の命の終焉は自らが決めるべきものだという主旨を貫こうとするからにほかなりません．しかし，わが国では臨床の場で使用可能な事前指示書の普及率はいまだに極めて低率であり，3～4％に止まっています．

　自己決定や代理判断は，生命倫理のうえからも法律のうえからも西欧諸国では容認されていますが，わが国では生命倫理のうえからは是とされながら，法律上の解釈では時に否とされることがあります．つまり，患者自身や家族の希望に医療側がそのまま従うことを現行法は認めないことがあるということです．複数の医師やスタッフが十二分に説明を行い患者（側）が理解・納得したうえで治療方針を決め行うことが，最低限要求されます．

　RRTのいずれを患者との話し合いで勧めるかは，図3-2に示した維持透析開始から命の終わりまでの各段階のありさまを医療者として理解したうえで行うことが必要です．医療者から患者への説明のプロセスは，図3-3のよう

図3-2 維持透析の開始から命の終焉までの過程

医師を中心とした医療者からの患者・家族への説明
①患者の権利(自己決定権),医療者の義務(指導的協力) ②患者の希望による同席者または代理人 ③説明の及ぶべき範囲 ④説明に使用する資料の準備と工夫 ⑤落ち着いて説明のできる場所の設定と確保 ⑥患者(側)の理解度の把握

↓

質疑応答
①患者側の希望の傾聴,自由に質問ができる雰囲気 ②患者側の自己学習を促すための資料提供 ③複数の説明機会 ④説明・質疑応答の記録

↓

患者側の理解・納得
①患者側の理解の確認 ②意思決定の緊急度(緊急時対応)

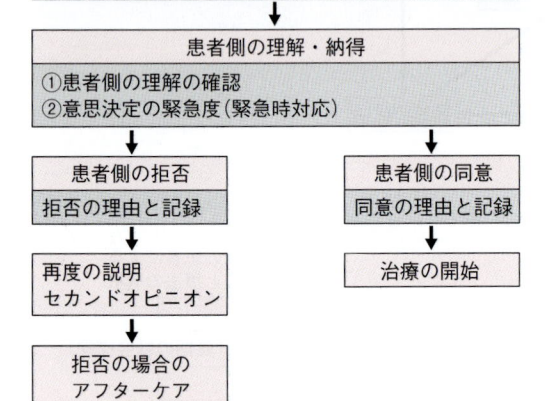

- 患者側の拒否 / 拒否の理由と記録
  - 再度の説明 セカンドオピニオン
    - 拒否の場合のアフターケア
- 患者側の同意 / 同意の理由と記録
  - 治療の開始

図3-3 医療者による患者への説明上の注意—患者が理解・納得するまでの過程

に進みます.

セカンドオピニオンの勧め

　医療者側と患者側の意見がどうしても一致せず合意点に達しえない場合には,他医からセカンドオピニオンを得るように勧めることが望ましいと考えます.疾病が重篤であればあるほど,患者はどの方針を選ぶかに苦慮します.医療スタッフは忍耐強く患者に説明し,患者(側)から理解・納得を得る努力を惜しまないことが必要になります.治療法が選択された後のその患者の経過にも関心をもち,フォローしていくことが必要です.

Advice—アドバイス

インフォームドコンセントを得るプロセスは機械的に行うものではなく,慎重に心を込め質疑応答を重ねて進むべきです.

(大平整爾)

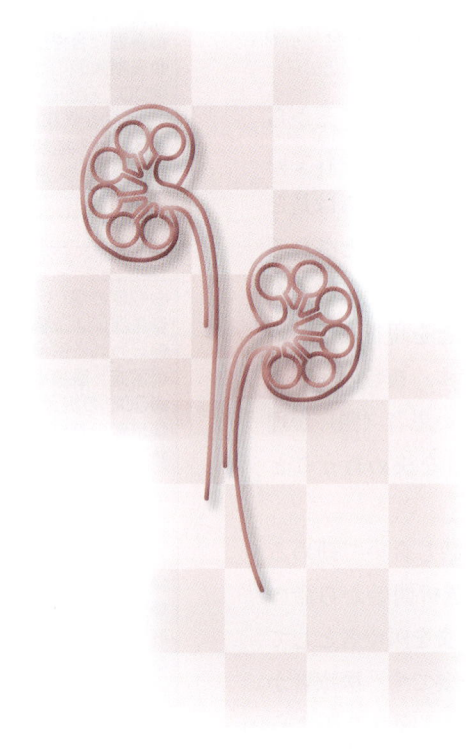

Q4 導入拒否と見合わせは，どのような理由で行われるのでしょうか？ また，その手続き，患者ケアについて教えてください

1 透析の導入拒否

患者が透析療法の開始を拒むことは，臨床の場でそう珍しくありません．血液透析なら，①通常週に3回，1回あたり4～5時間の治療を継続して受けるという時間的な拘束があること，②食事や生活などに相当な制約が出てくること，③通院介助・食事内容・収入減少などで家族に負担を強いること，④自らの望む生活を送れないこと，などを患者が想像して透析を拒むのだと思います．

人の生命への執着

しかし，人は芯のところに命に執着する本性をもっており，生命の維持に現実的に透析しか方法がないことを医療者側がていねいに説明すれば，迷って断ってきた患者の大部分は透析の開始を受け入れられるようになります．あまりに楽観的な説明はよくありませんが，患者に希望を抱かせる説明をしたいものです．

透析療法開始後の生活

患者本人の努力に負うところが大きいのですが，維持透析患者の日常生活活動度は決して悪くはありません（図4-1）．

2011年に全国腎臓病協議会が透析患者に対して行った全国調査（回答数7,784名）では，「全体として現在の生活にどの程度満足しているか」という設問に対して，62.1%が「まあ満足」，13.3%が「満足」と回答しています．現状に対するあきらめが混じっているにせよ，透析患者全般がただただミゼラブルな状況にあるとは決して考えられません．

2 透析の見合わせ

透析見合わせは，透析拒否といささかニュアンスを異にします．末期慢性腎不全の患者が透析療法を受けた場合の生命や生活の質（図4-2）を，その患者がもつ心身の残存機能と合併症などから想像し，その時点では透析を受ける恩恵が少ないと判断した場合には「透析を見

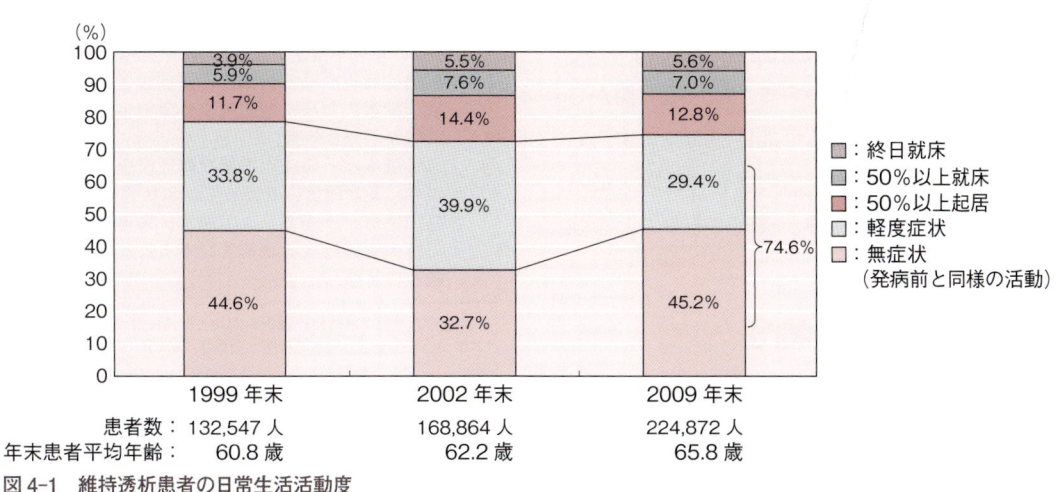

	1999年末	2002年末	2009年末
終日就床	3.9%	5.5%	5.6%
50%以上就床	5.9%	7.6%	7.0%
50%以上起居	11.7%	14.4%	12.8%
軽度症状	33.8%	39.9%	29.4%
無症状（発病前と同様の活動）	44.6%	32.7%	45.2%
患者数	132,547人	168,864人	224,872人
年末患者平均年齢	60.8歳	62.2歳	65.8歳

図4-1 維持透析患者の日常生活活動度
〔日本透析医学会：わが国の慢性透析療法の現況（1999年12月31日現在），2000；（2002年12月31日現在），2003；（2009年12月31日現在），2010より作成〕

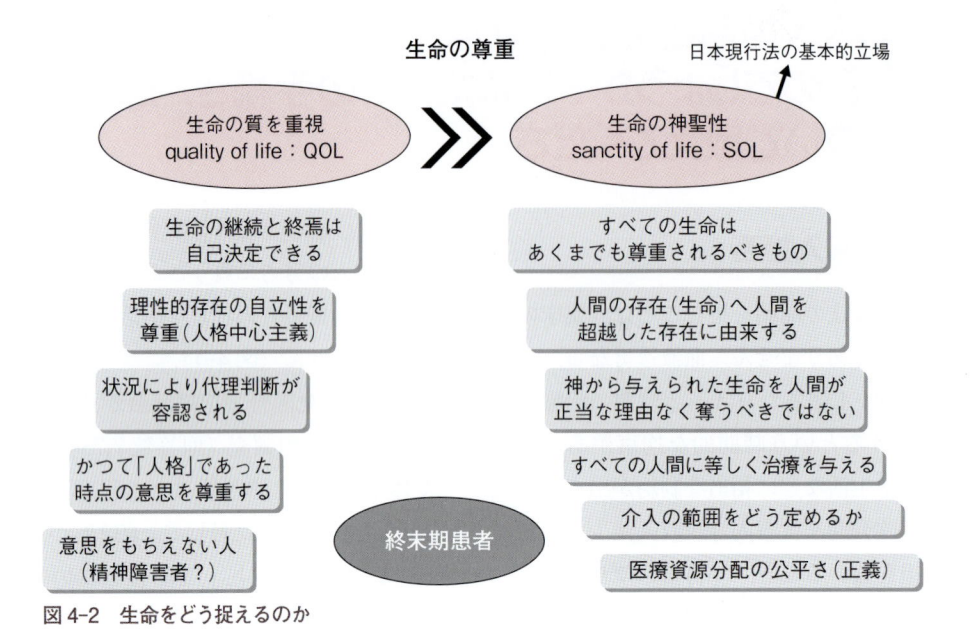

```
                    生命の尊重              日本現行法の基本的立場
                                                    ↑
        ┌──────────────┐      ┌──────────────┐
        │ 生命の質を重視 │  ≫  │  生命の神聖性  │
        │quality of life：QOL│      │sanctity of life：SOL│
        └──────────────┘      └──────────────┘

       ┌──────────────┐        ┌──────────────┐
       │生命の継続と終焉は│        │すべての生命は    │
       │  自己決定できる  │        │あくまでも尊重されるべきもの│
       └──────────────┘        └──────────────┘
       ┌──────────────┐        ┌──────────────┐
       │理性的存在の自立性を│        │人間の存在（生命）へ人間を│
       │尊重（人格中心主義）│        │超越した存在に由来する│
       └──────────────┘        └──────────────┘
       ┌──────────────┐        ┌──────────────┐
       │状況により代理判断が│        │神から与えられた生命を人間が│
       │    容認される    │        │正当な理由なく奪うべきではない│
       └──────────────┘        └──────────────┘
       ┌──────────────┐        ┌──────────────┐
       │かつて「人格」であった│        │すべての人間に等しく治療を与える│
       │時点の意思を尊重する│        └──────────────┘
       └──────────────┘     ┌──────┐ ┌──────────────┐
       ┌──────────────┐    │終末期患者│ │介入の範囲をどう定めるか│
       │  意思をもちえない人  │    └──────┘ └──────────────┘
       │   （精神障害者？）   │        ┌──────────────┐
       └──────────────┘        │医療資源分配の公平さ（正義）│
                                    └──────────────┘
```

図4-2　生命をどう捉えるのか

合わせる」という選択がなされます．この選択は患者の自己決定を基本とします．病状が変われば，透析を受け入れるという可能性を残している判断であるわけです．

日本透析医学会からの提言

「維持血液透析療法の見合わせについて検討する状態」として，日本透析医学会のこれに関連した提言では表4-1のように言及しています．

提言のこの項は，「透析の非導入」と「透析継続の中止」を意識して記述されていますが，いずれの事態も患者側からまたは医療者側から検討を相手側に申し出る可能性があります．いずれを選択するにせよ，当の患者に最善・最良なことをなすという精神が根底にあることを強調したいと思います．

3 透析非開始の関門

透析を始めない（つまり透析の非導入）という状況には図4-3に示したように3つの関門があることを銘記します．

表4-1　「維持血液透析の見合わせ」について検討する状態

1. 血液透析療法を安全に施行することが困難であり，患者の生命を著しく損なう危険性が高い場合．
   ① 生命維持が極めて困難な循環・呼吸状態などの多臓器不全や持続低血圧など，維持血液透析実施がかえって生命に危険な病態が存在．
   ② 透析療法実施のたびに，器具による抑制および薬物による鎮静をしなければ，バスキュラーアクセスと透析回路を維持して安全に体外循環を実施できない．
2. 患者の全身状態が極めて不良であり，かつ「維持血液透析療法の見合わせ」に関して患者自身の意思が明示されている場合，または，家族が患者の意思を推定できる場合．
   ① 脳血管障害や頭部外傷の後遺症など，重篤な脳機能障害のために透析療法や療養生活に必要な理解が困難な状態．
   ② 悪性腫瘍などの完治不能な悪性疾患を合併しており，死が確実にせまっている状態．
   ③ 経口摂取が不能で，人工的水分栄養補給によって生命を維持する状態を脱することが長期的に難しい状態．

（日本透析医学会：維持血液透析の開始と継続に関する意思決定プロセスについての提言．日本透析医学会雑誌，47(5)：279，2014より）

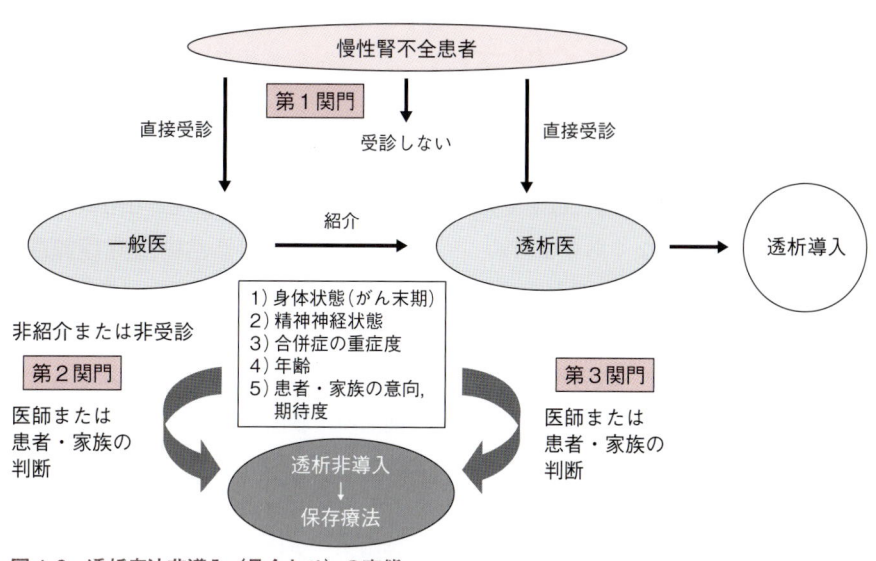

図4-3 透析療法非導入（見合わせ）の実態

Advice — アドバイス

透析療法の拒否や見合わせはその患者の生命に直接かかわる重大な事項です．患者の意志を最大限に尊重しながら，医療者は患者のいいなりにはならず，しかし過度の介入に走らない公平な態度が求められます．

（大平整爾）

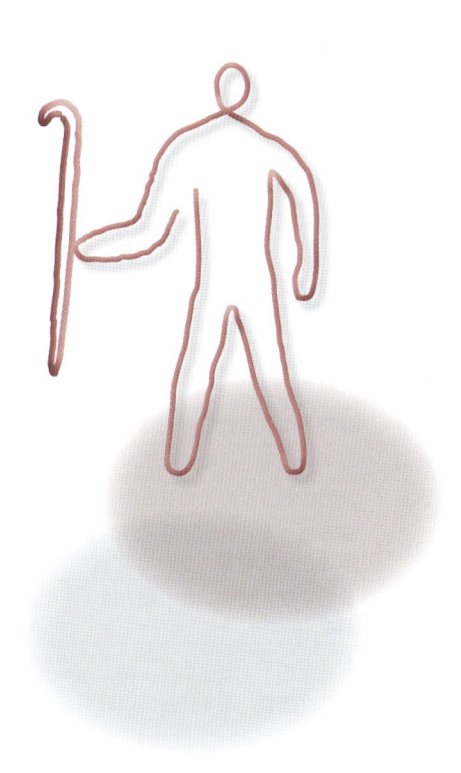

Q5 高齢で透析導入になった患者のケア，患者教育について教えてください

　導入年齢の高齢化により，導入時にはすでに複数の合併症をもつ患者が少なくありません．また，加齢に伴い身体機能や運動機能が低下していきますが，実際には個人差が大きいことも事実です．高齢透析患者のケア・教育を行うには，高齢者の一般的な特徴をふまえ，個々の透析患者の病態に合わせた対策が必要です（表5-1）．

1 高齢透析患者の特徴

身体活動機能（ADL）の低下

　高齢者では筋力の低下，視力や聴力の低下，注意力の低下などがみられ，ちょっとしたことで転倒しやすく，大腿頸部や椎体骨折あるいは頭部外傷などで「寝たきり状態」に陥る危険性があります．

認知機能の低下

　75歳以上の後期高齢透析患者の10人に1人は認知症を合併していると報告されています．高度の認知症合併症例では，なんらかの介護なしで身の周りのことをしたり透析を継続したりすることは困難な状況となります．

高まる合併症発症頻度

　加齢に伴う骨量の減少（骨粗鬆症）により椎体や大腿頸部の骨折をきたし，長期入院加療を必要とすることが増えるのみならず，変形性股関節症，膝関節症，肩関節症などによる痛みで日常生活に支障をきたすケースも増えてきます．さらに心血管系合併症（冠動脈疾患，脳血管障害，末梢動脈疾患など）や眼科的疾患（白内障，緑内障など）の発症頻度も急激に高くなります．

易感染状態

　高齢者では肺炎，肺線維症に起因する慢性気管支炎，肺結核などの呼吸器感染症の発症頻度が高まります．また，バスキュラーアクセス，足趾壊疽部分などへの感染は，敗血症を誘発する危険性が最も高いので注意が必要です．さらに高齢者のインフルエンザ感染症は重症化しやすく，院内で拡大感染をきたしやすいため，透析室では厳重な管理が必要となります．

表5-1 高齢透析患者の特徴

	加齢による影響	透析による影響
心血管系	動脈硬化，心肥大，高血圧，虚血性心疾患	高度な異所性石灰化，動脈硬化，シャントによる心負荷，心機能低下による透析困難症
呼吸器系	呼吸予備能の低下，閉塞性肺疾患	肺うっ血傾向
消化器系	食事量低下，咀嚼能低下，消化液分泌低下	便秘
内分泌系	耐糖能低下，老人性貧血	腎性貧血，副甲状腺機能亢進症
精神神経系	脳萎縮，老人性認知症，視力障害，老人性難聴，味覚障害	高度の脳萎縮，血圧変動・透析による脳血管障害，尿毒性脳症，眼底出血
運動器系	骨粗鬆症，易骨折性，筋力低下，変形性関節症	骨軟化症，線維性骨炎，透析アミロイドーシス
その他	免疫能低下，易感染性，個人差が大，非定型的な症候，薬物代謝能の低下	悪性腫瘍の増加 透析に対する理解不足，通院困難，介護・社会復帰の問題，透析目的の社会的入院

（日本腎不全看護学会編：透析看護．pp.137-144．医学書院，2003．より）

栄養不良状態

高齢者は食事量の減少，咀嚼力の低下，嚥下反射の低下から，消化器機能の低下などの低栄養状態に陥りやすいので注意が必要です．

介護者不在の問題

核家族，独居，高齢者夫婦，老老介護など周辺環境の悪い状況が多くみられ，家庭内の介護力低下のほか経済的にも問題を抱えている場合が多くみられます．

2 患者のケアと対応

身体活動機能の低下防止対策

家庭生活，透析療養生活で最も重要になってくるのが身体活動機能です．特に歩行が難しくなると通院透析は困難となりますので，下肢筋力の維持は非常に大切です．合併症の有無にもよりますが，各個人の残存能力を十分に把握したうえで在宅や医療施設でのリハビリを勧めます．特別な障害がない患者では，積極的に歩くことなど日常生活活動を中心にした在宅リハビリを勧めるのがよいでしょう．

認知機能の低下防止対策

活発な日常生活を行うことは認知症の発症予防に効果的とされています．新聞，雑誌，ラジオ，テレビなどに関心をもたせ，またサークルなどに積極的に参加するよう家族や介護者を通じて指導するのがよいでしょう．

認知症の初期症状を把握した場合には専門医に相談し，早めの対策を講じる必要があります．透析室において最も危険な事故が無意識のうちの自己抜針です．認知症患者では穿刺針や回路の固定法のチェック，頻回の見まわり，監視しやすいベッド位置での透析を心がけます．

合併症の早期発見

高齢者，特に糖尿病患者での心筋梗塞は明らかな自覚症状なしに突然，心不全症状（起座呼吸）で発症する場合があります．単なる水分過剰による肺水腫と断定せず，心電図，血液学的検査を実施することが大切です．

また，進行した下肢閉塞性動脈硬化症においても，運動量が少ないため"間欠性跛行"の症状を示さない場合が多いといえます．普段からの足部の観察（色，足背動脈拍動など）や定期的な上肢足関節部血圧比（ABI）検査が早期発見に重要となります．

感染症の早期発見，早期治療

高齢者の感染症で重要なことは早期発見，早期治療です．最も重要なサインは発熱であり，高齢者の場合には，容易に解熱薬などで対処せず，感染症を疑い精査することが重要です．呼吸器感染症（特に細菌性肺炎），前立腺炎，尿路感染症，シャント感染症などが多くみられます．

インフルエンザは透析室での集団感染の危険があり，早急な診断と治療が求められます．肺炎球菌ワクチンやインフルエンザワクチンの接種を積極的に行っておくことが大切です．

シャント穿刺部感染では発赤・腫脹，疼痛が特徴的ですので，毎回の目視観察で早期発見が可能です．また2週間以上続く感冒症状は「結核」を念頭に置き精査する必要があります．

栄養状態の管理

栄養状態の把握のみならず，食事方法を含めた栄養指導が重要です．高齢者においては摂食に問題がある患者を多く見かけます．適切な摂食リハビリ指導，身体計測，食事内容を含めた総合的な栄養状態管理が求められます．

社会的問題

ADLの低下した高齢透析患者では自力での通院透析が困難となります．また，核家族化で老老介護状態に陥りながらも施設への入所ができない患者も増えています．

わが国の現在の状況では，介護が必要な高齢者の透析支援システムというものはあまり整備

されていません．ソーシャルワーカー，福祉関係者と相談して，できるかぎりの支援を進めていきましょう．

③ 患者教育の注意点

透析導入となった高齢者は，身体的にも精神的にも大きな変化が起こり，これまでの生活と違って，透析治療を継続しなければならないことに多くの不安をもっています．高齢者が快適な透析生活を送るためには，家族や介護者にケアの方法を指導し支援していくことが大切です．

高齢者は新しいことに順応しにくいですが，これまでに身につけてきた知識や知恵は蓄積されています．時間をかけて丁寧に説明すれば，理解することは可能です．小冊子やビデオ，DVDなどを用いて視覚でイメージできるように，数回に分けて少しずつ，根気よく説明することが重要です．

自己管理で特に注意する点

①**適切な食事**：高齢者に食事制限を厳しく行うと，たんぱく質摂取量が不足し栄養障害を招くことがあります．必要栄養量を摂取できるよう，献立の工夫についてアドバイスすることが大切です．

②**体重管理**：高齢者はNaの貯留による溢水になりやすいので，食塩の過剰摂取には十分注意が必要となります．食塩摂取量を抑え，飲水量の適切な制限をすることで，体重増加の抑制を指導します．

③**シャントの管理**：免疫力が低下しているため，シャント肢の清潔には注意が必要です．患者自身がシャントを定期的に観察できない場合は，家族や介護者の協力を得ながら，シャント音の聴取，スリル音の触診，シャント部の状態を観察することで異常の早期発見ができるように指導をします．

④**内服の管理**：高齢者や認知症合併患者では記憶力や理解力が低下しており，指示どおりの正しい服薬ができない場合があります．処方内容の簡素化，最小限の薬に絞る，一包化などの工夫が必要です．患者が内服管理できないときは，家族や介護者に協力を依頼します．

⑤**適度な運動**：疲れるからといって安静にしていると，筋力の低下が起こります．高齢者は自覚症状に乏しいので，血圧と脈拍をチェックして体調に異常がないことを確認してから，軽い運動（歩くこと）からはじめるように指導をします．

Advice ── アドバイス

❶高齢透析患者は自覚症状に乏しいため，身体的変化を見逃さないよう日頃からの状態観察が大切となります．また，患者の話や訴えを十分に傾聴し，共感的な態度でかかわりをもちましょう．

❷家族が抱える負担や不安に対して，その思いを受け止め，日々の介護をねぎらい，家族の情緒の安定に努めましょう． （島崎玲子）

Q6 血液透析の適応，原理，特徴について，特に高齢者で注意すべきことを教えてください

1 血液透析とはどのような治療か

血液透析（HD）は，人工腎臓とも呼ばれ，腎臓の働きを代替する治療の1つです．具体的には図6-1に示すように，血液を身体から引き出し，ダイアライザ（人工透析器→Q-7）を通して血液から不要な老廃物（尿毒素）や水分などを除去し，浄化した血液を身体に返すという作業（体外循環）を，週3回，1回あたり4〜5時間程度行う治療です．治療中は1分間に200 mL程度の血液が処理されます．

2 適応

一般的なHDの適応は，腎機能が低下して末期の慢性腎不全（尿毒症とも呼ぶ）となった患者です．腎機能（推算糸球体濾過量，eGFR）が15 mL/分未満となった慢性腎臓病（CKD→Q-2）のステージG5の患者に行われますが，多くはeGFRが5〜6 mL/分程度となった時点で開始されます．慢性腎不全でHDが開始された場合，患者が腎移植をするか，死亡するまで継続されます．このほか急性腎不全においても，急性の尿毒症状態を管理するため，HDが実施される場合があります．

3 原理と特徴

HDで尿毒素や水分を除去する原理には，拡散，濾過，吸着があります．

1つめの「拡散」は，物質の濃度差を利用しています．図6-2に示すように，半透膜である透析膜を介して溶質の濃度差があると，濃度を均一に保とうとする力が働き，濃度の高いほうから低いほうへ溶質が移動します．HDの開

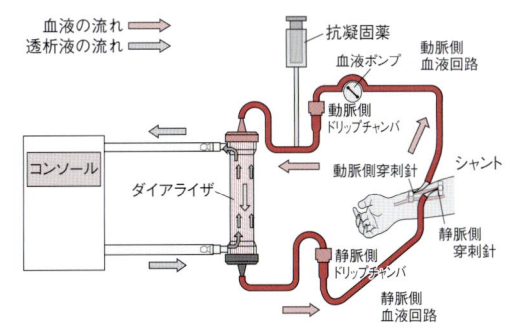

図6-1 血液透析の実際

始時には，血液中の尿毒素などの濃度が高い一方，透析液中に尿毒素は存在しないため，効率よく透析液のほうに移動して除去されます．

2つめの「濾過」は透析膜を介してできる圧力差を利用しています．図6-3に示すとおり，透析膜を挟んで両側に圧力の差があると，圧力の高いほうから低いほうへ水と溶質が移動します．つまり，相対的に血液側の圧力を透析液側より高くすれば，血液側から透析液側に水と溶質が移動して除去されます．透析膜の両側から，血液にも透析液にも存在する水や塩（ナトリウム）は，この濾過の原理によって効率よく除去されます．

3つめの「吸着」は，透析膜の物理化学的な性質により，膜そのものに溶質をくっつけて（吸着させて）取り除く原理です．吸着は透析膜の性質としては興味深いものですが，除去できる溶質の量は多くはないので，HDによる物質の除去量に占める役割は大きくありません．

4 身体への影響

HDは，わずか数時間の治療ではありますが，拡散・濾過などの原理により効果的に尿毒素や水分を除去することができます．しかし，治療

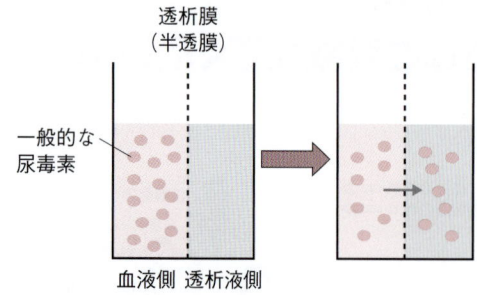

図6-2 拡散の原理
濃度の差により移動する原理

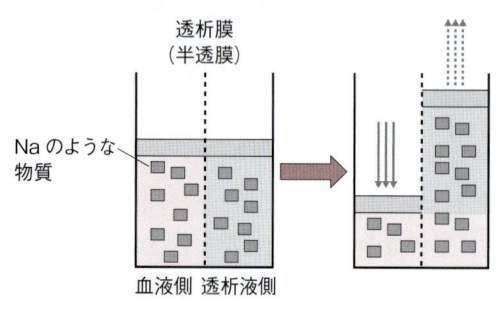

図6-3 濾過の原理
圧力の差により移動する原理

前後で血液の性状，ひいては体液の状態が大きく変化する治療でもあり，表6-1に示すように，尿毒素濃度の低下，循環血液量（体液量）の減少，電解質濃度やpHの変動などが認められます．これらはほんの数時間のうちに，比較的急な変化を身体にもたらします．

血液性状の変化は**不均衡症候群**[*1]の原因に，循環血液量の低下は血圧低下や筋痙攣などの急性合併症を引き起こす原因となります．また，バイタルサインへの影響は，循環器系へは血圧の低下，脈拍数の増加，ショック，不整脈などの変化を，呼吸器系へは換気の抑制と低酸素血症をもたらします．さらに身体からの放熱の減

表6-1 血液透析の身体への主な影響

①尿毒素類の血中濃度の低下
　・血漿浸透圧の低下
②循環血液量や体液量の減少
　・心拍出量の減少，交感神経の緊張
　・血流分布や組織循環の変化
③電解質異常やpH異常の補正
　・カリウムイオン濃度の低下
　・カルシウムイオン濃度の上昇/低下
　・マグネシウムイオン濃度の低下
　・重炭酸イオンの増加，pHの上昇など
④熱の喪失や負荷
　・除水や体外循環による熱の損失
　・透析液温度や環境による影響
⑤凝固系，補体系，免疫系などへの刺激

少と熱産生の亢進により，体温の上昇を起こします．このようにHDは，効率的に尿毒素や水分を除去するだけでなく，同時に身体に多彩な影響を与える治療法でもあるのです．

Advice アドバイス

❶ HDは，比較的短時間に身体に大きな変化を及ぼす治療であるため，高齢患者の場合，一般の患者より身体の負担が大きくなる可能性があります．したがって，ゆるやかな透析条件の設定が望まれます．

❷ ゆるやかな透析条件とは，透析自体を少なくすることではなく，たとえば，時間をかけて除水する，1回に除水せず分割するなど，より身体にやさしい治療条件とすることです．

（鈴木一之）

[*1] **不均衡症候群**：HDにより，血液中と脳組織との尿毒素の除去状態に差が生じるため，頭痛・吐き気・倦怠感などの症状が出現する病態．

Q7 ダイアライザの種類と選択について教えてください．特に高齢者に適するものがあるのでしょうか？

1 種類

ダイアライザは血液浄化器の1つで，血液透析に用いられるものをさします．今日，汎用されているのは中空糸型と呼ばれるタイプです．透析膜でできた細いストローのような管（中空糸）が，数千～1万数千本，ハウジングと呼ばれるケースの中に入っています（図7-1）．そして，その中空糸の内側を血液が，外側の隙間を透析液が流れます．このほか透析膜を平行に並べた構造を基本とする積層型と呼ばれるダイアライザもあります．

一方，膜の種類によって分類する場合もあり，自然素材であるセルロースを基本としたものをセルロース系膜，石油系の材料から合成された素材を用いたものを合成高分子系膜と呼びます．

2 性能

ダイアライザの性能は，溶質の除去性能，水の透過性能（透水性能），膜面積，生体適合性により表されます．

カタログでの溶質の除去性能は，尿素やビタミンB_{12}（指標物質であり，尿毒素ではない）などはクリアランス，β_2-m（β_2-ミクログロブリン）やアルブミンはふるい係数で表記されていますが，いずれも数値が高いほうが，その物質の除去性能が高いことを示します．

水の透過性能はダイアライザに1mmHgの圧を1時間かけたときに濾過される水の量，すなわち限外濾過率（UFR）で表され，数値が大きいほど透水性能が高いといえます．

膜面積は，機能的な面でのダイアライザの大

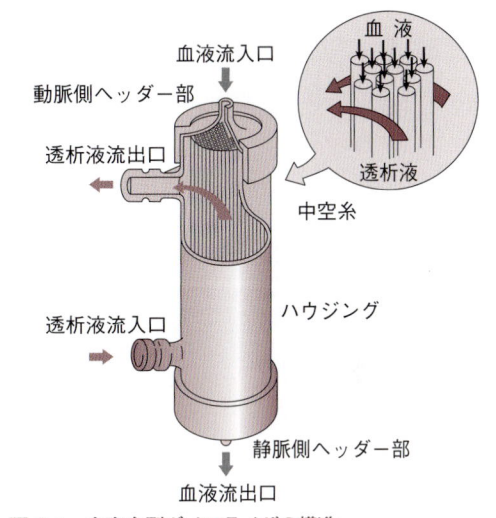

図7-1 中空糸型ダイアライザの構造
（太田和夫：人工腎臓の実際 第5版，南江堂，p.29，2005 より）

きさを表します．小分子物質から中分子物質まで，膜面積が大きいほど，その除去効率は高くなりますが，特に中分子物質で膜面積を大きくした場合に効果が出ます．

生体適合性は，文字どおり「身体にいかに合っているか」を表し，いいかえるとそれは「生体のシステムに与える影響が少ない」ことを示します．血液が異物と接触すると，血小板，血液凝固系，補体系，キニン・カリクレイン系，白血球系などのシステムを刺激して，一連の生体の反応が惹起されます．このような生体系への刺激が少ないものが，生体適合性が高いと評価されます．

3 ダイアライザの選択と機能分類

ダイアライザの選択にあたっては，除去したい物質の除去性能や，必要な除水量（濾過量）から透水性能などを考慮して選ぶことになります．しかし，現在市販されているダイアライザ

表 7-1 血液浄化器の機能分類 2013

治療法		HD					HDF		HF
血液浄化器		血液透析器[1]					血液透析濾過器[2]		血液濾過器
		I型		II型		S型			
		I-a型（蛋白非透過/低透過型）	I-b型（蛋白透過型）	II-a型（蛋白非透過/低透過型）	II-a型（蛋白透過型）	（特別な機能をもつもの）	（後希釈用）	（前希釈用）	
測定条件	膜面積 A (m²)	1.5					2.0		2.0
	血流量 Q_B (mL/分)	200±4					250±5	250±5	250±5
	希釈後 Q_B (mL/分)							490±10	
	透析液流量 Q_D (mL/分)	500±15					500±15	600±18	
	流入 Q_D (mL/分)							360±11	
	濾液流量 Q_F/補充液流量 Q_S (mL/分)	15±5 (10±1 mL/分/m²)					60±2 (30±1 mL/分/m²)	240±4 (120±2 mL/分/m²)	60±2 (30±1 mL/分/m²)
性能基準[*1]	尿素クリアランス (mL/分)	125 ≦		185 ≦		125 ≦	200 ≦	180 ≦[*2]	55 ≦
	β₂-m クリアランス (mL/分)	< 70		70 ≦		0 ≦	70 ≦	70 ≦[*2]	35 ≦
	アルブミンふるい係数 SC	< 0.03	0.03 ≦	< 0.03	0.03 ≦				
透析液または補充液水質基準		超純粋透析液水質基準					濾過型人工腎臓用補充液またはオンライン透析液水質基準		濾過型人工腎臓用補充液またはオンライン透析液水質基準
特徴[*3]		小分子から中分子（含むβ₂-m）溶質の除去を主目的とする.	小分子から大分子までプロードな溶質の除去を主目的とする.	小分子から中分子（含むβ₂-m）溶質の積極的除去を主目的とする.	大分子（含むα₁-m）溶質の除去を主目的とする.	特別な機能[*4]：生体適合性に優れる，吸着によって溶質除去できる，抗炎症性，抗酸化性を有する，など.	拡散と濾過を積極的に利用し，小分子から大分子まで広範囲にわたる溶質の除去を目的とする[*5].		濾過を積極的に利用し，中・大分子溶質の除去を主目的とする.

[1] それぞれの血液透析器は I 型／II 型／S 型のいずれか 1 つの型として使用されなければならない．
[2] それぞれの血液透析濾過器は，後希釈用もしくは前希釈用のどちらかの性能基準を満たさなければならない．基準を満たしたものは，膜を介して濾過・補充を断続的に行う「間歇補充用」にも使用可能である．
[*1] 性能基準値については，表中膜面積の値とする．ほかの膜面積では勘案して読み替えるものとする（その際，測定条件も適宜変更する）．
[*2] 希釈補正後の値
[*3] 特徴については，あくまでも 1 つの目安を示すもので厳格に分類されるものではない．
[*4] 特別な機能については，別途それぞれ評価するものとする．
[*5] 内部濾過促進型は含めない（血液透析器に含める）．
治療あたりのアルブミン喪失量の設定は，低アルブミン血症をきたさぬよう十分配慮すべきである．
(川西秀樹, 峰島三千男, 友 雅司・他：血液浄化器（中空糸型）の機能分類 2013. 日本透析医学会雑誌, 46(5)：502, 2013 より)

において，上記の性能を任意の組み合わせで選ぶことができるわけではありません．一般に除去性能の高いものは透水性能も高くなっています．また，生体適合性の点では評価方法は 1 つではなく，膜によって特性が異なっているため，1 つに対してほかが優越していると簡単にはいえません．

日本透析医学会では，その性能と使用方法や透析液水質基準なども考慮して実用的な血液浄化器の機能分類を提案しています（表 7-1）．なお，保険診療上は β₂-m のクリアランスのみに注目した I～V 型の分類が使用されています．

透析導入期には，不均衡症候群の予防などのため，除去性能を抑えたタイプ（厚労省 I 型）で，かつ小型（膜面積が小さい）が使われます．一方，維持透析期は透析アミロイドーシスの原因蛋白である β₂-m の積極的除去を狙った除去性能の高いタイプ（厚労省 IV 型・V 型）を用います．また膜面積は，身体の大きさなどを考慮して大小を選択します．このほか膜によっては特徴的な性質をもつものもあって，患

者の病態などに応じて選択されます．たとえば，EVAL（エチレンビニルアルコール）膜は微小循環への好影響や活性酸素産生が少ないなどの性質が，PMMA（ポリメチルメタクリレート）膜は分子量の大きな蛋白質も吸着する性質があります．

4 高齢者におけるダイアライザの選択

　ダイアライザの選択の基本は，高齢者であっても，一般の患者と特に異なることはありません．体格，食事摂取量，活動度などを考慮し，問題がなければ除去性能の高いタイプのダイアライザ（日本透析医学会分類Ⅱ型，膜面積が大きめなど）を用いてよいでしょう．

　一方，合併症が多いなど，身体状況がよくなく，食事摂取量も少ない患者の場合，安定した透析と小分子物質の除去などの基本がきちんと行われることが大切なので，やや除去効率を落としたダイアライザ（日本透析医学会分類Ⅰ型，膜面積が小さめなど）を選択します．なお，治療効率は，ダイアライザの操作条件（血流量など）や透析時間なども考慮して，調整することが必要です．

Advice──アドバイス

❶高齢者では，低アルブミン血症を認めることが多いので，除去性能の高いタイプを選択する場合でも，アルブミン除去量を最小限としたダイアライザを選択するのが望ましいと考えられます．

❷栄養障害などのある患者では，尿毒素の除去性能よりも，生体適合性の高い膜（日本透析医学会分類S型）を選択するといった配慮が望ましい場合もあります．このような患者では，あわせて透析中の非経口的栄養療法（IDPN[★1]）などの栄養補助療法も考慮していくとよいでしょう．　　　　（鈴木一之）

[★1] IDPN：透析中にアミノ酸とブドウ糖などを点滴して，HDによるアミノ酸喪失などの異化作用を和らげ，栄養を補給する治療．

Q8 内シャントの定義と作製の時期について，特に高齢者に配慮すべきことを教えてください

1 内シャントの定義 なぜ必要なのか？

シャントとは，動脈血が毛細血管を通らずに直接静脈に流入する状態をいいます．通常のHDは4時間ほどの限られた時間内に行われる治療であり，200 mL/分程度の血液を体外に取り出す道筋を必要とします．そのために動脈と静脈を皮下でつなぎ合わせた人工的な短絡路（シャント）を作製し，直接静脈に大量の血液を流入させています．この皮下の短絡路を一般的に「内シャント」と呼びます．

自己血管による内シャント（AVF）では，手術でつなぎ合わせた動脈と静脈の吻合部そのものがシャント（図8-1），人工血管を用いた場合では，動脈と静脈をつないだ人工血管（AVG）全部（全長）がシャントです（図8-2）．AVFの場合，大量の動脈血が流入して膨らんだ静脈を穿刺しますが，AVGの場合，多くは人工血管を直接穿刺し，血液を取り出し透析治療を行います．

一方で，心機能が低下している高齢者などでは，心臓への負担を避けるために，血管内留置カテーテル（→Q-12）や動脈表在化（→Q-11）など，動脈と静脈を短絡させない「非シャントタイプ」のものが使用されることもあります．これら内シャントと非シャントタイプのものとを総称してバスキュラーアクセス（VA）と呼びます．

2 作製の時期

従来，クレアチニンクリアランス（Ccr）で腎機能が評価されてきましたが，高齢腎不全患者が増加したこともあり，現在は，簡便法である推算糸球体濾過量（eGFR）を用いることが多くなりました．血尿や蛋白尿，高血圧，eGFR低下などの腎不全に伴う異常が出現した場合は，腎疾患専門医（または透析医）が患者管理にあたることが理想であり，患者の臨床症状・経過によりVA作製医への紹介が行われ，VA作製の時期や種類が決定されることになります．

一般的に，高血圧や消化器症状の出現，貧血の進行や溢水などの身体所見や腎機能低下（血清クレアチニン：SCr＞6〜8 mg/dL，eGFR＜15 mL/分/1.73 m^2）を参考に作製時期が決定されます．これらの値は作製されたAVFが発達し，穿刺可能となる時間を考慮して規定されたものです．

しかし，高齢者では筋肉量が少ないため，末期腎不全でありながらSCrが低値のままでも糸球体濾過量（GFR）が極度に低下している場合があること，糖尿病を原疾患とする腎不全

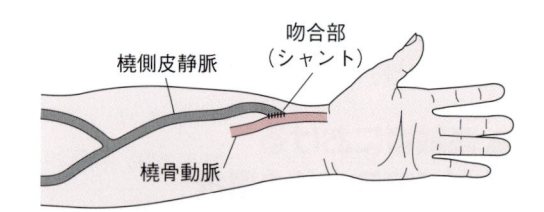

図8-1 標準的な手関節位での自己血管内シャント（AVF）

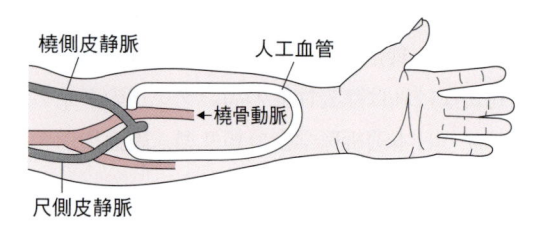

図8-2 人工血管内シャント（AVG，前腕ループ）

患者では溢水をきたしやすいことなどから，作製時期の決定には患者の身体所見が重要となり，あくまでも eGFR や SCr は参考値とすべきと考えられます．

3 内シャントの現状と今後

わが国の AVF 普及率は世界的にも高いとされています．しかし，日本透析医学会の統計調査によると，1998 年では AVF が 91.4％，AVG が 4.8％であったのが，2008 年では AVF が 89.1％，AVG が 7.1％となり，この 10 年間で AVF の割合が減少し，AVG が増加していることがわかります．この間，導入患者／年度末患者の平均年齢は 62.7 歳／59.9 歳から 67.2 歳／65.3 歳へ上昇し，原疾患としての糖尿病／腎硬化症は 35.7％／6.7％から 43.3％／10.6％へ増加しており，導入患者の高齢化や透析療法の長期化，原疾患による自己血管の荒廃などにより，AVF 作製・維持が困難となり AVG の割合が増加したものと推察できます．

2013 年末の統計調査では，導入患者／年度末患者の平均年齢は 68.68 歳／67.20 歳，糖尿病／腎硬化症は 43.8％／13.0％となり，糖尿病あるいは動脈硬化を合併した高齢患者が増える傾向が高くなっていることから，今後も AVG の割合は増えるものと考えられます．

Advice―アドバイス

❶わが国で HD を受けている患者のほとんどは，AVF か AVG いずれかの内シャントを有しています．内シャントを含め VA は，HD 患者に必要不可欠であり，なおかつ命綱であるため，よりよい状態を維持しなければなりません．

❷高齢者における内シャントの作製時期は，特に筋肉量低下などの理由から，検査値よりも尿毒症症状や溢水などの臨床症状が優先されるべきと考えられます．

❸高齢患者では血管の荒廃が進み，AVG の使用を余儀なくされる症例が増加していますが，できるだけ AVF を維持できるように日常の観察・管理が重要となります．

（坪井正人，佐藤　隆）

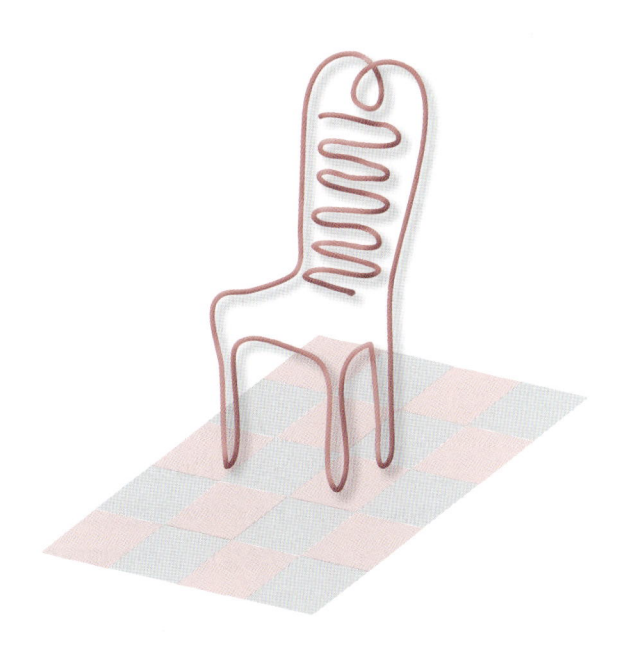

Q9 内シャントの適応と問題点について，特に高齢者に配慮すべきことを教えてください

1 適応

「高齢者にとって最善のバスキュラーアクセス（VA）のタイプはどれか」という疑問に答えるランダム化試験[*1]はありませんが，高齢者においても自己血管内シャント（AVF）が望ましいことは一般的に認められています．日本透析医学会のガイドラインにおいても，慢性血液透析用 VA は，開存性・抗感染性・各種合併症などの観点からみて，AVF を第1選択とすることが推奨されています．ただし，表在（皮）静脈が VA に適さないような患者の血管の状態によっては，人工血管内シャント（AVG）が選択される場合もあります．

一方で，静脈からの還流量増加に伴う心不全誘発の危険性がある心機能低下症例や，明らかに手指末梢に虚血症状（爪や指が蒼白で冷たい）がある症例においては，内シャントを作製することにより症状を悪化させるため，動脈表在化法（→Q-11）または血管内カテーテル留置法（→Q-12）が考慮されます．

もっとも高齢者では，動脈硬化などにより表在化に適さない動脈の場合があり，また留置型カテーテルも感染症のリスクやカテーテル関連合併症がより生じやすいことなどを留意せねばなりません．したがって，どの VA のタイプであっても，高齢者では潜在的に大きなリスクを抱えていることは否めません．

2 問題点

内シャントでは AVF であれ AVG であれ治療のたびごとに穿刺をしなければなりません．とりわけ AVF では，穿刺ミスや皮下血腫を生じやすいなどのトラブルが多い場合，良好な患者 - 医療者関係を築けないといった問題が生じます．したがって，穿刺が容易で十分な血流が確保でき，長期にわたり使用できる内シャントが作製されることが望まれます．

AVF の問題点

標準的な手首の位置における AVF を成功させるために必要な血管径は，一般的に橈骨動脈径が 1.5〜2.0 mm 以上，駆血後の橈側皮静脈径は 2.0 mm 以上が指標とされます．しかし高齢者では，動脈硬化による動脈壁の肥厚や石灰化のために血管径は十分でも血管内腔が狭く，また静脈の伸展性も乏しくなるため，それらの指標サイズの血管径があっても思わしい結果を得られないばかりか，AVF の作製自体が困難なことも多く経験されます（表 9-1，図 9-1）．

AVF を作製する部位は可能なかぎり末梢が望ましいとされますが，高齢患者では手首の位置に作製された AVF は，肘窩に作製された AVF よりも成功率や開存率が劣るため，肘窩での作製が推奨されるという報告もあります．一方で肘窩の AVF では，上腕における穿刺可能範囲が限局される，シャント血流量の増加による心不全が惹起される，末梢循環不全に伴うスチール症候群（→Q-10）が発症する，などの二次的な合併症がより生じやすくなるなどの問題があります．

AVG の問題点

AVG の問題としては，特に，①人工血管内シャントのグラフト感染，②血行動態の変化による症状の悪化（スチール症候群および心不全の誘発），③静脈側吻合部および流出路静脈の狭窄，があげられます（表 9-2，図 9-2）．

表 9-1　高齢者 AVF の問題点

①作製初期成功率の低さ
②発育不全（血流不足・穿刺困難）
③使用後の開存率の低さ

表 9-2　高齢者 AVG の問題点

①グラフト感染
②虚血（スチール症候群）および高血流量シャント（心不全の誘発）
③静脈側吻合部および流出路静脈の狭窄

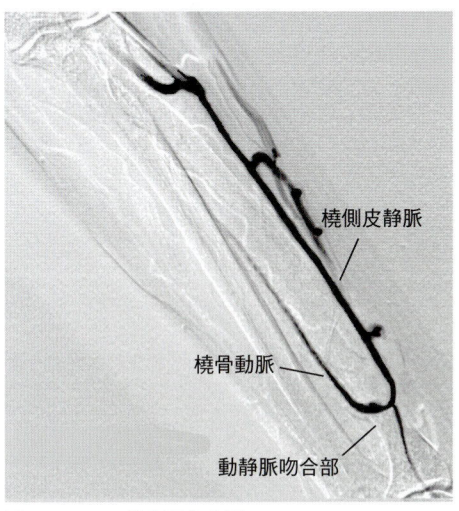

図 9-1　AVF 発育不全症例
左前腕の橈側皮静脈は全長に渡って，3～4 mm の血管径しかない．橈骨動脈も 2 mm 程度しかない．

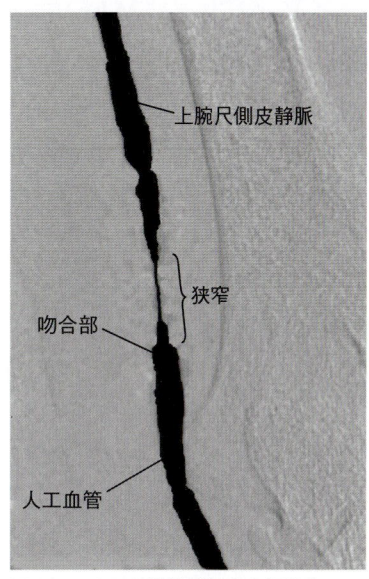

図 9-2　人工血管静脈側吻合部狭窄

　グラフト感染は，術後早期の感染と穿刺に伴う感染がありますが，いずれも早期発見・早期治療が行われないと，特に高齢者では，敗血症に至り死亡する例もみられます．

　虚血（スチール症候群）は，動脈の血流がシャントに盗られて（steal）末梢循環が障害されることにより生じます．動脈硬化や糖尿病のある高齢者では，もともと末梢循環障害を有しているため発症しやすいとされます．AVGでは術後早期から 1,000 mL/分前後の血流量を有するため，静脈環流量の増加が心臓への過負荷となり心不全を誘発しやすくなります．

　また，人工血管静脈側吻合部およびその中枢側の流出路静脈の狭窄は頻繁に経験され，VA 閉塞の最大の原因ともなります．

Advice ーアドバイスー

❶高齢者の VA においても手関節部位における標準的な AVF を第 1 選択としますが，血管の荒廃や発育不全などにより AVG が選択される場合もあります．

❷内シャント作製に伴い生じる異常（スチール症候群・高血流量のシャントなど，AVGでは特にグラフト感染）は高齢者では重症度を増すため，日常の管理・観察が重要となります．
　　　　　　　　　　　（坪井正人，佐藤　隆）

★1　**ランダム化試験**：恣意的な評価の偏りを避けるために，客観的に治療効果を判定することを目的とした研究試験の方法．

Q10 内シャントの合併症と治療法について，特に高齢者に配慮すべきことを教えてください

1 内シャントにみられる合併症

内シャントの合併症としては表10-1にあげたものがみられ，大部分は血管の狭窄が原因となります．シャントが作製されると高速で大量の動脈血が直接静脈に流れ込むため，その圧力に対抗して静脈の血管壁が厚みと硬さを増すことにより狭窄を生じるとされています．

狭窄病変の好発部位は自己血管内シャント（AVF）の作製部位や，AVFか人工血管内シャント（AVG）かの違いによっても異なります．手首に作製されたAVFでは狭窄の多くは動静脈吻合部付近に発生しますが，肘部に作製された場合は吻合部付近の狭窄は減少し，より中枢側となり，特に橈側皮静脈が鎖骨下静脈に合流する部位（cephalic arch）での頻度が高くなります．一方，AVGでは人工血管静脈側吻合部および流出路自己静脈に好発します．

狭窄が関与する内シャント合併症

①**血流不全**：脱血側穿刺部より動静脈吻合部側に狭窄がある場合に出現します．
②**血栓性閉塞**：狭窄の存在に加え，低血圧や透析による過除水，穿刺部の圧迫などの二次的要因が加わった際に閉塞を生じやすくなります．
③**静脈圧上昇**：静脈圧が常時150 mmHg以上ある場合や，通常より50 mmHg以上の上昇が持続する場合を静脈圧上昇と定義します．返血側穿刺部より中枢側のアクセス静脈に狭窄がある場合に静脈圧が上昇します．
④**血液再循環**：返血側穿刺部より中枢側にある狭窄が進行した場合に静脈圧上昇とともに血液再循環を生じ，再循環により10％以上の透析効率の低下を認めた場合に問題となります．

表10-1 内シャントにみられる合併症

①狭窄（動脈／静脈の内腔狭小化）
②血流不全（脱血不良）
③閉塞（血栓性閉塞または非血栓性閉塞）
④静脈高血圧症
⑤血液再循環
⑥瘤形成
⑦スチール症候群
⑧過剰血流
⑨感染

表10-2 アクセス狭窄により生じる臨床的医学的異常

①血流の低下・瘤の形成
②静脈圧の上昇
③BUNの異常高値，または再循環率の上昇
④予測できない透析量の低下
⑤異常な身体所見

狭窄に対する治療法

狭窄に対する治療法としては，血管内治療（経皮経管的血管形成術：PTA[★1]）と外科的治療があり，いずれの場合も狭窄率50％以上かつ臨床的医学的異常が1つ以上認められることが治療要件となっています（表10-2）．通常，PTAで治療されることが多いのですが，高齢者では血管壁の脆弱性，伸展性の低さなどから，バルーンによる拡張で静脈の亀裂や破裂などの合併症が生じる頻度が高くなります（図10-1）．

①**中心静脈狭窄**：外科的治療が難しいためPTAが優先されますが，PTAトラブル時の外科的バックアップ体制が必要です．
②**動静脈吻合部付近の狭窄**：ガイドワイヤーが通過すればPTAが可能ですが，通過不能例では外科的再建術の適応となります．
③**動脈狭窄**：PTAで治療可能ですが，治療に伴う合併症には十分な注意が必要となります．

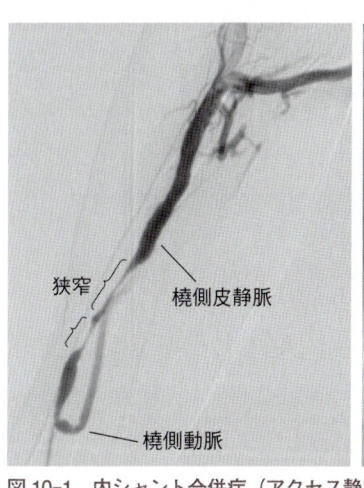

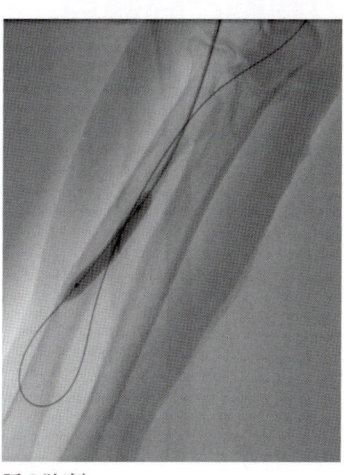

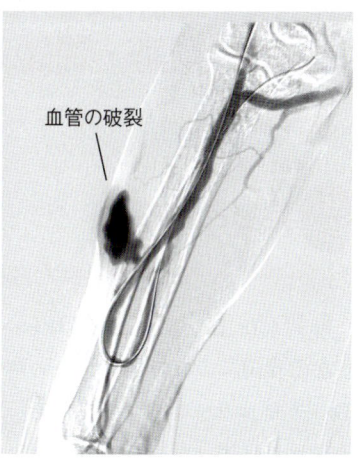

図10-1 内シャント合併症（アクセス静脈の狭窄）
76歳女性．狭窄部（左）はバルーンで拡張されたが（中），静脈の破裂を合併した（右）．

④人工血管静脈側吻合部狭窄：硬く強固な病変が多く，PTAによる治療には限界もあり，短期間に頻回の治療を必要とする症例では外科的再建術が適応となります．

2 その他の合併症とその治療

①**感染**：AVFでは，局所処置および抗菌薬で治療可能なことがほとんどです．AVGの場合は感染グラフトの抜去，対側肢への再作製などが必要となります．とりわけ高齢者におけるグラフト感染は生命の危機に及ぶことがあり注意が必要です．

②**瘤**[*2]：高齢者では血管壁の脆弱性から穿刺・止血ミスによる**仮性瘤**[*3]や，同一部の反復穿刺による**真性瘤**[*4]を作らないよう注意が必要です．瘤の急速な増大，皮膚の発赤やびらん，皮膚に光沢，感染などを認めた場合は，切迫破裂が疑われ緊急手術の適応です．

③**スチール症候群**：アクセス静脈への血流量が増加し，動脈末梢への血流が低下するために生じる虚血症状をいいます．AVGや上腕動脈を使用したAVFの場合に発症頻度が高くなり，高齢者では重症度が高くなります．過剰血流がなければ血管拡張薬などの薬物療法が有効なこともありますが，過剰血流が明らかな場合はその治療を行います．

④**過剰血流**：VA流量が2,000 mL/分以上になるとシャント肢腫脹，心不全症状を呈することがあります．心機能が障害された高齢者ではそれ以下でも症状を生じます．治療はまずドライウエイトを下げ血圧のコントロールを行いますが，内科的治療に抵抗する場合は，血流抑制を図るための外科的治療が行われます．

Advice アドバイス

内シャントの合併症の多くは血管の狭窄に起因します．患者の血管を見て，触って，音を聴いて，狭窄の存在を早期に発見することが重要です．適切な時期に狭窄の治療を行うことで，VAを長期間良好に維持することにつながります．　　（坪井正人，佐藤　隆）

[*1] **経皮経管的血管形成術（PTA）**：血管の狭くなった部分にバルーンカテーテルを挿入して，バルーンを膨らませて血管を拡げる治療方法．
[*2] **瘤**：血管がこぶ状に膨らんだ状態．
[*3] **真性瘤**：血管壁の構造が保たれ，血管の壁自体が膨らんでいるもの．
[*4] **仮性瘤**：血管の一部に穴が空き，そこから血液が漏れ出してこぶ状に膨らんでいるもの．

Q11 動脈表在化の適応と問題点，特に高齢者の場合の適応・問題点を教えてください

1 定義と適応

定 義

　動脈表在化とは，「通常の内シャントがなんらかの理由により作製できない症例で選択されるバスキュラーアクセス（VA）であり，表在化された動脈は脱血側に使用され，通常は皮下の表在静脈を返血側として毎回穿刺する必要がある」と定義されています．表在化とは，深部にある動脈を皮膚のすぐ下まで持ち上げて，皮下組織に固定するという方法であり，内シャントではありません（図11-1）．わが国における動脈表在化の割合は2008年の時点で2％弱ですが，患者の高齢化や透析期間の長期化に伴い，需要は高まるものと推測されます．

　一般に表在化には，肘部から上腕にかけての上腕動脈または大腿動脈が選択されますが，わが国では，①手術が容易，②局所麻酔で手術が可能，③合併症が少ない，などの理由から，90％以上が上腕動脈を用いて作製されています．

適 応

　シャントの存在が心機能に悪影響を与える場合があり，非シャントである動脈表在化の適応としては，「適切な水分管理がなされているにもかかわらず心機能が低下している症例」とされます．そのほかにも内シャント作製が困難な例や内シャント作製によりスチール症候群（→Q-10）・静脈高血圧症（→Q-10）を呈するか，発症の可能性が高い症例などが適応とされています（表11-1）．

　したがって，動脈表在化が適応となる症例では，長期留置型カテーテルの適応と重なること

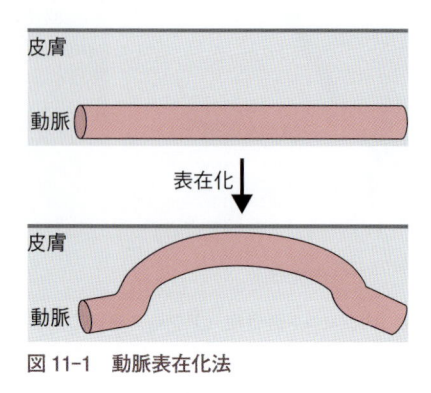

図 11-1　動脈表在化法

表 11-1　動脈表在化の適応

①内シャントによる心負荷に耐えられないと予想される症例．左室駆出率（EF）[*1]が30〜40％以下を動脈表在化作製の目安とする
②表在静脈の荒廃により内シャント手術が困難な症例
③吻合する適当な静脈が存在しない症例
④自己血管内シャント（AVF）でスチール症候群が生ずると考えられる症例，もしくはAVF〔人工血管内シャント（AVG）〕を使用していて，すでにスチール症候群を呈している症例
⑤AVFを作製すると静脈高血圧をきたすと考えられる症例，またはすでに静脈高血圧症をきたしている症例
⑥頻回にアクセストラブルを発症する患者のバックアップ
⑦透析療法以外でも，長期にわたり血液浄化療法を必要とする症例（例：家族性高脂血症患者など）

が多く，いずれを選択するかは，①患者の希望とQOL，②返血できる静脈の有無，③末梢循環障害の有無，④上腕動脈石灰化の有無などによって判断されます．

2 問題点と対応

問題点

　動脈表在化は返血路の確保が重大な問題となります．上腕の深部静脈を同時に表在化することも行われますが，返血路の確保が困難な症例では長期留置型カテーテル（→Q-12）の適応

表 11-2　動脈表在化の合併症

	症　状	対　策
術後早期の合併症	創部出血，リンパ液貯留，血腫形成	経過観察にて軽快，場合によっては再手術が必要
使用時の合併症	感染	感染部の除去，ドレナージおよびバイパスの設置
	動脈瘤	急激に増大するもの，皮膚に光沢を生じたものは早期手術が必要
	狭窄・閉塞	なんらかの血流改善が必要
	皮下血腫	小さなものは経過観察，巨大あるいは増大するものは緊急手術

が考慮されます．また動脈表在化作製直後は，創部からの出血やリンパ液貯留を生じやすい，皮下組織と表在化された動脈の癒着が軽度なため抜針後に血腫を形成しやすい，などの問題があるため，術後2～3週間以上経過し創部が完全に治癒してから穿刺するのが望ましいとされます．これらの作製早期合併症は経過観察中に軽快することがほとんどです．

合併症とその対応

一方，動脈表在化では穿刺部が短く，特に高齢者では石灰化病変の存在などにより穿刺部位が限定されるため，表在化動脈使用中の合併症としては，感染や動脈瘤の形成，狭窄や閉塞があげられます．穿刺部の感染は生命にかかわることから，早急に感染巣の除去とドレナージおよびバイパス設置が必要となります．

瘤（→Q-10）が急激に増大したり瘤を覆う皮膚に光沢が生じたりしてきた場合，破裂の危険性が高く早期手術が必要になります．狭窄や閉塞ではVAとして使用できなくなるだけでなく，特に高齢者では動脈硬化に伴う末梢循環障害を悪化させます．末梢循環障害による虚血症状を呈した場合には，早急に経皮経管的血管形成術（PTA→Q-10）または外科的処置が必要となります．

そのほか，急性合併症として，動脈の後壁を貫通して穿刺した場合に皮下血腫を生じることがあります．後壁穿刺による血腫は発見が遅れることがあり，神経を圧迫するほどに巨大化した血腫や，穿通部からの出血が止まらない場合などは，緊急の手術が必要となります．

Advice──アドバイス

❶動脈表在化は通常の内シャント作製が困難な場合に選択されるVAです．非シャントであり，心機能の低下した高齢透析患者にとっては心臓に負担の少ないアクセスといえます．

❷一方，高齢者では動脈硬化や石灰化が存在する場合が多く，末梢循環障害の発症や，直接動脈を穿刺することに起因するさまざまな合併症（表11-2）を考慮しながら，日常の使用と管理を行わなければなりません．

（坪井正人，佐藤　隆）

[*1] **左室駆出率（EF）**：心臓1回の拍出で，左心室に流入した血液の何%が駆出されるかを表し，正常成人では，55～80%程度である．

Q12 長期植え込み型カテーテルの適応と合併症について教えてください．高齢者での実施で注意すべき問題点には，どのようなことがありますか？

長期植え込み型カテーテル（カフ型カテーテル）とは，一時的カテーテル（非カフ型カテーテル）より長期間使用することを目的としたバスキュラーアクセスで，2008年では維持血液透析患者の0.5％で使用されています．多くは内頸静脈（図12-1），鎖骨下静脈より植え込み，時に大腿静脈に植え込む場合もあります．

1 適　応

『慢性血液透析用バスキュラーアクセスの作製および修復に関するガイドライン』（日本透析医学会，2011）では，①内シャント〔自己血管使用皮下動静脈瘻（AVF）・人工血管使用皮下動静脈瘻（AVG）〕の作製困難例，②高度の心不全症例，③四肢拘縮や認知症などによる穿刺困難例，透析中の自己抜針リスクの高い症例などが，最も適切なバスキュラーアクセスと考えられる症例，とされています．

高齢者では，皮静脈が極端に細い，点滴挿入などによる静脈の荒廃，動脈硬化・石灰化などによる血流量の低下などが原因となって，内シャント（AVF・AVG）作製が困難な場合があります．

また，心収縮能の低下した症例では非シャントのバスキュラーアクセスを考慮すべきとされています．動脈表在化や植え込み型カテーテルを検討する必要があり，個々の症例で判断されます．

皮静脈はよい血管があるが動脈表在化が困難な場合は，脱血として1本長期植え込みカテーテルを挿入し，自己静脈に返血する（図12-2）などのバリエーションが考えられます．

高齢者では，若年者に比べて内シャント作製

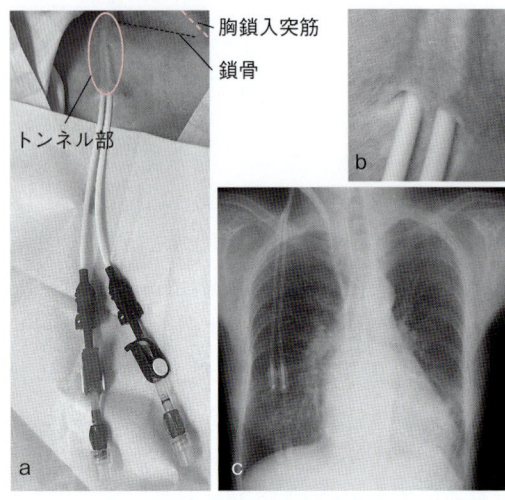

図12-1　右内頸静脈より挿入された長期植え込み型カテーテル
a：実物，b：出口部の拡大，c：胸部X線

後にそれが発達するまでに時間がかかる症例が多く，そのため入院が長期化します．高齢者の入院の長期化は認知症の進行やADL低下の原因となるため，内シャントが発達するまでの間は長期植え込み型カテーテルを使用する施設があります（ブリッジ使用）．

2 合併症

①脱血不良・返血困難，②感染（出口部，トンネル，カテーテル内）の2つの合併症です．

脱血不良・返血困難

脱血不良や返血困難の原因としては，カテーテル先端孔が血管壁にあたっている場合や，カテーテル内の血栓による狭窄・閉塞が考えられます．

脱血不良・返血困難を防ぐためには，脱血側は右上大静脈内，返血側は右房近傍に位置させることが望ましいとされています．

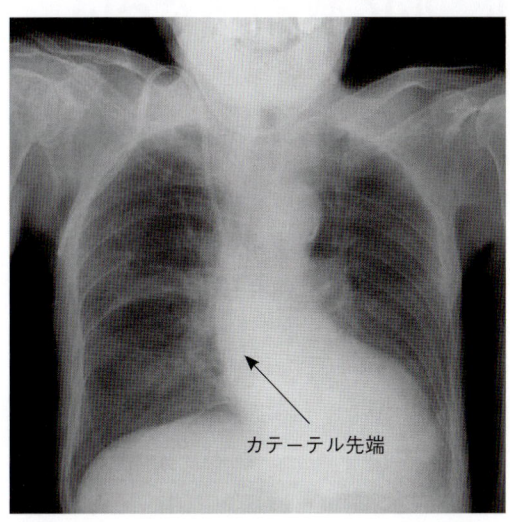

図12-2 バスキュラーアクセス作製困難例（90歳代）
シングルルーメンの植え込み型カテーテルで脱血，自己静脈に送血し維持血液透析を施行している．

定期単純X線では，①カテーテルが抜けていないか，入りすぎていないか，②カテーテル先端が最適な位置にあるか，③先端がちぎれていないか，を確認します．

カテーテル内の血栓による狭窄・閉塞を防ぐには，透析開始時にはカテーテル内に残ったヘパリン，血栓をしっかり除去し，終了時にはカテーテル内の内腔容量に見合うヘパリンを充填します．血栓により脱血不良・返血困難な場合は，ウロキナーゼをカテーテル内に封入したり持続注入したりします．

感染（出口部，トンネル，カテーテル内）

カテーテル感染症は，敗血症，感染性心内膜炎の原因となる命の危険を伴う合併症です．

感染予防のため透析回路の連結と離脱を2名の熟練したスタッフが無菌的に行うことが大切です．また，透析日には出口部やトンネル部の滲出液，発赤，腫脹，疼痛，かゆみの有無を観察することで，感染を早期に発見することができます．また，長期植え込み型カテーテルは透析用であるため，カテーテル内感染を予防する意味でも点滴ルートとして使用してはいけません．

①**出口部の消毒**：一般的には0.5％グルコン酸クロルヘキシジン水溶液を使用するのが主流となっています．また，最近の創傷治癒の考えに基づき，出口部が感染していないことを前提に，生理食塩液や水道水で洗浄する施設もあります．

②**感染予防の指導**：カテーテル接続部内にお湯や水が入らないように配慮し，感染防止に心がけるよう指導しましょう．

③**治療**：軽度の場合は抗菌薬の投与．カテーテル抜去が必要な場合もあります．

Advice アドバイス

❶脱血不良・返血困難の予防および出口部，トンネル，カテーテル内感染を予防するために，毎回の血液透析時に適切なカテーテル操作および観察をすることが基本です．

❷高齢者では長期植え込み型カテーテルを理解できない可能性もあり，カテーテルのカフが皮下組織と癒着するまでの間，自分で引っ張ってカテーテルが抜けることがないよう注意を払う必要があります．また，低栄養の高齢者では皮下組織が薄いため，植え込み型カテーテルのカフと皮下組織との癒着までに時間がかかる場合があります．

❸高齢者は皮膚トラブルに注意が必要です．皮膚トラブルは感染の原因にもなるため，カテーテルドレッシング剤を工夫しなければならない場合があります．

（田中友里，常喜信彦）

Q13 抗凝固薬の種類と選択について教えてください．特に高齢者で気をつけるべきことはどのような点でしょうか？

1 血液透析における抗凝固薬の必要性

血液透析（HD）においては，何もしなければ血液が回路やダイアライザなどの異物と接触し，凝固反応が惹起されて，血液凝固のため体外循環は中断されます．

2 血液凝固機序

血液凝固カスケード反応を図 13-1 に示します．血液凝固にかかわる物質（血液凝固因子）は生理的状態では不活性な形で血中を流れています．血液凝固反応は異物の接触，組織の破綻などが引き金になって活性化されます．前者を内因系血液凝固，後者を外因系血液凝固といいます．

3 透析に使用される抗凝固薬

血液凝固を生じさせることなく体外循環を行うには，主として内因系血液凝固を抑制する必要があり，ヘパリン，低分子ヘパリン，ナファモスタットメシル酸塩，アルガトロバンやクエン酸ナトリウムなどの抗凝固薬が用いられます．血液浄化療法で使用される代表的な抗凝固薬を表 13-1 に示します．

ヘパリン

全身抗凝固療法で最も多く用いられるのは全身ヘパリン法です．ヘパリンには従来より使用されている非分画ヘパリン（UH）とその後開発された低分子ヘパリン（LMWH）があります．抗凝固作用の面において LMWH は抗トロ

表 13-1 血液浄化療法で使用される代表的な抗凝固薬

抗凝固薬	体内動態
非分画ヘパリン（ヘパリンナトリウム，ヘパリンカルシウム）	健常人血液中半減期は 1.0〜1.5 時間
低分子ヘパリン	健常人血液中半減期は 2〜3 時間
ナファモスタットメシル酸塩（フサン® など）	健常人血液中半減期は 60〜120 秒
抗トロンビン薬（アルガトロバン）	健常人血液中半減期は 5〜8 分
クエン酸ナトリウム	大量投与でクエン酸中毒（心機能抑制，ECG 異常，テタニー）

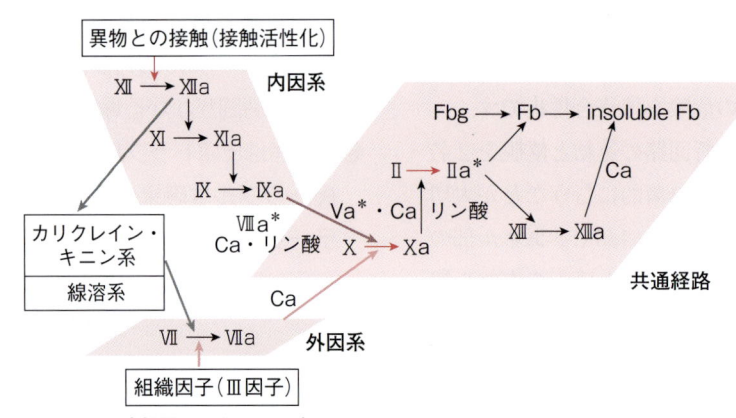

図 13-1 血液凝固カスケード反応
（篠田俊雄：抗凝固療法．透析療法パーフェクトガイド 第 4 版（飯田喜俊，秋葉 隆編），p.39, 2014 より）

表 13-2 ヘパリン起因性血小板減少症の分類

	I 型（HAT）	II 型（HIT）
発 症	ヘパリン投与 2〜3 日後	ヘパリン投与 5〜10 日後
機 序	非免疫的機序	ヘパリン依存性抗体の出現（主にヘパリン・PF4 複合体抗体）
血小板数	10〜20% の減少	10 万/mL 以下の減少，50% の減少
合併症	無	動静脈血栓（心，脳，下肢，肺）
頻 度	約 10%	0.5〜5%
経 過	ヘパリンの継続可，自然に回復	ヘパリンの中止で回復
治 療	不要，基礎疾患により II 型に準ずる対応が必要	代替薬による抗凝固療法の継続

(Chong BH : HAT; heparin-associated thrombocytopenia, *Blood Reviews*, 2: 208, 1998 より)

ンビン活性が減弱し，半減期が延長し，プロタミンとの結合力が減弱して，中和されにくくなっています．

UH は開始時 1,000〜2,000 単位をワンショットで注入し，その後，患者の凝固能に応じて 500〜1,000 単位/時間の速度で持続注入します．LMWH では最初 500〜1,000 単位をワンショットで投与し，その後，500 単位/時間前後を持続投与します．用量の調節は活性化凝固時間（ACT）や活性化部分トロンボプラスチン時間（APTT）を前値の 1.5〜2 倍にするように調節します．

アルガトロバン

アルガトロバンはヘパリンと異なり，アンチトロンビン III（AT III）の存在を必要とせず，直接トロンビンの作用を阻害します．透析では，AT III 欠乏状態で，ヘパリンではダイアライザあるいは回路の凝固が起こる場合と，**ヘパリン起因性血小板減少症（HIT）**[*1] II 型をきたし，HD 時に凝血を生じる場合に使われます．

ヘパリンの投与によって血小板数が減少する HIT を表 13-2 に示します．II 型は重症で，ヘパリンの投与は禁忌で，代わりにアルガトロバンが用いられます．I 型では注意してヘパリンの使用を継続します．

ナファモスタットメシル酸塩

20〜40 mg/時の投与量で全身の凝固時間をほとんど延長させることなく，回路内凝血を防止することが可能です．ただし，急速静注は血圧低下の危険があるために禁忌です．アナフィラキシーショック，発熱，血球減少など種々のアレルギー作用を惹起することが知られているので，再使用あるいは長めの使用時には十分な観察が必要です．

4 高齢者で注意すべき点

高齢者で動脈硬化の強い患者では，しばしば血液凝固亢進状態になり，多くは血小板機能が亢進しています．ヘパリンの減量あるいは低分子ヘパリンへの切り替えとともに，アスピリンなどの抗血小板薬の併用により改善がみられます．

Advice アドバイス

HD 時に HIT が生じて HD 続行が不能となることがあります．この際には適切な対処が必要です．
（庄司繁市）

[*1] ヘパリン起因性血小板減少症（HIT）：出血について重大なヘパリンの副作用として知られている．血小板減少および動静脈血栓塞栓症を発症する．

Q14 透析液の種類と選択について，高齢者に特徴的なものはあるのでしょうか？

1 透析液の基本的条件

わが国の市販透析液の組成を表14-1に示しました．透析液の基本的条件は以下のとおりです．
①尿素などの除去したい物質を効率よく除去できる．
②電解質や浸透圧など恒常性が維持されている物質の濃度は，著しく変動させずに補正できる．
③代謝性アシドーシスの補正ができる．
④生体に必要な物質（グルコース，アミノ酸など）はできるだけ除去しない．
⑤生体に有害な成分を含んでいない．
⑥液の組成が長時間安定している．

2 アルカリ化剤

現在，主に使用されている重炭酸透析液には少量の酢酸が添加されていますが，2007年には無酢酸重炭酸透析液が発売され用いられています．透析前後の血漿重炭酸濃度をみると，アシドーシス補正不足の症例が30％強存在すると同時に，過剰アルカリ化が疑われる症例もわずかにあります．

3 重炭酸透析液の特徴

①生理的なアルカリ化剤である．
②CaやMgと炭酸塩をつくり沈殿するため，原液を2剤化（A剤：重炭酸以外の電解質，B剤：重炭酸ナトリウム）する必要がある．
③pH調整剤として少量の酢酸（8〜10 mEq/L）が添加されている．
④B剤（重炭酸ナトリウム）には酢酸が添加されていないため，細菌が繁殖しやすい．

4 透析液の組成

Na濃度

Naは細胞外液の陽イオンの90％を占め，血漿浸透圧の維持に重要な役割を果たしています．現在ではNa 140 mEq/L程度の透析液が使用されています．

一般に透析液のNa濃度を145 mEq/L以上に設定した透析液を高Na透析液と呼ばれます．通常の透析液Na濃度は140 mEq/L程度ですが，血漿中Na濃度は151 mEq/kg/H_2Oといわれ，これにより拡散平衡となる透析液中Na濃度は144〜145 mEq/Lと推察されています．それゆえ高Na透析液のNa濃度は145 mEq/Lまたはそれよりやや高い濃度が適当です．

K濃度

Kは95％以上が細胞内に存在し，アシドーシスでは細胞外へ，アルカローシスでは細胞内へ移動します．高K血症を是正するために，透析液K濃度は2.0 mEq/Lが主流となっています．そのため透析終了時に低K血症を呈する症例は少なくありません．低K血症は不整脈の誘発などの危険があり，心臓外科術後の透析症例では調整する必要があります．

Ca濃度

正常の血漿遊離Ca（イオン化Ca）濃度は2.0〜2.5 mEq/Lです．以前は二次性副甲状腺機能亢進症の合併が問題となり，3.0〜3.5 mEq/Lの透析液が使用されていました．しかし，活性型ビタミンD製剤やP吸着薬として炭酸カルシウムが使用されるようになり，

表 14-1 透析液の組成

製品名	Na⁺	K⁺	Ca²⁺	Mg²⁺	Cl⁻	CH₃COO⁻	HCO₂	ブドウ糖 (mg/dL)
	(mEq/L)							
重炭酸型								
キンダリー®AF1号, キンダリー®AF1P号	135	2.5	3.5	1.5	106.5	8*¹	30	—
キンダリー®AF2号, キンダリー®AF2P号	140	2.0	3.0	1.0	110.0	8*¹	30	100
キンダリー®AF3号, キンダリー®AF3P号	140	2.0	2.5	1.0	114.5*²	8	25	150
キンダリー®AF4号, キンダリー®AF4P号	140	2.0	2.75	1.0	112.25	8*¹	27.5	125
AK-ソリタ®DL, AK-ソリタ®DP	140	2.0	3.0	1.0	113*²	10	25	100
AK-ソリタ®FL, AK-ソリタ®FP	143	2.0	2.5	1.0	114*²	9	27.5	100
粉末型								
キンダリー®2D, キンダリー®2E	140	2.0	3.0	1.0	110.0	8*¹	30	100
キンダリー®3D, キンダリー®3E	140	2.0	2.5	1.0	114.5	8*¹	25	150
キンダリー®4D, キンダリー®4E	140	2.0	2.75	1.0	112.25	8*¹	27.5	125
キドライム®T-30	140	2.0	3.0	1.0	110.0	8*¹	30	100
リンパック®TA1	138	2.0	2.5	1.0	110.0	8*¹	28	100
リンパック®TA3	140	2.0	3.0	1.0	113	10.2*¹	25	100
Dドライ®2.5S	140	2.0	2.5	1.0	112.5	10*¹	25	100
Dドライ®3.0S	140	2.0	3.0	1.0	113.0	10*¹	25	100
ハイソルブ®D	140	2.0	3.0	1.0	111	12*¹	25	100
ハイソルブ®F	143	2.0	2.5	1.0	112	11*¹	27.5	100
AFBF								
バイフィル®	139	2.0	3.3	1.0	145.3	—	—	100

*¹: 氷酢酸 (pH調整剤) のCH₃COO⁻を含む, *²: (希) 塩酸 (pH調整剤) のCl⁻約2 mEq/Lを含む

動脈の石灰化や高Ca血症を呈する例が増えてきたので，2000年ごろに再び2.5 mEq/Lの透析液の使用が推奨されるようになっています．しかし，透析中のCaバランスをゼロに保つのは2.75 mEq/L程度のCa濃度との報告があります．

グルコース濃度

これは現在，100 mg/dLが主流となっています．

その他

透析患者はしばしば高P血症をきたし，臨床上で問題となるため，透析液にPはまったく含まれていません．そのため，術後や蛋白摂取量の低下した症例では容易に低P血症になります．またMgは腎排泄低下のため透析液患者では高値となりやすいですが，市販透析液には低Mg血症予防のため1.0〜1.5 mEq/LのMgが添加されています．

⑤ 高齢者に特徴的な選択とは

高齢者で除水に対する血管反応性の低下した症例で，透析中に血圧が低下し除水や治療の継続が困難な症例には高Na透析が有効です．循環血漿量の変化が少なく，透析中の血圧低下を防止しつつ適正な体重まで除水が可能となります．しかしその結果，口渇→多飲→体重増加をきたすという問題があり，注意が必要です．

高齢者ではしばしば低栄養であり，低Na血症，低K血症，低P血症を示すので，注意すべきです．患者の病態，透析液の性状を把握したうえでの対策が必要です．

Advice アドバイス

高齢透析患者では，低K血症，低P血症になることもまれではないので，透析液の選択は注意して行いましょう． (庄司繁市)

Q15 透析液の清浄化はどのように行いますか？高齢者の透析の際に何か特徴がありますか？

1 透析液清浄化とは

透析液の清浄化とは，透析用水と透析液に関し化学物質の汚染および生物学的汚染がなく，安全に治療ができる装置の設計および管理方法と定義されます．原水は水処理装置にて処理されて透析液を作製するための透析用水となり，作製された透析液は多人数用透析液供給装置の配管を通り，各ベッドの透析用監視装置に供給されます（図15-1）．

また，従来と同様の血液透析治療法であっても，大量の内部濾過によってダイアライザ膜を介して透析液を体内へ流入させる治療法や，透析液を専用のフィルタを介して注入するオンライン血液透析濾過（HDF）の装置が認可され，用いられています．その際にはより厳格な水質基準が必要です．

2 透析用水管理基準

原水としては水道水が最も多く利用されていますが，自施設において井戸水による地下水を利用している施設も少なくありません．水道水は厚生労働省の水道法によって水質基準が規定されており，これらの基準を満たした水道水を水処理装置によって表15-1および表15-2に示す濃度に管理しなければなりません．

生物学的汚染については基準値に関する医学的エビデンスが乏しく，できるだけ純粋なものと解釈して，現行で管理できる技術水準が示されています．

化学物質汚染については，塩素系物質による集団溶血事故事例が数年ごとに発生しており，特に注意しなければなりません．

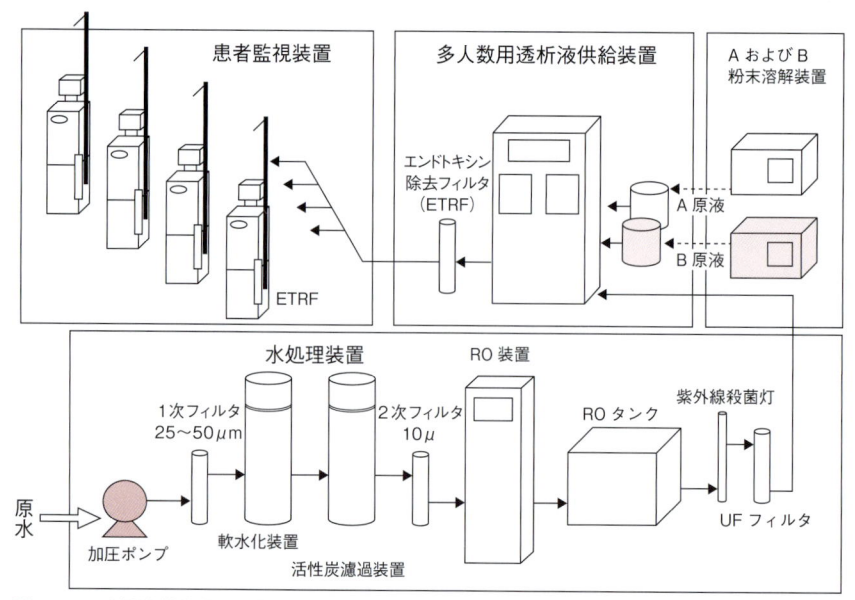

図15-1 透析液供給装置の概要

（透析療法合同専門委員会編：血液浄化療法ハンドブック．p.49, 協同医書出版社，2014より）

表 15-1 透析用水管理基準値（22 項目）

No.	混入物質	最大濃度（mg/L）	No.	混入物質	最大濃度（mg/L）
1	カルシウム	2（0.1mEq/L）	12	水銀	0.0002
2	マグネシウム	4（0.3mEq/L）	13	セレン	0.09
3	カリウム	8（0.2mEq/L）	14	銀	0.005
4	ナトリウム	70（3.0mEq/L）	15	アルミニウム	0.01
5	アンチモン	0.006	16	総塩素	0.10
6	ヒ素	0.005	17	銅	0.10
7	バリウム	0.1	18	フッ化物	0.20
8	ベリリウム	0.0004	19	硝酸塩*	2.0
9	カドミウム	0.001	20	硫酸塩	100
10	クロム	0.014	21	タリウム	0.002
11	鉛	0.005	22	亜鉛	0.10

*窒素として

（日本臨床工学技士会透析液等安全委員会：透析液清浄化ガイドライン Ver.2.01, p.6, 2014 より）

表 15-2 透析用水生物学的汚染管理基準

	生菌数（CFU/mL）	ET 活性値（EU/mL）
ISO 基準案	< 100 アクションレベル：許容上限の 50%	< 0.250
日本臨床工学技師会ガイドライン Ver.2.01	< 1 目標値< 0.1	< 0.01 目標値< 0.001
JSDT2008	< 100 アクションレベル：上記の 50%	< 0.050 アクションレベル：上記の 50%

ET：エンドトキシン，JSDT：日本透析医学会，ISO：International Organization for Standardization

3 一般的な水処理過程

1 次フィルタ

このフィルタは原水中の混濁物質や不溶性物質などの粗い物質を除去するフィルタであり，これに続く軟水装置や活性炭装置の目詰まり防止のための前処置を行うものです．

軟水化装置

逆浸透[1]（RO）膜は膜に塩類が沈着すると処理能力が著しく低下するため，あらかじめ析出しやすい Ca や Mg を除く必要があり，この装置が軟水化装置で，塩素イオン以外の溶質を除去します．処理水をチェックするため，装置の出入り口で水の硬度を測定します．硬度測定には軟水化判定指示薬を使用し，毎日測定を行い記録します．

活性炭濾過装置

多孔質である活性炭は残留塩素，クロラミン，有機物を吸着することから，RO 装置の前処理として利用されます．RO 装置は塩素系化合物を除去できないため，活性炭の吸着能の劣化に気づかないことによる溶血事故もあり，日常の点検と早めの活性炭交換が重要です．

2 次フィルタ

軟水化装置や活性炭濾過装置から出る微粒子の除去を目的に設置される 10 μm 程度のメッシュフィルタです．

RO 装置

RO 装置は海水を淡水にする装置として広く知られるようになりましたが，透析用の RO 膜素材では，セルロース系膜，芳香族ポリアミド系膜，合成複合膜などが使用され，塩素イオン

以外の溶質は除去されます．

UFフィルタ

UFフィルタ（限外濾過フィルタ）は分子量が数千～数万程度の物質の分画特性を有するものであり，水処理装置の最終段階を担保するフィルタです．

紫外線殺菌灯

RO装置などで処理された水は細菌が繁殖しやすいため，ROタンクや給水ラインに，殺菌作用をもつ波長260 nmの紫外線が使用されます．

エンドトキシン除去フィルタ

多人数用供給装置では原液系ラインや各種内蔵タンクなどの配管が開放系であり，細菌汚染に曝されるため，同供給装置の給液ラインに多人数用透析液供給装置用エンドトキシン除去フィルタ（ETRF）が使用されます．ETRFは，前述した水処理，透析液の清浄化をさらにクリーンな透析液とする場合に設置され，患者監視装置の最終末端のダイアライザ直前にも使用されます（図15-1）．

4 B原液ライン系の微生物汚染

現在臨床で使用されている多人数用透析液供給装置では，透析液原液と透析用水の混合部から患者監視装置までの洗浄消毒機構のみが整備されています．しかし，それ以外のB原液タンク（B粉末溶解装置），A原液タンク（A粉末溶解装置）など，無消毒のラインが存在し，特にB原液ライン系の微生物汚染は重要な問題となるため透析液の清浄化を行ううえで重要なポイントの1つです．

5 高齢者の透析の際の透析液浄化の特徴

高齢者の透析の際に，透析液の浄化はほかの患者のそれと差はありません．

Advice — アドバイス

現在，高性能膜ダイアライザが広く用いられ，さらにオンライン血液透析濾過が次第に行われるようになっている折から，透析液の清浄化は患者の合併症の予防・治療などのために非常に重要です． （庄司繁市）

[★1] 逆浸透：半透膜を隔てた溶液のうち，溶質の濃度が高い側に高圧をかけることにより溶媒を溶質の少ない側に移動させるという，通常の浸透現象とは逆向きの現象を起こす方法．

Q16 ドライウエイトの決め方と管理はどのように行いますか？ 高齢者では何か違いがあるのでしょうか？

1 ドライウエイト

ドライウエイト（DW）とは患者の過剰な体液貯留傾向のない状態の体重であり，具体的には，これ以上水分を除去すると急激に血圧が低下する限界の体重をいいます．血液透析（HD）中の除水に伴う血圧低下は除水速度に強く依存し，HD液ナトリウム濃度や治療モードにも依存します．

2 血漿再充填機構

HDが順調に行われると，除水により循環血漿量が減少して，血圧がゆるやかに低下してきます．循環血漿量が減少して血管内の静水圧が低下し，血漿膠質浸透圧が上昇すると，末梢循環において間質から血管内に水が移動し，減少した血漿量が充填されます．これを血漿再充填機構（plasma refilling）と呼びます．

循環血漿量の減少に伴い血圧が低下すると，血圧維持機構が作動して血圧を維持しようとします．これには，交感神経の亢進やカテコールアミンの増加による心拍数の増加や心収縮力の増加，末梢血管抵抗の増大があります．血漿再充填機構や血圧維持機構の作動に障害があると，除水による血圧低下が生じやすくなります．

また，透析後低血圧は予後不良因子であり，不整脈，狭心症，脳梗塞と有意な相関があることが報告されています．

3 DWの設定

DW設定の指標

DWを設定するには，さまざま指標が用い

表16-1 ドライウエイトの設定法

- HD中の血圧変化，浮腫の有無
- 心胸郭比（CTR），胸水の有無
- ヒト心房性ナトリウム利尿ペプチド（HANP）および脳性ナトリウム利尿ペプチド（BNP）
- 下大静脈（IVC）径の変化
- 血液濃縮率（PWI）

られています（表16-1）．基本の方法は，HD中の血圧や脈拍の変動と，治療後の胸部X線像の心胸郭比（CTR）を基に設定する方法であり，CTR 50%未満を目標としますが，体格の小さい患者や心臓に基礎疾患があり，もともと心拡大のある患者では，目標値を高める必要があります．

ヒト心房性ナトリウム利尿ペプチド

ヒト心房性ナトリウム利尿ペプチド（HANP）も体液量の評価に有用で，透析後の値が50〜100 pg/mL未満が推奨されています．ただし，心房細動や逆流を伴う心臓弁膜症では体液量過剰を伴わない状態においても高値をとるため注意が必要です．

脳性ナトリウム利尿ペプチド（BNP）も体液過剰の刺激に反応して分泌される蛋白ですが，除水による変化は軽度であるため，臨床的にはむしろ透析に伴う合併心疾患の重症度マーカーとして用いられることが多いです．

HD中のヘマトクリット値

HD中のヘマトクリット値を連続的にモニターするクリットライン®[★1]を用いた評価も行われています（透析前後でヘマトクリット値が前値より1割以上上昇する場合，DWが低すぎる設定となっていないか評価します）．

日本透析医学会の指針

『維持血液透析ガイドライン：血液透析処方』（日本透析医学会，2013）では，以下のステートメントが発表されています．

① 透析患者の体液管理は重要で，最大透析間隔日の体重増加を 6% 未満にすることが望ましい．
② 平均除水速度は，15 mL/kg/ 時以下をめざす．
③ 体重増加の管理には，適正な塩分制限と水分制限を指導する．
④ DW の適正な設定は，透析患者の QOL と予後を左右する．

4 高齢者で注意する点

① 高齢血液透析患者では，4 時間の HD に固執することなく，透析時間や治療モードを変更し，適正な DW まで除水することが，心臓への慢性的な容量負荷を軽減し，心機能障害の進展を抑制する効果をもたらします．
② 高齢患者の多くは高度の動脈硬化を呈し，自律神経障害を併発しており，動脈硬化の進展により心血管系のコンプライアンスが低下して血圧の変動が大きいこと，低蛋白血症が存在する場合には血管外への水分移動により循環血液量が減少しやすく，除水に対し血漿再充填が敏速に起こりにくいことなどの理由により，透析中の血圧低下が起こりやすくなります．また，顕性の心不全症状がなくとも心予備力が低下しており，わずかな除水過剰で低血圧発作を呈することもあり，注意が必要です．

Advice アドバイス

❶ 高齢患者では正確な DW の設定は安定した血圧管理のために特に大切です．
❷ 高齢患者の体液量を正常化して DW とする時には，血圧の変動などを注意深く観察しながら行いましょう．
（庄司繁市）

★[1] クリットライン®：現在販売中止となっており，入手できません．代わりにブラッドボリューム計（日機装）と血液粘度変化率測定機能（東レ・メディカル）が入手可能です．

Q17 血流量と透析液流量の設定はどのように行いますか？ 高齢者では何か違いがあるのでしょうか？

1 血流量と尿毒素の除去

　血流量（血液流量）も，透析液流量も，血液透析の治療効率に影響を与える重要な治療条件です．図17-1に示すように，小分子物質の尿素（分子量60），クレアチニン（分子量113），中分子物質の指標であるビタミンB_{12}（分子量1,355），低分子量蛋白質であるミオグロビン（分子量約1万7,000）について比較すると，いずれも血流量が多いほうが除去効率（クリアランス）が大きくなります．

　血流量の増大によりクリアランスを改善する効果は小分子物質のほうが大きく，分子量が大きくなるにつれて，比較的低い血流量から頭打ちの曲線となっています．ただし，より高機能のダイアライザでは，通常型のダイアライザよりも高い血流量まで，クリアランスが改善しています．

　また，今日の超高性能ダイアライザにおいては，分子量11,800の$β_2$-ミクログロブリン領域まで拡散性能が向上しているので，血流量を上げることで除去効率が改善できることがわかっています．つまり，ダイアライザの性能を十二分に引き出すためには，血流量を上げることが重要となります．

2 透析液流量と尿毒素の除去

　透析液流量についても，図17-2に示すように尿素からミオグロビンまで，血流量の場合と同様に，透析液流量を増加させると除去効率の

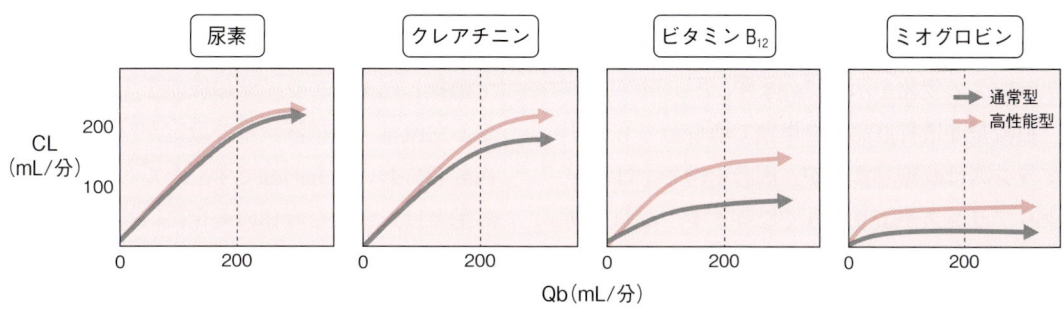

図17-1　血流量（Qb）と溶質クリアランス（CL）
（峰島三千男：血液浄化効率に影響を与える因子．血液浄化療法の指針（斎藤　明，内藤秀宗編），p.105，日本メディカルセンター，1997 より改変）

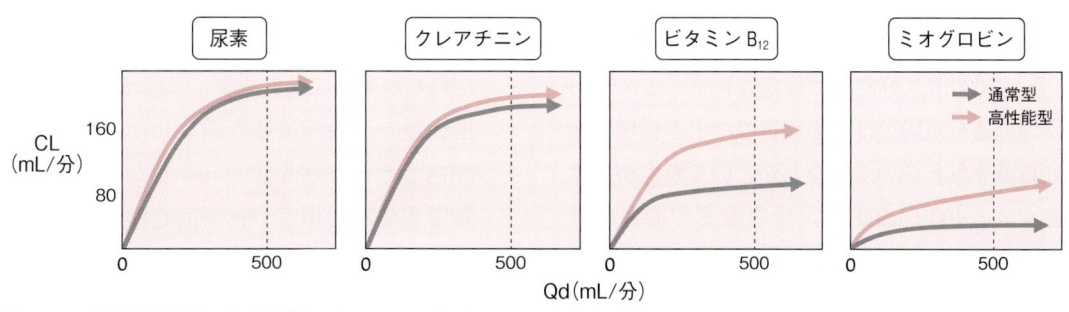

図17-2　透析液流量（Qd）と溶質クリアランス（CL）
（峰島三千男：血液浄化効率に影響を与える因子．血液浄化療法の指針（斎藤　明，内藤秀宗編），p.107，日本メディカルセンター，1997 より改変）

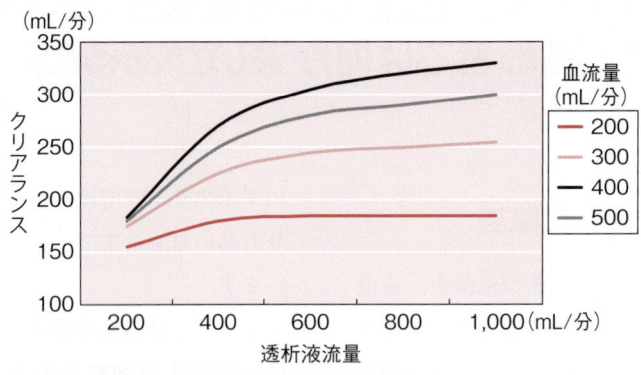

図17-3 血流量・透析液流量と尿素クリアランス
（Ward RA: Blood flow rate: an important determinant of urea clearance and delivered Kt/V. *Adv Ren Replace Ther*, 6（1）：76, 1999 より）

改善が認められ，それは高機能ダイアライザでより顕著です．したがって，ダイアライザの性能を十二分に引き出すためには，透析液流量も多くすることが重要と考えられます．

実は，血流量と透析液流量は相互に影響します．図17-1のデータは透析液流量を500 mL/分に固定したもの，図17-2のデータは血流量を200 mL/分に固定したもので，この両者を変化させた場合を仮定したのが，図17-3です．異なる血流量での透析液流量による尿素のクリアランスの変化を示しています．

血流量か透析液流量を単独で増やしてもクリアランスは改善しますが，両者を増やすほうがクリアランスがより大きくなります．なお，効率的な運用という点では，血流量と透析液流量の比率は1：2程度がよいとされています．

3 血流量と透析液流量の設定

血流量と透析液流量は，多くの場合200 mL/分と500 mL/分程度に設定されています．わが国の透析現場には，血流量の増大が循環器系に負荷を与えるのではないかという懸念がありますが，400〜500 mL/分程度までの血流量では，アクセス流量の増加，心機能や血圧の急性の変化は認められていません．また，高血流量高効率の透析により，心疾患での死亡リスクが高くなることもありません．さらに今日のダイアライザは，血流量を平均的な設定より高くすることで，溶質クリアランスがさらに改善できるほど高機能になっています．したがって，患者に合わせて，ダイアライザの性能が十分に引き出せる高い血流量の設定，そして，それに見合った透析液流量の設定をすることが望ましいと考えられます．

4 高齢者の場合

選択したダイアライザの機能を十分に発揮できる血流量・透析液流量の設定が望まれるのは高齢者においても同様です．ただし，一般的に高齢者は，急激な身体の変化には対応しづらくなっているものと推定されます．体格，食事摂取量，活動度などを考慮して，適切な設定を行いましょう．

Advice ─アドバイス

だれもが単純に高性能ダイアライザを用いて血流量・透析液流量を増やした高効率透析が合うとはかぎりません．したがって，栄養障害のある場合や合併症で食欲が落ちている場合など，効率を下げるという選択肢ももって，治療条件を設定することが望まれます．

（鈴木一之）

Q18 血液透析の回数や時間はどのように選択しますか？高齢者では何か違いがあるのでしょうか？

1 透析時間は人工腎臓の稼働時間

Q-6でも解説されているとおり，血液透析は人工腎臓です．この人工腎臓は，小分子物質を中心に，尿毒素を効率的に除去できる性能をもっているものの，その稼働時間が極めて限定されるという特徴があります．

血液透析（HD）を腎代替療法として考えた場合，一般的な週3回，1回4時間のスケジュールで Kt/V$_{urea}$ [*1] 0.9～1.9程度を達成しているという条件下では，その腎機能相当量は糸球体濾過量9～19 mL/分程度に相当すると考えられます．つまり生体腎の機能と比較して10％強程度にすぎません．

生体腎が1日24時間，週7日間（週168時間）働いていることを考えれば，HDの腎機能相当量を高めるためには，基本的にその稼働時間を長くすることが重要と考えられます．

2 推奨される透析時間

日本透析医学会のガイドラインでは，一般的な週3回のHDにおける透析時間は，「4時間以上を推奨する」としています．この推奨時間の根拠は，多くの観察研究において，1回4時間未満のHDでは患者の生命予後が不良であることが一致して示されているからです．

近年のわが国の研究では，透析歴5年以上の患者（≒無尿患者）において，透析時間が長いほど死亡リスクが低下する関係が明らかに認められています（図18-1）．また，国際研究であるDOPPSでも，透析時間を長くすることにより死亡リスクが低下することが認められており，透析時間を延長した場合の死亡リスク低下

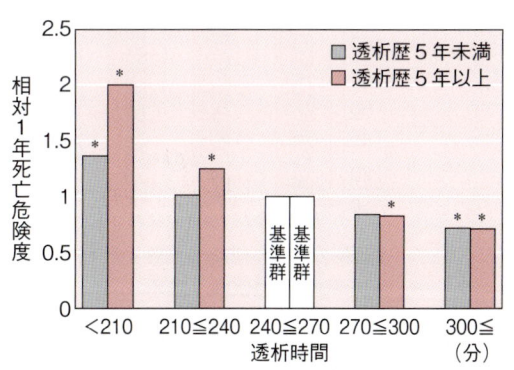

図18-1 透析時間と1年死亡危険度
2002年末週3回血液透析患者．
＊：有意差あり．
（鈴木一之，井関邦敏，中井 滋・他：血液透析条件・透析量と生命予後．日本透析医学会雑誌，43（7）：554，2010より）

効果は，参加国間のなかでわが国で最も顕著に認められるという結果が出ています．

3 透析時間延長のメリット

透析時間の延長で得られるメリットは尿毒素の除去量が多くなることです．血液処理量や使用透析量を一定にしたシステムで，4時間，6時間，8時間の血液透析を比較した研究では，長時間透析において尿素やクレアチニンはもちろん，無機リン（P）やβ_2-ミクログロブリン（β_2-m）の除去量や浄化体液量が，4時間透析より顕著に増加しました（図18-2）．

一般的な3～5時間の透析では，この研究ほど大きな差は出ないかもしれませんが，透析時間の延長により，尿毒素の除去量の増加が期待できます．また体液量管理の面でも有利で，透析時間の延長により除水速度が低減されるため透析中の低血圧の発生頻度が低くなることや，基礎体重が達成しやすくなるため，高血圧管理が容易になることなどの利点があります．

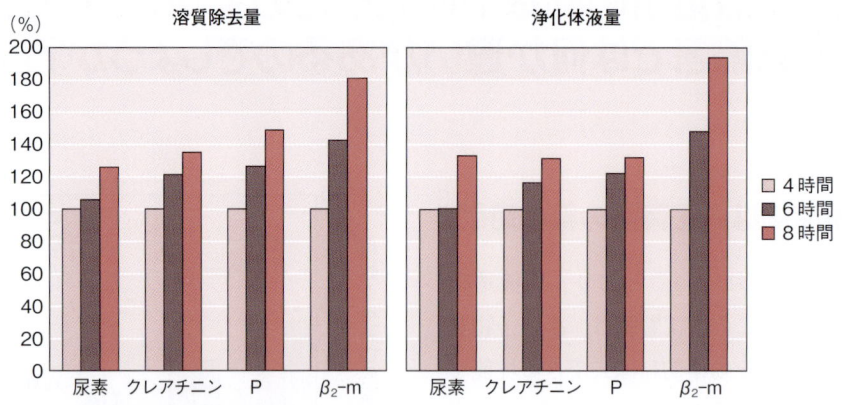

図18-2 透析時間と溶質除去量／浄化体液量
4時間透析を100％と表示
(Eloot S, Van Biesen W, Dhondt A, et al: Impact of hemodialysis duration on the removal of uremic retention solutes. *Kidney Int*, 73(6): 768, 2008 table 1より作製)

4 週3回透析が最善か？

現在，世界的に透析回数は週3回が標準として行われています．しかし週3回という回数は，これまでのHDの歴史のなかで経験的に選択されたものであり，医学的な根拠があるわけではありません．

この標準的な週3回のスケジュールでは，必ず生じる長い透析間隔が患者の生命予後に悪影響を与えるとする報告があります．週3回は最低限必要な回数と考えられますが，週あたりの透析回数を1回増やし，週4回（または隔日）透析とすることで，この危険な長い透析間隔を避けることができます．

さらに近年，頻回透析の優位性を示す研究もなされており，週あたりの透析回数の増加も，重要なオプションとして期待されています．透析回数の増加により，週あたりの透析時間が延長されるだけでなく，1回1回のHDで起こる身体の変化を小さくすることも期待できます．

5 高齢者での回数，時間の違い

高齢者においても，透析時間・回数に対する考え方の基本は同じです．たしかに高齢者には，長時間，機械につながれていることにより，身体的苦痛を訴える患者は多いかもしれません．しかし，身体が急な変化を起こすことなく，ゆるやかに十分な透析を行うほうが，実は身体にやさしい治療になると考えられます．したがって，高齢者とはいえ，透析時間と回数が重要である原則に変わりはありません．

Advice アドバイス

体格や食事摂取状態などから尿毒素除去を，また体重増加量などから除水量も考慮して，バランスをとるのに必要な透析時間を設定します．もちろん，十分な説明にもかかわらず透析時間をきちんと実施することが困難な認知症患者などの場合，最低限と考えられる4時間を確保しますが，時にそれ未満の治療を許容せざるをえない場合もあります．

（鈴木一之）

[*1] Kt/V_{urea}：コンパートメントモデルを用いて，血液透析前後の血中尿素窒素（BUN）の値の変化から計算される尿素の透析量で，尿素の除去状態を表す．

Q19 血液透析開始時，透析中，終了時の注意点を教えてください．特に高齢者ではどのような注意が必要でしょうか？

1 透析開始時の注意点

　透析開始時の観察は，入室時より始まります．入室してくる際の顔色・歩行状態などを観察しましょう．体重測定時には，正しく測定されているか，確認を怠らないようにします．上着などを着たままだったり，携帯電話をポケットに入れたままだったりなど，不正確になる原因は多くあります．

　ベッドに臥床してバイタルサインの測定を行う際には，記録をとることだけに熱中せず，患者との会話から，体調不良などがないかどうかも，あわせて聞くことが大切です．除水設定時には，漫然と入力するのではなく，普段との増加量や補正量の違い，除水速度の多寡を意識しながら行います．

　穿刺に先立って，吻合部〜流出路を広く十分に「見て，触って，聞いて」，バスキュラーアクセスを診察します．穿刺は標準的な感染予防手技で実施します．回路を確実に接続して透析を開始しますが，その際には，透析液濃度，温度，抗凝固薬，警報などに問題ないか確認し，除水量／速度，血流量なども正しく設定されているかを確認したうえで透析を開始します．

2 透析中の注意点

　透析中は，患者の一般状態やバイタルサイン，特に血圧と脈拍の変化に注意して観察します．多くの場合，透析の経過，すなわち除水の進行により，循環血液量（血管内容量）が減少してきて，血圧はゆるやかに低下します．しかし，除水量が多い場合や基礎体重（ドライウエイト）の設定が低すぎる場合などでは，急激な低下が起こる危険性もあります．血圧低下が起こると，患者は気分不良，生あくび，悪心・嘔吐，視力異常，耳閉感などを訴えることがあります．この場合は除水を停止して，生理食塩液（透析液）の急速な補液などで対応します．

　透析による循環血液量の減少や電解質濃度変化は，時に不整脈を引き起こします．よく認められるのは上室性期外収縮，心室性期外収縮，発作性心房細動などです．致死的な不整脈を合併する場合もありうるので，動悸，脈のリズム不整や結滞，胸部苦痛，意識障害などの症状にも注意しながら，必要に応じて心電図モニターを装着して観察，抗不整脈薬などで対処します．

　生命にかかわるものではありませんが，しばしば認められるのは下肢などの筋痙攣です．急速な除水に伴う筋肉の循環不全や血液のアルカリ化に伴うイオン化カルシウム濃度の低下などの電解質不均衡が原因とされます．除水停止，生理食塩液（透析液）の急速補液，高張食塩液やブドウ糖液の投与のほか，状況によってはカルシウム電解質液の補充などで対処します．局所の温罨法（おんあんぽう）やマッサージも行います．

　まれに，アレルギー反応が起こることがあります．ダイアライザの膜のほか，透析液の不純物，残留滅菌ガス，薬剤などが原因となります．開始直後から数分以内に，かゆみやしびれ，発赤や発疹，空咳や呼吸困難，胸痛や腹痛，血圧低下や意識障害などを起こします．その際には透析を中止して，救命救急処置を優先します．

　なお，ダイアライザに対する反応としては，前述のアレルギー反応のほか，透析開始後数分

から1時間程度経過してから，胸痛・背部痛などを訴えるタイプの反応もあります．透析自体は続行可能ですが，ダイアライザの変更を考慮します．

一方，頭痛・胸痛・腹痛などは，それぞれ頭蓋内出血，狭心症や心筋梗塞，虚血性腸炎などの重篤な合併症にもつながりうる症状であり，十分な注意・観察・対策が必要です．このほか穿刺部の血管痛，かゆみ，イライラなどの症状も，重篤とはいえないものの，安定・安楽な透析を障害するため対処します．

③ 透析終了時の注意点

透析終了時は，予定された透析時間，除水が完了していることを確認，バイタルサインをチェックして，返血作業に入ります．指示のある薬剤投与を行い，生理食塩液などに置換して返血します．なお，血圧低下状態のまま終了する場合は，さらに補液の追加などが必要なこともあるので，抜針する前に血圧の確認が必要です．

返血完了後は，バスキュラーアクセスの状態（シャント音など）を確認します．透析後は循環血液量の減少や血圧低下のためにアクセス流量が減少しており，閉塞のリスクが高いからです．透析後の体重測定では，透析後の起立・歩行に十分な注意が必要です．一般的に透析後は脱水傾向，かつ血圧は低めであることが多く，起立性低血圧症を起こしやすいからです．

④ 高齢者の場合の注意

高齢者の場合，基本的に一般患者以上の注意が必要です．その理由は，認知症による自己抜針，ベッドからの転落，誤嚥や誤服薬などのアクシデントや，身体機能低下による転倒，骨折などの事故が起こりやすいからです．このため環境整備，手順の改善，的確な観察，適切な援助などにより，危険を早期に発見して，事件・事故を防止することが必要です．

Advice ──アドバイス

❶既存の合併症の多いのが，高齢者の特徴といえます．特に心血管合併症をもつ患者も多く，このために透析中から透析後にかけての血圧変動などが起こりやすい状態にあります．たとえば，基礎体重を若い患者と同様に厳しく設定すると，透析低血圧や透析後の起立性低血圧などが起こりやすくなるので，心不全を起こさない範囲で，ゆるめに設定することが必要な場合もあります．

❷事故の起こりやすい，また体調変動をきたしやすい身体的特徴を考慮した場合，高齢者の安全な透析のためには，若い患者よりも頻回の観察・きめ細やかな援助などが必要と考えられます． 　　　　　（鈴木一之）

Q20 血液透析における至適透析とはどのようなものですか？ 特に高齢者において違いがあるのでしょうか？

1 至適透析とは

　至適透析とは，最高最良の透析がなされた状態をさすものです．これには患者が心身ともに良好な状態にあることも必要と考えられ，Kt-V$_{urea}$（→Q-18）が○○とか，アルブミン濃度が△△といった単一のデータだけで判断されるものではありません．医学的にみてデータがよいということが，必ずしも患者がよい状態であることを意味するとはかぎらないからです．したがって至適透析は，医療者からみた適正な透析状態と，患者からみた満足できる良好な心身の状態との両者によって定義されると考えられます．

　医療者からみた条件とは，現代の水準にあった良質な透析が必要なだけ行われ，透析管理もきちんと行われた状態，すなわち適正透析と呼ぶような状態であることが必要です．患者からみた条件としては，尿毒症の症状や合併症が最小限であり，かつ患者が満足できるよい心身の状態，すなわち満足透析とでも呼べるような状態であることが望まれます．

　つまり至適透析とは，適正な透析により，高い生活の質と十分な生命予後が確保された状態と考えられます．

2 医療者からみた適正な透析

　医療者からみた条件を詳しくみていきましょう（表20-1）．
①**尿毒素が十分に除去されている**：小分子物質の透析量が確保されていること（例：Kt/V$_{urea}$≧1.4），中分子物質も十分に除去されていること（例：β$_2$-ミクログロブリン≦25 mg/L）などが必要です．
②**体液量の管理が適正である**：体水分・塩分の管理が適切であること，高血圧が最小限の薬剤で管理できていることなどが必要です．
③**栄養状態を含む合併症の管理が適切である**：最小限の薬剤でPなどミネラルの管理が良好になされていること，アシドーシスが十分に修正されていること，必要な栄養（たんぱく質と熱量）が摂取できていること，貧血が最小限の薬剤で管理できていること，そして炎症がないか最小限であることなどが必要と考えられます．

3 患者からみた良好な透析

　患者からみた条件を詳しくみていきます（表20-2）．
①**心身ともに体調がよい**
②**透析生活が症状なく過ごせる**：血液透析が無症状で受けられること，透析と透析の間を無症状で過ごせることなどが必要でしょう．
③**合併症や入院などがない**：長期透析合併症（アミロイドーシスや左室肥大など）の兆候がないか最小限であること，バスキュラーアクセス関連などでの入院がないことなども必要です．
④**健常人に近い社会生活を送っている**：食欲があって栄養状態が良好であること，仕事など社会生活に支障がないこと，健腎者（生体腎移植者）と同等の余命があることなどが満たされる必要があると考えられます．

　以上のことに加えて，コストが社会の許容できる範囲であることが望まれます．

表20-1 医療者からみた適正な透析（適正透析）

- 透析量が十分に確保されている
- 中分子量の尿毒素も十分に除去されている
- 体水分と塩分管理が良好である
- 最小限の薬剤で高血圧を良好に管理できる
- 最小限の薬剤でPやほかのミネラルを良好に管理できる
- アシドーシスが十分に修正されている
- たんぱく質と熱量が必要十分に摂取されている
- 少量の薬剤で，貧血が適正レベルにある
- 炎症がない，または最小限である

表20-2 患者からみた良好な透析（満足透析）

- 心身ともに体調がよいと感じられる
- 透析と透析の間を無症状で過ごすことができる
- 血液透析が無症状で受けられる
- 長期透析合併症（アミロイドーシスや左室肥大など）の兆候がない，または最小限である
- バスキュラーアクセス関連などの入院がない
- 食欲があって栄養状態が良好である
- 仕事の活動（社会的役割）に支障がない
- 健腎者（生体腎移植者）と同等の余命がある

④ 至適透析の達成のために

われわれ医療者が介入できるのは「医療者からみた適正な透析」の部分のみです．表20-1 にあげた以外にも適正な透析状態を表す指標はありますが，重要なのは，多くの項目が目標値にあること自体ではない点です．より大きな観点から考えることが重要であり，大事な要素をまとめれば，①透析が十分に行われていること，②体液量の管理が適正であること，③十分な栄養摂取ができていること，④合併症管理が適切になされていることの4つに要約できます．医療者としては，常にこの4つの観点から，適正な透析がなされているのかを考えることが大切です．

⑤ 高齢者の場合の至適透析

至適透析の概念は，高齢者であっても大きく変わることはありません．「医療者からみた適正な透析」のなかで特に重要と思われるのは，十分な栄養摂取です．食生活や嗜好の変化，合併症，うつなど，多くの要因によって，しばしば十分な栄養摂取が阻害されるので，栄養補助療法なども含めた支持療法が必要です．

Advice ─アドバイス

「患者からみた良好な透析」において，高齢者の場合に目標が少し異なるかもしれないのは，社会的役割と生命予後と考えられます．仕事のない患者の場合，家族の一員としての役割に置き換えてみるのもよいでしょう．また，生物学的に「長生き」が難しい高齢者の場合，患者の人生観・死生観などを知って，より豊かな生涯が得られるような支援が望まれます．

（鈴木一之）

Q21 長時間透析と頻回透析について教えてください．高齢者にどのようなメリット・デメリットがありますか？

1 長時間透析・頻回透析の現状

透析患者の病態改善効果

　血液透析（HD）は古くから人工腎臓と呼ばれているように，腎臓の機能を代替する治療とされていますが，正常の腎臓が1日24時間，1週間では168時間働いている機能を，標準的なHDである週3回4時間透析では，1週間のわずか約7％という時間で代替している間歇的治療です．さらに物質除去という点では，除去する物質の種類にもよりますが，多くてせいぜい正常の1割程度が除去できているにすぎません．

　したがってHDにおいては，透析をしていない時間帯が1週間の大半を占めることになり，この時に腎不全による病態が進行します．具体的には水分および塩分が貯留し，さまざまな尿毒素の組織内濃度が上昇し，また電解質が変動し，アシドーシスが進行します．水分および塩分貯留は高血圧や心肥大の原因となり，さまざまな臓器障害を引き起こしますし，Pの貯留は骨代謝に悪影響を与え，動脈硬化や臓器の石灰化をもたらします．

透析1回あたりの透析量増加の効果

　物質の除去という点では，透析1回あたりの透析量を増やすという試みが過去からなされてきています．日本では海外に比べ飛び抜けて平均血流量が低いため透析量の低い症例が多く，透析量を上げる余地は少なくありませんが，アメリカで行われた低透析量と高透析量で予後を比較した研究であるHEMO studyでは，平均年齢が57歳とかなり若年であるにもかかわらず，両群で生命予後に有意差はないことが報告されているなど，限られた時間で透析量を上げることの効果には限界があると考えられています．

長時間透析・頻回透析の効果

　長時間透析の有効性については，1990年代初頭にフランスのTassinらが週3回8時間透析による高い生存率の報告をするなど，古くから報告があります．また頻回透析についても，イタリアのMastrangeloらは1978年より週5回3時間透析を行い，良好な成績を報告しています．最近では，カナダのPierrotsらが在宅深夜長時間透析で週3～7回6～8時間透析を行い，生体腎移植には及ばないものの献腎移植に匹敵する成績であったことを報告しました．このように，長時間透析・頻回透析については生命予後を改善するとした数々の報告があります．その機序として，体液コントロールが安定することと，さまざまな尿毒素の除去が十分に行われることが考えられます．特に頻回透析では，透析間隔が短く，水分・塩分の貯留が少なくなるため，血圧も安定し，食事制限も緩和することができます．

長時間透析・頻回透析の問題点

　長時間透析・頻回透析は生命予後の改善，食事制限の緩和など多くのメリットがあることが知られている一方で，透析治療による拘束時間が長くなり，生活との両立が困難になる問題，増加するコストを誰が負担するのかという医療経済の問題，また比較的低コストで施行できる在宅HDであっても，穿刺の問題をどうするのか，安全性をどう担保するのかなどの技術的ハードルなど，さまざまな問題があり，結果として長時間透析・頻回透析は世界的にみても，

ますが，小分子量領域の尿毒素の除去性能が悪く，維持透析の治療法としては適しません．救急医療の現場でCHF（持続的血液濾過）として使用されるほか，保険適応にある緑内障，心包炎，心不全の治療に一時的に使用するものと考えられます．アルブミンの漏出も多いので，食事摂取量の少ない高齢者への適応は慎重にならざるをえません．

4 高齢者のHDF

適 応

HDFはコストの高い治療法であるので，まず，何を目的に行うのかを明確にする必要があります．HDFの保険適応は，HDでは対処できない透析アミロイドーシス，または透析困難症です．またHDFは，皮膚掻痒症，レストレスレッグス症候群（下肢静止不能症候群），エリスロポエチン不応性貧血，将来の透析アミロイドーシスの予防などにも有効とされています．

大量の置換液を用いる前希釈オンラインHDFは，β_2-ミクログロブリンなどの中～大分子物質の除去性能がよく，透析アミロイドーシスの治療に有用です．しかし，高齢者が透析導入してすぐの場合，期待される余命は短いと考えられるので，将来の透析アミロイドーシスの予防という適応はないと思われます．

高齢者は心血管系の合併症をもっていることが多く，透析困難症によるHDFの適応症例は多くみられます．酢酸不耐症には無酢酸バイオフィルトレーション（AFBF）が有効です．ECUM（体外限外濾過法）では問題なくても，HDではすぐに循環動態が不安定になる症例は本症を疑い，AFBFを試してみます．

前希釈と後希釈の選択

HDFで溶質除去性能を求めると，大量置換が必要ですが，透析困難症に対しては比較的少量の置換量でも有効とされています．後希釈で置換量を増やすと，アルブミンの漏出量が増えることが知られています．前希釈では，拡散による小分子物質の除去が悪くなりますが，逆にそのことが血漿浸透圧の変化を少なくして透析困難症に有効なのでしょう．

一般に高齢者では食事摂取量も少なく，アルブミンの漏出を最小限に抑える方法をとるべきで，置換液量は中等量（後希釈で12 L/治療，前希釈で24 L/治療）以下の少なめの，マイルドな条件を設定するのがよいと思われます．

Advice──アドバイス

❶前希釈は，濾過膜の前に置換液を入れるので，血流量と同程度の大量の濾過を行うことができ，中～大分子物質の除去性能に優れています．反面，HDFでは透析液と接触する前に希釈されるので，拡散による除去の効率が悪く，小分子物質の除去のためには，大量の置換が必要です．

❷後希釈は濾過の後に置換液を入れるので，大量の濾過を行うと血液の濃縮が起こります．凝血や膜間圧力差の上昇により，アルブミンの漏出量が増えるので，置換量は少なくする必要があります．

❸オンラインHDF装置を用いて透析液から置換液を作成するのがオンライン法，市販の補充液を置換液としてとして使用するのがオフライン法（バッグ式）です．

(前川きよし)

★1 拡散：小さな孔を有する膜を隔てた水溶液中の物質が，濃いほうから薄いほうへ移動して，均一な濃度になる現象を拡散という．血液中の分子量の小さい尿毒症物質は透析液のほうに移動し，透析液からは重炭酸イオンなどが血液に移動する．

★2 濾過：膜の片側の溶液に圧力をかけると，水と膜の小さな孔を通る溶質が反対側に押し出されるが，これを（限外）濾過という．透析液を用いず，この限外濾過だけを行うのがECUM（体外限外濾過法）である．HF，HDFで使用する濾過膜はHDで使用する透析膜より孔サイズが大きく，比較的大きな分子も除去することができる．

Q23 高齢者の腹膜透析から血液透析への移行はどのように行うのでしょうか？

1 高齢者の腹膜透析について

　腹膜透析（PD）は在宅医療であり，そのメリットとデメリットの比較（表23-1）から，高齢者ではメリットがより大きく，デメリットはより小さいとしてPDが推奨されています．

　PDの欠点は，溶質や水の除去に限界があることと，β_2-ミクログロブリン（β_2-m）などの低分子蛋白の除去が悪いことであり，通常は尿量（残存腎機能）が十分にある症例に適応があります．したがって，透析導入時にPDを選択し（PDファースト），残存腎機能が低下してくると週1回の血液透析（HD）を併用し（PD＋HD併用療法→Q-68），無尿になる前にPDを離脱してHDに移行することが一般的です．

　しかし，高齢者では必要とする透析量が少なく，β_2-mの蓄積による将来の透析アミロイドーシスの懸念は若年者より小さいといえます．そこで高齢者では，残存腎機能が低下してきても，QOLを優先して，あえてPDを継続することもあります．

2 どのようなときに，腹膜透析をやめるべきか？

社会的要因

　PDには自己管理が必要ですが，独居高齢者で認知症の進行や介助者がいなくなった場合など，これまでできていた在宅管理ができなくなることがあり，HDに移行せざるをえないことがあります．HDであれば，送迎サービスを利用して透析を継続することができます．この場合は，すみやかに内シャントの作成を行い，穿刺が可能となった時点でHDに移行します．

　腹膜カテーテルの抜管時期については，一定の見解はなく，PD施行時の主治医と相談して決定します．一部の地域では，基幹病院と地区医師会，訪問看護ステーションが連携して，自立度の低い高齢PD患者の支援システムを確立しています．うまくいっているPDを社会的要因であきらめざるをえないことは，社会の大きな損失であり，全国的にこのような支援システ

表23-1　高齢者におけるPDのメリットとデメリット

	メリット	デメリット
身体的因子	①心循環器系の負担が少ない ②シャントが不要である ③血圧の変動が少ない ④体内循環が一定に保たれる ⑤残存腎機能が保持されやすい ⑥食事の制限が少ない	①多くの合併症をもっている ②低栄養になりやすい ③身体的能力が次第に失われていく ④指導に時間と根気が必要である ⑤本来の寿命がある
精神的因子	①生きることの尊厳を保てる ②自立能力を活かせる ③PD療法を受容しやすい	①家族や介護者の負担に対する遠慮がある ②年齢に対する不安がある
社会的因子	①環境の変化が少ない（在宅医療） ②家族の支援が得られやすい ③通院の回数が少ない	①自立できない場合の支援システムが確立されていない ②在宅医療に対する社会的理解が乏しい

（平松　信：高齢者腎不全患者における腹膜透析の役割．テキストブック高齢者の腹膜透析（平松　信・中山昌明編），p.14，東京医学社，2008より）

ムが確立されることが要望されます．

医学的要因

1990年代に経験した被嚢性腹膜硬化症（EPS）はPDの最終的かつ致命的な合併症であり，われわれにPDは永続性のあるものではないことを教えました．EPSはPD期間（腹膜劣化）に依存してリスクが高まるため，EPSを防ぐためにはPDを適切な時期に中止して，HDに移行することが必要です．『腹膜透析ガイドライン』（日本透析医学会，2009）では，長期PD例あるいは腹膜炎罹患後の例で腹膜劣化の進行が疑われる場合は，EPSの危険性を考慮してPDの中止を検討する，としています．

EPSの懸念以外にも，PDには溶質や水の除去に限界があることと，β_2-mなどの低分子蛋白の除去が悪いという欠点があり，通常は残存腎機能が十分にある症例に適応があります．実臨床では，残存腎機能が低下してくるとPD＋HD併用療法を行い，無尿になる前にPDを離脱してHDに移行することが一般的です．ガイドラインには中止を検討すべき具体的な年数や腹膜機能検査での検査値は明記されていませんが，実際には3〜7年でPD＋HD併用療法に，5〜10年でHDに移行している症例が多数です．内シャントの作製はPD＋HD併用療法開始前に行います．腹膜カテーテルの抜管時期については，やはり一定の見解はなく，PD施行時の主治医と相談して決定します．

高齢者の特殊性

高齢者は体格が小さく，食事量も少ないことが多いので，必要とする透析量が少なくてすみます．また，β_2-mの蓄積による将来の透析アミロイドーシスの懸念も若年者より小さいので，PD＋HD併用療法の開始や，HDへの移行が若年者よりも遅くなる傾向があります．QOLを重視し，急激な環境の変化を避けるために，無尿になってもあえてPDを継続することもあります．ただし，このときもEPSの可能性を念頭に置いて，PDからの離脱時期を検討しなければなりません．

「PDラスト」の考え方

前述のように，PDは自己管理を必要とするもので，社会的な支援システムがなければ，あきらめざるをえないこともあります．その一方で，基幹病院と地区医師会，訪問看護ステーションが連携して社会的な支援システムを確立できれば，PDの継続が可能であるだけでなく，終末期のHD患者をPDに変更することにより，在宅での終末期の管理が可能となります．この方法は「PDラスト」と呼ばれ，北九州地区など一部で行われているにすぎませんが，全国的に広げることができれば，患者や家族のQOL向上のみならず，医療費の節約も期待できます．

Advice アドバイス

末期腎不全の治療法は，HDとPDと腎移植が三本柱といわれていますが，わが国では30万人を超えるHD患者数に対して，PD患者数は9,245名（2013年末），年間の腎移植件数は1,610件（2012年）にすぎず，HDが圧倒的に多いのが現状です．基幹病院での透析導入時にはPDや移植の説明は受けているはずですが，十分な理解のないままHDを選択して，そのまま継続している患者もいます．透析室でHDに従事するスタッフもPDや移植のことを最低限知っておく必要があります．そのために本書をぜひ活用してください． （前川きよし）

Q24 高齢者の血液透析から腎移植への移行はどのように行うのでしょうか？

1 腎移植とは

末期腎不全の治療法としての腎移植

末期腎不全の治療法に透析療法〔血液透析（HD），腹膜透析（PD）〕と腎移植があります．わが国では30万人を超える透析患者数に対し，年間の腎移植件数は，2012年の統計で1,610件にすぎません．腎移植は透析療法と異なり，末期腎不全の根治療法で，免疫抑制薬の継続的服用以外は健常者とほぼ同様な生活を送ることができるので，適応があって実施可能な末期腎不全患者すべてに推奨できる治療法です．

生体腎移植と献腎移植

腎移植には，肉親や配偶者から片方の腎臓を提供してもらう生体腎移植と，亡くなった方から提供される献腎移植があります．2012年の腎移植のうち，生体腎移植は1,417例（88.0％），献腎移植は193例（12.0％）であり，わが国では生体腎移植が圧倒的に多いことが特徴です．

献腎移植を受けるには，日本臓器移植ネットワークに登録することが必要ですが，献腎移植登録者数は約12,000名で，年間の移植数が約200名であるので，狭き門であるといえます．

生体腎移植は善意で腎臓を提供してくれる提供者（ドナー）がいることが前提になりますが，健常者であるドナーに手術の侵襲を加え，片腎にすることになるので，ドナーの健康状態に対する十分な配慮が必要です．また，臓器売買や提供の強制を防止するため，日本移植学会ではドナーの適応基準について倫理指針を定めています．日本移植学会のホームページに公開されているファクトブックから生体腎移植でのドナーの適応基準を倫理的基準と医学的基準に

表24-1 腎移植提供者（ドナー）適応基準

倫理的基準
①親族，すなわち6親等以内の血族，配偶者と3親等以内の姻族であること
②未成年者，精神障害者でないこと
③提供は本人の自発的意思であり金銭授受を目的としないこと
④提供意思が強制でないことが家族以外の第三者に確認されていること

医学的基準
①腎機能が良好であること
②全身性，活動性の感染症がないこと
③悪性腫瘍（原発性脳腫瘍および治癒したと考えられるものは除く）がないこと
④エイズウイルス（HIV），クロイツフェルト・ヤコブ病がないこと
⑤全身状態が良好で全身麻酔，手術の実施に問題がないこと
⑥70歳以下が望ましい

わけてまとめると，表24-1のようになります．

2 高齢者でも腎移植が受けられますか？

腎移植患者の年齢と高齢者の腎移植

2012年の統計では腎移植レシピエント（移植を受ける人）の平均年齢は生体腎移植で46.0歳，献腎移植で50.5歳であり，この年の透析患者の平均年齢67.6歳にくらべてはるかに若年です．しかし，この年の腎移植1,610例のうち，70歳以上は32例（2.0％）で，うち献腎移植は5例のみ，60〜69歳では301例（18.7％）で，うち献腎移植は45例に施行されており，高齢者でも腎移植を受けることは可能です．

また，日本移植学会のレシピエント適応基準は年齢制限を設定しておらず（表24-2），『エビデンスに基づくCKD診療ガイドライン』（日本腎臓学会，2013）では，高齢者CKDの腎移植を，生着率が若年者と同等であり，また生命

表 24-2　腎移植希望者（レシピエント）適応基準

① 末期腎不全患者であること
　（透析を続けなければ生命維持が困難であるか，または近い将来透析を導入する必要に迫られている保存期腎不全患者である）
② 全身感染症がないこと
③ 活動性肝炎がないこと
④ 悪性腫瘍がないこと

（日本移植学会：生体腎移植ガイドライン，2009 より）

予後を改善する可能性があるとして，グレードBで推奨しています．

高齢者の献腎移植

日本移植学会の献腎移植の腎移植希望者（レシピエント）選択基準では，地域（同一都道府県内を優先），組織適合性抗原（HLA）の適合度の多さ，待機日数の長さ，未成年者の4項目を点数化して優先順位を決定しています．移植数が献腎移植登録者数よりはるかに少ないわが国の現状では，未成年者以外の待機日数は10年以上となっており，高齢者が新たに献腎移植登録を行っても，移植を受けられる可能性はほとんどないという実情です．ただし，すでに10年以上前から献腎移植登録を継続している高齢者では，全身状態が良好で，表24-2の基準（これは生体腎移植の基準ですが，献腎移植でも適応できると考えてよい）を満たしていれば，そのまま登録を継続して，移植のチャンスを待つべきでしょう．

高齢者の生体腎移植

高齢者であっても，表24-2のレシピエント適応基準を満たしている透析患者であって，表24-1の倫理的および医学的基準を満たすドナー候補者がいて，両者が移植を熱望していれば，生体腎移植は可能です．レシピエントの年齢の上限は明記されていないので，個々の症例での適応の有無は，施設や医療者の経験と技術，レシピエントの状態，ドナー候補者の状態などによって決定されます．生体腎移植を受けようと思うときは，透析室の主治医から地域で腎移植を担当する医師へ紹介してもらいます．

③ 海外渡航で腎移植を受けられますか？

脳死下臓器提供が前提である心臓移植と異なり，生体移植が可能な腎移植では，海外渡航移植の多くが臓器売買と関係しており，これは犯罪行為となります．また，これに関係する事件も報道されています．腎移植は手術で完結するものではなく，術後管理や免疫抑制薬の処方やその調節などの管理を必要とする医療行為であり，正しい手順に沿って行われるべきものです．

④ 腎移植に関する情報

インターネット上では，さまざまな腎移植についての情報が公開されています．

① **日本移植学会**：ガイドラインに相当する「ファクトブック」が閲覧できます．また移植が可能な施設を検索できます．
http://www.asas.or.jp/jst/

② **日本臓器移植ネットワーク**：移植を受けた患者の体験談をみることができます．
http://www.jotnw.or.jp/

③ **腎臓病なんでもサイト（NPO法人腎臓サポート協会）**：移植に限らず，透析患者や保存期腎不全患者向けの記事が充実しています．
http://www.kidneydirections.ne.jp/

Advice —アドバイス

高齢者でも腎移植は可能ですが，新規登録での献腎移植は事実上不可能で，生体腎移植のドナーをみつけるのも難しいのが現状です．また，移植が成功しても免疫抑制薬の調節などの管理が必要です．高齢のHD患者に腎移植への過大な期待をもたせることは禁物ですが，可能な症例にはぜひ受けてもらいたい治療法です．　　（前川きよし）

Q25 高齢者が腎移植から血液透析へ再導入する際の問題点を教えてください

1 移植腎の機能がなくなることはあるのですか？

移植腎の機能がなくなる場合

腎移植は末期腎不全の根治療法であり、生活の質（QOL）の改善の点で優れている治療法ですが、たとえ生着していて腎機能がまったく正常なときでも、片腎であり、「慢性腎臓病」であることに変わりはありません。したがって、移植腎はさまざまな原因で機能が低下し、機能が廃絶してしまうことがあります。

日本移植学会の2001年以降の771例のレシピエントの廃絶原因を表25-1に示します。急性拒絶反応やprimary nonfunction（移植腎が初めから機能しない）のような手術後早期の機能廃絶を除く慢性期の廃絶原因は、慢性拒絶反応以外に原疾患の再発、免疫抑制薬の中止、薬剤性腎障害などがあります。原因を明らかにして適切な治療を行うために、移植腎の生検をすることもあります。

移植腎機能低下時の管理

移植腎の慢性期の機能低下は徐々に進行するので、その管理は保存期慢性腎不全に準じて行います。すなわち、禁煙などの生活習慣の改善、食塩制限や適度のたんぱく質制限などの食事療法、血圧や貧血の管理などです。高齢者では筋肉量が少なく、血清クレアチニン値が低値となるので、腎機能を過大評価しないよう留意することが必要です。

腎機能低下を抑制する治療と並行して、透析再導入への準備を行います。あらためて末期腎不全治療法の選択、すなわち血液透析（HD）と腹膜透析（PD）のいずれを選ぶかを検討す

表25-1 日本移植学会の2001年以降の771例のレシピエントの廃絶原因

廃絶原因	発生数（％）
慢性拒絶反応	196（25.4%）
急性拒絶反応	61（7.9%）
原疾患の再発によるもの	38（4.9%）
primary nonfunction	63（8.2%）
拒絶反応に感染症、多臓器不全などが合併	34（4.4%）
患者自身による免疫抑制薬の中止	25（3.2%）
医学的理由による免疫抑制薬の中止	14（1.8%）
薬剤性腎障害	3（0.4%）
技術的問題	12（1.6%）
生着中死亡	225（29.2%）
その他	81（10.5%）
記入なし	4（0.5%）
不明	15（1.9%）

（日本移植学会：臓器移植ファクトブック2013, p.38, 2014より）

る必要があります。移植後再導入例では残存腎機能が少ないことが多く、HDを選択することが一般的ですが、高齢者ではあえてPDを選択することもあります（後述）。多くの症例では腎移植前に使用していた内シャントが残っていますが、あらかじめ使用可能であるかを評価しておくべきです。

高齢者では血清クレアチニン値が低いことが多く、透析再導入の時期を逸しないことが重要です。

高齢者の移植後透析再導入時におけるPDの可能性

PDは在宅医療であり、本人または家族が管理できれば、高いQOLを維持することができる治療法です。PDの欠点は、溶質や水の除去に限界があることと、β_2-ミクログロブリン（β_2-m）などの低分子量蛋白の除去が悪いことであり、通常は尿量（残存腎機能）が十分に

ある症例に適応があります．

移植後透析再導入例では残存腎機能が少ないことが多く，HDを選択することが一般的です．しかし，高齢者では透析時に必要とする透析量が少なく，β_2-mの蓄積による将来の透析アミロイドーシスの懸念は若年者より小さいといえます．そこで高齢者では，残存腎機能が少なくても，QOLを優先して，あえてPDを選択することもあります．この場合，あらかじめ腹膜透析カテーテル挿入術を受けることになりますので，主治医とよく相談することが必要です．

❷ 免疫抑制薬や移植腎はどうなりますか？

免疫抑制薬の中止

原則として，すべての免疫抑制薬はいずれ中止することになりますが，徐々に減量していくことが必要です．腎排泄性の免疫抑制薬は腎機能の低下に伴い血中濃度が上昇するので，注意が必要です．必ず定期的に受診して，主治医の指示どおりに服薬しなければなりません．透析再導入時には，すでに免疫抑制薬は減量されていますが，ステロイド薬の多くは最後まで残っています．ステロイド薬も最小維持量まで減量していき，いずれ中止します．

廃絶した移植腎の処置

機能の廃絶した移植腎は摘出せずに，生体内に残したままにするのが原則です．移植腎はそのまま萎縮していき，通常，生体に悪影響を与えることはありません．移植腎を摘出するのは，急性拒絶反応が生じた場合や，移植腎に悪性腫瘍や膿瘍が発症した場合など，特殊なケースに限られます．なお，患者の固有の腎臓と同様に移植腎からも腎臓癌が発症することがあるので，透析再導入後も腹部超音波検査などの悪性腫瘍のスクリーニング検査が必要です．

悪性腫瘍のスクリーニング検査

腎移植患者では，腎不全状態や免疫抑制薬の長期服用のため，悪性腫瘍の発症率が高いとされています．移植後再導入患者での悪性腫瘍の発症率を示した成績はありませんが，悪性腫瘍のスクリーニング検査は必要です．CT検査や腹部超音波検査，便潜血検査などを定期的に行い，男性では前立腺の腫瘍マーカーPSAを定期的に測定します．また，乳癌や子宮癌などの検診も定期的に受けるようにします．

❸ 高齢者の精神的支援

移植腎の機能廃絶と腎不全の進行，透析再導入に際しては，患者の失意と落胆は大きいものです．これは，初回の透析導入のときよりも，さらに大きいといわれています．特に生体腎移植では，多くの場合，患者より若い肉親に片腎になるという犠牲を払わせて得た移植腎であるだけに，患者の失意と落胆はかなり大きいと思わざるをえません．移植医，透析医，透析スタッフだけでなく，精神科医や臨床心理士に介入してもらって，精神的支援や心理療法を考慮します．

Advice ──アドバイス

免疫抑制薬と免疫抑制法の発達・進歩により，腎移植の生着率は向上しています．しかし，生着率は100％ではなく，移植腎の機能廃絶により，透析療法に戻らざるをえない症例もあります．前述のように多くの再導入症例はHDを選択しますが，免疫抑制薬やステロイド薬を服用していること以外は，ほかのHD患者と大きな違いはありません．ただ，上記❸のように移植腎の機能廃絶，透析再導入は患者に大きな失意と落胆をもたらしており，そのことに対する十分な配慮が必要です． （前川きよし）

Q26 高齢の血液透析患者に薬物を処方する際の注意点を教えてください

1 高齢者における薬物処方の問題

　高齢になると，生理機能が低下し，合併する疾患も増えてきます．肝臓，腎臓，心臓などの臓器機能の低下は薬物の体内動態に影響を及ぼし，薬物の作用が強く発現して副作用の発生につながると考えられています．特に腎臓は薬物の排泄に関連する重要な臓器であるため，その機能が廃絶している透析患者では腎排泄型薬物の投与量を減らす必要があります．また，合併症が多いということは，多様な薬物療法が同時に行われる可能性を意味し，薬物間相互作用の発現リスクは必然的に高まります．

　高齢者には認知機能の低下やひとり暮らしのような社会的背景があり，投薬の管理においても問題を有することが特徴です．それゆえ，高齢の透析患者は，薬物の副作用が出現しやすい一方で，コンプライアンスの問題から薬の効果が不十分となりやすいという，複雑な背景因子を有しているといえます．

2 高齢透析患者への投薬の注意点

　一般に，透析患者に使用する際に注意すべき薬は腎排泄型の薬物です．それに加え，特に高齢の透析患者において注意を要する薬物もあります．それぞれの症例において重要な薬物は異なるため，すべてをここで網羅して解説することはできませんが，以下に注意すべき薬物の例を示します．

P吸着薬

　食事中のPと薬物が結合することで作用を発揮するため，食直前～食直後に内服し，胃内で食事内容物と薬物をよく触れ合わせる必要があります．

　炭酸ランタン錠（ホスレノール®チュアブル錠）は十分に噛み砕いて服用しなければ効果が望めない剤形ですが，高齢者ではこの噛み砕きが十分にできないことから，P吸着薬の作用が損なわれることがあります．この場合には，炭酸ランタンの細粒剤を用いる剤形変更が代替案となります．錠剤から細粒剤に切り替えると血清P値の有意な低下が認められた報告があり，高齢者でなくても細粒剤のほうが確実な効果が望める可能性があります．

　また，適切な下剤の併用による便秘の予防は，虚血性腸炎のような重篤な腸管合併症の回避につながるだけでなく，排便時の怒責による血圧の上昇および心臓への負担といった，高齢者にしばしばみられる合併症の予防における重要な対策となります．

ワルファリン

　抗凝固薬のワルファリン投与時には，一般にビタミンKを多量に含有する食物の制限が行われていますが，高齢者においては，しばしば経験される一時的な食欲不振（食事摂取量の低下）によってビタミンKの補給が低下することがあり，結果的にワルファリンの作用増強となって出血性合併症の重篤化に関連する可能性があります．

　特に透析患者では，ワルファリン治療時の出血リスクが血栓塞栓症の予防効果を打ち消すほど存在するとの解析もなされている一方で，ワルファリン治療が有益と判断され使用する機会は少なくないため，重篤な出血性合併症を避けるためにも食欲不振（抗菌薬治療もワルファリンの作用増強のリスクである）を認める場合に

表 26-1 転倒の原因になりやすい薬物の例

分 類	商品名の例	備 考
睡眠導入薬	マイスリー®,ハルシオン® など	夢遊病症状の原因となる
抗ヒスタミン薬	ポララミン® など	めまい,ふらつきを起こしやすい
疼痛治療薬	リリカ®*	めまいが高頻度に発現する 帯状疱疹後神経痛治療に皮膚科で投薬されることがある
抗てんかん薬	ガバペン®*	レストレスレッグス症候群に適用されることもある
抗ヘルペスウイルス薬	アシクロビル* バラシクロビル*	脳症が有名 皮膚科で投薬されることが多い
精神・情動安定薬	ドグマチール®*	消化管運動亢進を目的に使用されることがある 錐体外路症状に注意
	グラマリール®*	過度の鎮静→誤嚥→肺炎の可能性も
眼圧降下薬	ダイアモックス®*	緑内障に適用.中枢毒性に関連 眼科で処方されることが多い
消化器機能異常治療薬	プリンペラン®*	吐き気止めとして使用される 錐体外路症状に注意
α遮断薬	カルデナリン® ユリーフ®*	(特に投与初期に)起立性低血圧を起こしやすい 前立腺肥大症の治療に適用される薬物がある
活性型ビタミンD製剤	アルファロール®	整形外科で骨粗鬆症治療に大量に用いられると,高Ca血症による症状として中枢神経症状が発現する

*透析患者で減量が必要な薬物であり,投与量にも注意.

は,適切な頻度での検査の実施によりリスクの軽減を図るべきと考えられます.

血液透析患者では,このワルファリンの作用増強を透析後の止血困難で気づくこともありますし,幸い週3回の来院がありますので,検査の実施と休薬や投与量の変更は,一般外来患者よりも実施しやすい環境にあるともいえるでしょう.

中枢神経毒性を有する薬剤

高齢者で特に注意しなければならない副作用として中枢神経毒性があります.中枢神経毒性を引き起こす薬剤は多くあり,意識障害や痙攣といった重篤な副作用のほか,ふらつき,めまいなども無視できない危険な副作用となるので注意が必要です.なぜなら,「ふらつき,めまい→転倒→骨折→寝たきり」が連鎖する可能性があるからです.

起立性低血圧を起こしやすい薬物についても同様と考えられます.透析患者では骨代謝異常により骨折しやすい背景があるため,特に注意が必要です.

すべての副作用を未然防止することは困難ですが,薬物の慎重な使い方により,中枢神経毒性を軽減することができます.転倒の原因となりやすい薬剤の例を表26-1に示します.

Advice―アドバイス

❶ 高齢者では薬剤の作用が強く発現し,副作用を引き起こしやすいという特徴があります.その一方で,認知機能低下やひとり暮らしなどを起因とする服薬コンプライアンスの低下から,薬剤の効果が十分に得られないといった場合も少なくありません.

❷ 高齢者は複数の疾患を合併しやすく,多様な薬物療法が同時に行われることから,薬物間相互作用の発生リスクが高くなります.特に腎不全患者では管理されていない薬物投与による副作用発生の危険性が一般患者より高いため,透析室のスタッフが気づかないうちに他科を受診して投薬を受けることのないよう早期に状況を把握することをめざすとともに,患者にも副作用の発生リスクについて教育する必要があります.

(古久保 拓)

Q27 高齢の糖尿病透析患者の血糖管理はどのように行うのでしょうか？

1 血糖のコントロール

意 義

糖尿病の患者において，糖尿病性腎症，網膜症や神経障害といった細小血管障害の発症や進展を抑制するためには，厳格な血糖コントロールが重要であることはよく知られています．しかし，細小血管障害の進行した糖尿病透析患者に対し，どこまで厳格な血糖コントロールが必要であるのかについては不明です．

明らかな血糖コントロール不良の状態は，大血管症の進行や感染症の増加などをもたらし，生命予後の悪化にもつながると考えられるため，避けなければなりません．

指 標

糖尿病患者の血糖コントロールの指標としては，ヘモグロビン A1c（HbA1c）が広く用いられています．しかし，透析患者では，尿毒症物質やサイトカインの蓄積による赤血球寿命の短縮に加え，透析療法中の残血，赤血球造血刺激因子製剤（ESA）投与による幼若赤血球の増加などにより，HbA1c は見かけ上の低値となります．

一方，グリコアルブミン（GA）は，赤血球寿命や ESA 製剤投与の影響を受けないため，糖尿病透析患者において，有用な血糖コントロール指標と考えられています．ただし，GAは甲状腺機能異常症や肝硬変といった，アルブミン代謝に影響するような病態を合併している場合には，血糖値以外の影響を受けるため注意しなければなりません．

目 標

糖尿病患者の血糖コントロール目標は，合併症予防のための目標として，HbA1c で 7.0％未満，低血糖などの理由で治療強化が困難な際の目標は HbA1c で 8.0％未満とされています．高齢の場合，糖尿病のみの患者には比較的厳密なコントロールを，合併症の多い虚弱高齢糖尿病患者には比較的ゆるやかなコントロール目標にしようとする考えもあります．

一方，糖尿病透析患者の血糖コントロール目標としては，透析開始前の随時血糖で 180～200 mg/dL，GA で 20.0％未満が推奨されています．また，心血管イベントの既往があり低血糖傾向のある患者には，GA 24.0％未満が提案されています．

これらのことから，心血管疾患などの合併症を有する率が高いと考えられる，高齢の糖尿病透析患者に対しては，比較的ゆるめのコントロール目標が適切かもしれません．しかし，個人差の大きい高齢の糖尿病透析患者では，低血糖のリスクをできるだけ回避し，随時血糖やGA 値などを参考に総合的に判断することが大切と考えられます．

2 低血糖と腎・心血管疾患

腎機能低下と低血糖

糖新生は腎臓でも行われていますが，透析患者では，腎臓は萎縮しており，腎臓での糖新生が低下していると考えられています．また，インスリンは一部腎臓で代謝されるため，透析患者ではインスリンのクリアランスが低下しています．これらのことから，糖尿病透析患者では，腎機能が正常な糖尿病患者よりも低血糖を起こしやすいことが知られています．

低血糖と心血管疾患

低血糖になると，交感神経系が刺激されて不整脈を誘導したり，心臓の仕事量を増加させたりします．また，低血糖は，血管内皮障害，血小板の機能異常や線溶系の活性化異常を誘導します．心血管疾患を合併していることの多い高齢者において，低血糖はさらに心血管疾患に悪影響を与えます．

❸ 血糖コントロールの諸問題

転倒

糖尿病患者や透析患者では骨折の頻度が高いことが知られています．特に，高齢糖尿病患者では転倒のリスクが高いため，注意しなければなりません．過度の食事療法は，筋肉量や筋力の低下の原因となり，身体活動能力の低下をきたし，転倒リスクを高めることになってしまいます．血糖コントロールと転倒との関連については，HbA1cは高すぎても低すぎても転倒のリスクが高くなり，低血糖の頻度は転倒頻度と関連することも知られています．

認知症

高齢者では認知症の発症頻度が高くなり問題となってきます．また，糖尿病でも，認知症の頻度が高く，脳血管障害による血管性認知症に加え，アルツハイマー型認知症のリスクにもなるとされています．血糖コントロールが不良であることは，認知症のリスクであるとされていますが，低血糖も認知症発症に関連するとされています．また，認知症自体が血糖のコントロールを困難にし，低血糖の原因となっている場合もあります．

食事療法と運動療法

高齢の糖尿病透析患者においても，食事療法は重要と考えられます（→Q-29）．また同様に，定期的な身体活動や運動療法は，血糖コントロールに対して有用であるばかりではなく，日常生活動作（ADL）の維持，認知機能の低下予防などに対しても有用であると考えられます．しかし，高齢の糖尿病透析患者では，心血管疾患や骨関節疾患を合併している頻度も高いため，運動強度の軽度な運動から開始し，症状や検査所見の推移も注意深く観察する必要があります．

薬物療法

糖尿病治療の基本は，食事療法と運動療法ですが，これらを適正に行っても十分な血糖コントロールが得られない場合には，薬物療法の適応となります．高齢の糖尿病患者においても，経口血糖降下薬は血糖コントロールに対し有用です．しかし，重症低血糖となるリスクが高いため，その使用には注意が必要です．スルフォニル尿素薬，ビグアナイド薬，チアゾリジン薬は，重篤な腎機能障害時には禁忌となっています．このため，透析患者に対しても使用可能な経口血糖降下薬は，α-グルコシダーゼ阻害薬，DPP-4阻害薬および一部の速効型インスリン分泌促進薬となります．また，GLP-1受容体作動薬のうち，リラグルチドは透析患者でも使用可能です．

糖尿病透析患者の薬物療法の原則はインスリンとされていますが，やはり低血糖に注意が必要です．このため，高齢の患者であっても，インスリンを使用している場合には，可能なかぎり自己血糖測定を行うよう指導する必要があります．

Advice ──アドバイス

❶高齢の患者では，不安感，動悸，発汗，振戦といった交感神経刺激症状が出にくく，低血糖に気づきにくいため，注意が必要です．

❷インスリンを使用している透析患者では，透析の開始時と終了時に毎回血糖を測定することが推奨されています．

（奥野仙二）

Q28 高齢の糖尿病透析患者の透析時にはどのような注意が必要でしょうか？

1 透析後の高血糖

　多くの透析液のブドウ糖の濃度は100～150 mg/dLとなっており，透析中の患者の血糖はこの濃度に近づくことになります．血糖が高い状態で透析が開始されると，血中のブドウ糖は透析液中に拡散して血糖は低下します．するとインスリン分泌は抑制され，反対にグルカゴンなどインスリン拮抗ホルモンの分泌が増加し，さらなる血糖低下を抑制しようとします．

　しかし，このことが透析後の高血糖の原因となり，「透析起因性高血糖」と呼ばれています．透析開始時の血糖値が高いほど，その後の血糖の低下も大きくなり，結果的には血糖コントロールが不良な患者ほど，透析による血糖の変動が大きくなってしまいます．このように透析により血糖が大きく変動することがあり，インスリンを使用している糖尿病透析患者では，透析前後での血糖測定が推奨されています．

2 透析前の血糖値異常への対応

　透析前の血糖は多少高くても，前述のようにブドウ糖が透析液に拡散していくため，自然に低下していきます．しかし，透析前の血糖値が500 mg/dL以上のような著しい高血糖を認める場合には，少量の超速効型インスリンの皮下注を行ったほうがよいと思われます．その際，透析中の血糖低下が大きいと透析起因性高血糖が引き起こされるため，注意が必要です．

　透析前の血糖値が60 mg/dL未満，あるいはそれ以上であっても，明らかな低血糖症状を認める場合には，ブドウ糖の投与が必要と考えられます．経口摂取が可能な場合には，5～10 gのブドウ糖を摂取させ，経口摂取が不可能な場合には，50%ブドウ糖注射液を透析回路の静脈側より注入します．なお，高齢者では無自覚性低血糖を起こすことも多く，注意が必要です．

3 透析日と非透析日の血糖コントロール

　透析により血糖が影響を受けることや，透析日と非透析日では食事の時間帯が異なる場合があることなど，透析日と非透析日で血糖の日内変動パターンが異なることも多くみられます．このためインスリン使用者では，高齢者でも血糖自己測定により，透析日と非透析日の血糖の変動パターンを確認することが大切です．その結果によっては，インスリンの投与量を透析日と非透析日で変えることもあります．

4 透析と低血圧

透析関連低血圧

　透析患者にみられる透析関連低血圧（→Q-37）には，血液透析中に急激に血圧が低下する透析低血圧，起立性低血圧および常時低血圧があります．透析中の急激な血圧の低下は心臓や脳など重要な臓器の血流低下をきたし，生命予後の悪化とも関連することが示されています．

透析低血圧の原因

　透析低血圧の主要な原因として，透析による急激な除水があります（表28-1）．体液量が過剰で透析による除水量が多い場合や，ドライウエイトの設定が下方にずれてしまっている場合は，透析中に血圧が低下してしまいます．除水量や除水速度に問題がないのに，透析中に血圧

表 28-1　透析低血圧の主な原因

- 除水量の過剰（透析間の過剰な体重増加）
- ドライウエイトの下方へのずれ
- 心機能障害
- 自律神経障害
- 血管反応性の低下（動脈硬化や血管石灰化）
- 血漿再充填速度（plasma refilling rate）の低下
- 透析中の食事
- 降圧薬の影響

が低下する場合には，心機能が低下している可能性があります．高齢者では，心機能が低下していることも多く，心エコーなどにより心機能を評価することが大切です．

除水により循環血液量が低下すると，自律神経が反応して末梢血管が収縮して，血圧低下を防いでいます．しかし，糖尿病透析患者のように自律神経障害があると，この機構が働かなくなり血圧が低下してしまいます．また，動脈硬化症や血管石灰化がある患者では，末梢動脈の収縮反応の低下により，血圧が低下しやすいと考えられます．血清アルブミン濃度の低い患者では，血漿再充填速度が低下しており，血管外から血管内への水分量の移動が間に合わず血圧が低下します．

透析低血圧の予防および対応

透析低血圧の予防には，適正なドライウエイトの設定に加え，時間あたりの除水量を少なくすることが重要です．除水量が多くならないように，透析間の体重増加は3～5%以内を目標にします．除水量が多い場合，除水速度を速めるのではなく，透析時間の延長や透析回数の増加によって対応することが，透析低血圧の防止には重要です．

また，透析低血圧の予防には，アメジニウムメチル硫酸塩（リズミック®）などの経口の昇圧薬も使用されます．低温透析や血液透析濾過も透析中の血圧低下に対して有用であり，また高 Na 透析が行われることもあります．

透析中に低血圧が発生した場合には，頭を下げるといった体位変換や生理食塩液の注入がよく行われています．また，高張食塩液，高濃度グリセリンの投与やカテコールアミン製剤の持続静注が行われることもあります．

5 起立性低血圧

起立性低血圧も，高齢の透析患者や糖尿病の患者では高率に認められ，自律神経障害が主な原因と考えられています．血液透析後に出現することも多く，除水が過度とならないように注意しなければなりません．ドロキシドパ（ドプス®）といった経口の昇圧薬も起立性低血圧に対して有効です．

6 不整脈

透析患者では致死性心室不整脈の頻度が高く，心血管疾患や糖尿病を合併した患者において特に多くみられます．また，高齢者では心房細動を高頻度に認めます．透析患者に不整脈が多い理由の1つとして，心臓の伝導系に影響を与えるKなどの電解質の異常があります．血液透析によりこれら電解質や体液量が急激に変化することがリスクとなり，このため不整脈は透析の後半から終了後4～6時間に多く発生します．透析中に急にこのような不整脈が起こった場合には，透析は中止し，緩徐に返血することが望ましいと考えられます．

Advice —アドバイス

❶虚血性脳血管障害は，透析中および透析後に発症することが多く，特に高齢者では注意が必要です．

❷透析中に普段はみられないような急激な血圧低下が出現した場合には，心筋梗塞などの急性冠症候群の発症を疑う必要があります．

（奥野仙二）

Q29 高齢の糖尿病透析患者の食事療法はどのようにしますか？

1 血糖のコントロール

　食事療法は糖尿病患者の血糖コントロールの基本であり，それは高齢の糖尿病透析患者でも変わりはありません．高齢の場合にどこまで厳格な血糖コントロールが必要であるのかについては結論がまだ出ていないため，患者の合併症の状態や認知能力なども考慮して，血糖のコントロール目標を決めていく必要があります．また，食事療法の指導にあたっては，従来の食生活や嗜好なども参考にしていく必要があります．

　一般的に，糖尿病患者のエネルギー摂取量の算定の目安として，標準体重×身体活動量が用いられています（表29-1）．現在の体重や血糖コントロール状態なども参考とし，高齢者では少ないほうに設定するなどの考慮も必要です．

　透析患者の安静時エネルギー代謝量が健常者と同じかどうかについては一定の結果が出ていないため，高齢の糖尿病透析患者においても，まずは一般の糖尿病患者と同様にエネルギー摂取量を算定して指導し，その後は患者の体重の変化などを参考に調節していくのがよいでしょう．

　エネルギー摂取量を制限しすぎると，体力の低下や栄養障害の原因となるので注意しなければなりません．栄養障害を認める透析患者は，さまざまな合併症を起こしやすく，また生命予後もよくありません．このため，適正なエネルギー量を三大栄養素（炭水化物，脂質，たんぱく質）からバランスよくとることが大切です．

表29-1　日本糖尿病学会によるエネルギー摂取量

エネルギー摂取量＝標準体重×身体活動量
・標準体重＝［身長(m)］^{2}×22
・身体活動量（kcal/kg 標準体重）
＝25〜30　…　軽労作（デスクワークが主な人，主婦など）
30〜35　…　普通の労作（立ち仕事が多い職業）
35〜　　…　重い労作（力仕事の多い職業）

血糖値，血圧，血清脂質値，身長，体重，年齢，性別，合併症の有無，エネルギー消費（身体活動）量や従来の食事摂取量などを考慮して，医師がエネルギー摂取量を決定する．肥満者や高齢者では低いほうに設定するなど，症例ごとの病態も考慮する．

2 たんぱく質のコントロール

　透析患者では，たんぱく質の摂取が多すぎると，窒素化合物が過剰となってしまいます．また，Pとたんぱく質の摂取量には密接な関係があるので，やはりたんぱく質のとりすぎには注意しなければなりません．さらに，たんぱく質の過剰摂取は，Kの上昇や代謝性アシドーシスの促進にもつながります．

　反対に，たんぱく質の摂取不足は栄養状態を悪化させてしまいます．特に高齢者では，食事摂取量が低下していることも多く，注意が必要です．透析をしている場合，糖尿病の患者でも，非糖尿病の患者でも，たんぱく質の摂取量は0.9〜1.2 g/kg体重/日が推奨されています．

　摂取したたんぱく質のアミノ酸が，患者の身体にとって必要な蛋白質の合成にうまく利用されるためには，十分なエネルギー量の摂取が必要です．摂取したたんぱく質が有効に使用されるための指標として，たんぱく質以外のエネルギー量と窒素の比率（非たんぱくエネルギー／窒素比）があります．この非たんぱくエネル

ギー／窒素比は，透析患者では非透析患者より やや高めのほうがよいとされています．脂質は摂取量が多すぎると動脈硬化につながる可能性があるため，エネルギー摂取量の20〜25％程度に抑えることが推奨されています．したがって，残りのエネルギー量は炭水化物より摂取することになります．

③ 食塩・水分のコントロール

透析患者の食事療法において，食塩や水分の制限は重要です．食塩を多くとってしまうと血液の浸透圧が上昇するため，のどが渇き，どうしても水分の摂取も多くなってしまいます．そうすると細胞外液が増加し，浮腫，高血圧やうっ血性心不全の原因となり，透析間の体重増加も多くなってしまいます．このため，透析患者でも食塩摂取量は6g未満とすべきであると考えられます．6g未満という上限は，高齢者などでは低栄養の原因となる可能性があり，個々の症例にあわせた調整が必要です．

④ Kのコントロール

Kは，健常人では主に腎臓から排泄されますが，腎機能の低い透析患者ではほとんど体内から排泄されません．このため透析患者では，食事からのK摂取の制限が重要であり，1日のKの摂取量の目標は2,000 mg以下とされています．しかしKの摂取量が同じでも，高齢者にみられるエネルギーの摂取不足による異化の亢進などでは，細胞内から細胞外にKが移動し，高K血症となります．高K血症では脱力感や四肢の麻痺が認められ，また不整脈の原因となり，生命にもかかわるので注意しなければなりません．

⑤ Pのコントロール

透析患者では腎臓からのP排泄がほとんどないため，食事でのP摂取を700 mg/日以下程度に制限する必要があります．

血液透析によるPの除去量は1回あたり1,000 mg程度とそれほど多くはなく，食事のP摂取制限を行っても，十分にはPをコントロールできないことも少なくありません．このような場合には，P吸着薬が必要となってきます．P吸着薬を服用している患者のほうが，服用していない患者より生命予後がよいとの報告もあります．その理由の1つとして，Pが低い患者のなかには経口摂取が不良で低栄養の患者が含まれるからだと考えられます．したがって，透析患者のPのコントロールには，P吸着薬をうまく使うことも重要と思われます．高齢者では便秘の患者も多く，P吸着薬の使用にはその副作用にも注意が必要です．

Advice──アドバイス

❶ 高齢の患者のなかには，長年塩分の濃い味に慣れてしまっているため，急に減塩を強化すると食欲が低下し，栄養障害をきたす場合もあると考えられます．

❷ Pは**結着剤**[1]，pH調整剤や酸味料などの食品添加物として，肉加工食品，練り製品，インスタント食品や清涼飲料水に含まれているので注意が必要です． （奥野仙二）

---

[1] **結着剤**：食品の保水性の向上や弾力性の保持などの目的にて使用されている材料．

Q30 超高齢透析患者（85歳以上）の医学的問題点と対策について教えてください

1 超高齢透析患者の現状

増加傾向にある超高齢透析患者

　高齢化の進行や医療技術の向上に伴い，超高齢透析患者は確実に増加し続けています．

　2013年の透析導入患者のうち85歳以上の患者は9.2％（3,307人）を占め，2013年末の全透析患者数に占める割合も6.5％（20,168人）に達し，これは10年前（2003年）の3.1％（7,139人）から大きく増加しています．いわゆる団塊の世代（1947～1949年生）が85歳に達する2024年ごろまでは，この超高齢透析患者の増加傾向は続くと思われ，その意味でも透析室における超高齢者対策の重要性は増しているといえます．

臓器機能の低下

　加齢による臓器の機能低下は個人差が極めて大きいので，年齢のみで患者を区別することはできませんが，一般論としては，さまざまな臓器機能の低下をきたし，複数の疾病を有し，また疾病の回復は遅く，ADL（日常生活動作）は極めて低下していることが多いのが特徴です．2009年の日本透析医学会の調査でも，高齢者ではADLの低下は著明で，90歳以上の透析患者においては，47.6％の患者が1日の50％以上就床しているという結果でした．週3回の通院が必須となる血液透析において，ADLの低下は通院困難の大きな要因となります．

　また年齢が上がるにつれ，認知症をもつ患者は増加します．2009年の日本透析医学会の調査によれば，90歳以上の透析患者のうち男性38.4％，女性47.8％に認知症がある，とされています．

生命予後

　一般に透析患者での生命予後は一般人に比べて大きく劣りますが，超高齢透析患者は生命予後が一般人と大きく変わらないことも大きな特徴といえます．これは超高齢透析患者では，さまざまな臓器機能低下がすでに進行しており，腎不全のリスクが相対的に低下しているためと考えられます．この事実は若年透析患者の10年，20年という単位での長期予後の改善や合併症の防止といった治療目標と根本的に考え方を変える必要があることを意味します．

2 超高齢透析患者の治療と対策

基本的な方針

　85歳以上の超高齢透析患者への対応は，基本的には一般の高齢透析患者に対するものの延長となります．平均余命が相対的に短い高齢透析患者においては，長期生命予後よりも日常生活の質や本人の価値観をより重視すべきですが，平均余命がさらに短い超高齢透析患者においては，生命予後よりもより本人の安楽を重視し，苦痛を軽減するような配慮が重要になってきます．

食事のコントロール

　超高齢透析患者はおおむね食事量が減少していることが多く，個人差はありますが一般的な食事制限は不必要であることがほとんどです．むしろ栄養状態の悪化を防ぐために事実上制限を設けずに食事をしてもらう，あるいは補助食品などによる栄養補給が必要な場合が少なくありません．この場合，日本透析医学会の出すガイドラインの数字にとらわれる必要は基本的に

はありません．

　たとえば，Pが6 mg/dLを少し超える程度であればP制限を促す必要はなく，P吸着薬も最小限に留めるべきです．若年者に比べれば高P血症による障害は相対的に少なく，むしろこれは食事摂取量が多いことの現れで，栄養状態のためにはよい傾向であると解釈するべきでしょう．

　一方，高K血症や除水困難が生じるほどの体重増加をきたす場合もありますが，この場合も，理解力が低下している患者が多く，また生命予後の改善という目標設定はできないため，長年の食習慣を変えるような厳密な食事制限を遵守してもらうことはほとんどの場合困難です．あくまで致死的な合併症防止，および透析治療における負担軽減を目標として最小限の制限に留めるべきでしょう．

ADLの低下

　超高齢透析患者においては，ADLの低下が著しく進行すると生活の自立が困難になります．そのため本人だけでなく，介護している環境についてもさまざまな配慮が必要になります．

　超高齢透析患者において，自力で通院できる場合はほとんどありません．介護サービスなどを使って通院している患者に対しては，ケアマネジャーなどを通じて緊密な連携が必要です．

　また家族が介護している場合は，家族の負担についても細やかな配慮が必要になります．家族にとって週3回の通院が必要な高齢者を抱えている状況は，医療者が一般に考える以上に過酷なものです．しっかりと家族とコミュニケーションをとり，適切な介護サービスのアドバイスや可能であれば介護者の休養を目的とした**レスパイト入院**[*1] をさせることも選択肢とすべきでしょう．

Advice ─ アドバイス

❶ 超高齢透析患者は確実に増え続けており，少なくとも2024年ごろまではその傾向は続くと考えられます．

❷ 超高齢透析患者の生命予後は一般人と大きく変わらず，生命予後の改善という考え方でなく，本人の安楽を重視し，苦痛を軽減するような配慮が重要で，必ずしもガイドラインの数値にとらわれる必要はありません．

❸ 超高齢透析患者は完全に自立しているケースは少ないため，患者本人だけでなく介護している家族に対しても十分な配慮が必要です．

（山川智之）

[*1] **レスパイト入院**：在宅介護などで介護者の疲労を軽減するため，一時的にケアの代替を行うための入院．

Q31 超高齢透析患者（85歳以上）のケアはどうすればよいのでしょうか？

1 超高齢透析患者の特徴

2013年末の全国統計調査では，超高齢透析患数は20,168人（全体の6.5%）に達し，どこの施設においても超高齢透析患者はまれでなくなってきています．

一般的に超高齢者では，加齢に伴う諸機能（身体活動機能，心肺機能，感覚器機能，認知機能など）が著しく低下しており，安全な透析療法を継続していくうえで多くの問題を抱えています．突発的な合併症，透析の継続困難，通院手段，介護の問題などは，家族や介護者との連絡を十分にとりあうことが重要となります（表31-1）．

高度な身体機能や予備能力の低下

超高齢者では筋力，視力，聴力，認知・判断力などが想像以上に低下しています．その結果，家庭内あるいは透析室などで転倒し，大腿頸部や椎体の骨折に至る場合も多くみられます．大腿頸部骨折や椎体骨折をきたすと寝たきり状態に陥り，極めて予後不良となります．

透析後の起立性低血圧は高齢者の転倒事故の最も多い原因ですので，透析直後の離床時には十分な監視が必要です．

高まる認知症合併頻度

一般人においても高齢化とともに認知症の合併頻度は高くなります．動脈硬化の進行が著しい透析患者においては，一般人に比較し認知症合併頻度が高いとされています．後期高齢者（75歳以上）では，およそ10人に1人の透析患者が認知症を合併しており，超高齢者ではさらにその頻度が高くなります．高度の認知症患者ではなんらかの介護がなければ身の回りの生活も，透析療法の継続も困難となります．

潜在する循環器・呼吸器合併症

超高齢者においては心・脳血管系における動脈硬化の進行，肺線維症などに伴う呼吸器系機能障害を伴っている場合が少なくありません．循環器系では不整脈，虚血性心疾患，弁膜疾患が高率に認められます．呼吸器系では喫煙や肺結核罹患後などによる慢性閉塞性肺疾患（COPD）など，さらに慢性炎症を併発している患者も多くみられます．

社会的問題

超高齢者となると夫婦2人とも健在ということは極めてまれです．すでにどちらかが亡くなっており1人暮らしということも少なくありません．そのような超高齢患者のみでは透析の継続はかなり困難といわざるをえません．さらに，「透析の見合わせ」と「看取り」をどのように進めていけばよいか，透析施設側にとって

表31-1 高齢者の慢性透析治療の問題点

医学的問題
合併症の対策（貧血，骨関節障害，筋肉萎縮，関節拘縮，便秘，褥瘡，血栓症，肺炎，起立性低血圧，失禁，など）
リハビリテーション・運動療法
入院治療
精神・心理的問題
社会的問題
家庭生活
日常生活への介助（食事，入浴，着替え）
通院の問題（介助，送迎）
社会的入院
経済的な問題
透析治療の問題
透析困難症への対策

(北岡建樹：対話で学ぶ腎不全と透析療法の知識 第4版，p.271，南山堂，2014より改変)

大変な問題です．

❷ 患者のケアと対策

身体機能や予備能力の低下の防止

ベッドからの転落，透析室内での転倒は比較的多い事故の1つです．特に透析直後のベッド離床時の転倒には最大の注意が必要です．仰臥位から半座位，座位から立位へと血圧を測りながら時間をかけて離床させます．患者がつまずかないような配慮（濡れた床の清掃，通路障害物の排除）や，体重測定時の手すりの配置や補助椅子を置くなどの安全な環境を心がけましょう．

身体機能や予備能力が低下していることも考慮し，栄養指導や体重管理などはあまり厳しくしないほうがよいでしょう．超高齢者に対しては苦痛の少ない透析を少しでも長く続けられるようにすることが大切です．

認知症に対する対策

超高齢者では高度に進行した認知症を有している場合が多くなります．このような場合には通院透析での治療が困難になってきます．家族，介護者，福祉関連の方たちと相談し，その時点で可能な対策を講じるほかはありません．

透析室において最も危険な事故が認知症患者の「無意識のうちの自己抜針」です．事故が発生しないように万全の監視体制をとることはいうまでもありません．

循環器・呼吸器合併症への対処

超高齢者では，不整脈，弁膜症疾患，冠動脈疾患の合併症は高率です．可能なかぎり心臓超音波検査やホルター心電図検査などを行って評価しておく必要があります．

また，肺気腫や陳旧性肺結核，呼吸筋の退行萎縮などによる呼吸機能の低下も透析の継続に支障をきたします．医療連携などを利用して呼吸器専門医の診察を受けておくことも重要です．

社会的問題への対処

高齢透析患者への支援体制の整備は遅れています．独居，老老介護の現実，通院手段，食事介護，リハビリ支援体制など，どれをとっても問題だらけですが，現在使用可能な社会資源（→Q-75）をすべて活用し，サポートを行っていく必要があります．

透析の継続が患者本人にとって重度の苦痛を伴う場合には，透析の見合わせ（中止→Q-4）を検討しなければならない時期がやってきます．透析を継続するか否かは患者本人の意思決定に従うのが原則ですが，患者，家族，介護者に十分な情報を提供して理解を得た後，最終的には医療チームが決定せざるをえません．

透析の見合わせを決定した患者に対しては，精神的・身体的苦痛を緩和できる十分な体制の整った施設で，尊厳に配慮した看取りを行う必要があります．しかし現状ではこのような患者を受け入れて看取りをしてくれる施設はないといってよいでしょう．ソーシャルワーカー，ケアマネジャー，また在宅医療を行っている医師と連携をとりながら，可能なかぎりのサポートを行っていくことが求められます．

Advice ─ アドバイス

人生の終焉の時期を，患者がその人らしく生きるために，患者を尊重し共感的な態度でかかわることが大切です． 　　　（島崎玲子）

Q32 長期透析患者（透析歴20年以上）の医学的問題点と対策を教えてください．高齢者の場合とどのように違うのでしょうか？

1 長期透析患者の増加と合併症

　日本は透析医療の治療成績の向上に加え，ドナーが少なく移植が困難であることもあり，長期透析患者は増加し続けています．1992年末には1％にも満たず，わずか1,178人であった20年以上の透析患者は，2002年には6.3％（13,773人），2013年末には7.7％（24,115人）と増加し続けています．また最長透析歴は2013年末で45年7カ月に達しています．長期，特に30年以上の超長期透析患者の多くは若年期の導入であり，当初は腎不全以外に大きな疾患がなかった患者がほとんどです．したがって，長期透析患者においてみられるさまざまな症状は，ほぼ長期間の腎不全および透析治療による合併症ということができます．

　長期透析患者の合併症は以下のようなものが知られています．

動脈硬化

　長期透析によって動脈硬化が進行し，血管の石灰化をきたすことが知られています．一般の動脈硬化のリスク因子は高血圧，喫煙および高脂血症とされていますが，透析患者については高脂血症の頻度は高くなく，慢性的な体液過剰による高血圧，Ca・P代謝異常，慢性炎症などが動脈硬化を引き起こす原因とされています．

心機能低下

　動脈硬化と同様，慢性的な体液過剰は高血圧を引き起こし心臓への負担となり，心機能が低下する場合があります．慢性的な尿毒症による心筋障害や前述の動脈硬化の進行による冠動脈疾患も心機能低下の原因とされます．

骨病変，石灰化

　CaやPの代謝障害や活性型ビタミンDの不足により二次性副甲状腺機能亢進症から線維性骨炎を起こし，高Ca血症，高P血症によって心血管，さらには全身の石灰化を招きます．また線維性骨炎による骨塩量の低下は病的骨折の原因にもなります．

アミロイドーシス

　透析では十分除去できない分子量の大きい物質であるβ_2-ミクログロブリン（β_2-m）が基となるアミロイド蛋白が主に軟部組織に蓄積することで発症します．

　関節に沈着すると疼痛，運動障害などを引き起こし，骨に沈着すると骨嚢胞を形成し病的骨折の原因になります．手首の靱帯や腱の滑膜に沈着すると，近傍の正中神経を圧迫し，手根管症候群という病態を引き起こし，手指の痛みやしびれ，親指の動きに支障をきたします．

　これ以外にも全身のさまざまな臓器に沈着し，さまざまな臓器障害の原因となります．

易感染性

　感染症が透析患者の死亡原因の約20％と高いことからもわかるように，透析患者においては感染症のリスクは高くなっています．この易感染性の要因としては，尿毒症，低栄養，微量元素の欠乏，ホルモン異常などがあげられています．

2 高齢透析患者と長期透析患者の相違

　高齢透析患者は動脈硬化が進行しているなど，長期透析患者との共通点はありますが，病態の成因に大きな差異があります．高齢になっ

てから腎不全が進行し透析に至った患者の多くが，透析導入時点で腎不全以外のさまざまな病態を認めます．

糖尿病性腎症は，糖尿病による微小血管障害が原因であり，透析導入時点で糖尿病性神経障害，糖尿病網膜症の合併は極めて多く，また虚血性心疾患，脳梗塞，閉塞性動脈硬化症などの大血管合併症もしばしば認めます．

また，最近高齢者で増加している腎硬化症は，高血圧が原因で腎臓の血管に動脈硬化を起こし，腎臓の障害をきたすものであるため，同時に腎臓以外の血管の動脈硬化も進行して，虚血性心疾患や脳血管障害などの併発のリスクが高くなります．

Ca・P代謝異常による骨病変やβ_2-mの蓄積に基づくアミロイドーシスは，長期透析患者特有の病状であり，一般には高齢透析患者では認めないものです．

3 長期透析患者の治療のポイント

前述のように，長期透析患者はさまざまな合併症を引き起こしますが，透析歴が長くなると，それぞれによる症状が重篤となり治療に苦慮する場合がしばしばみられます．

なかでも，心血管合併症は最もよく認めるものです．狭心症や心筋梗塞などの虚血性心疾患は透析患者の場合，無症候であったり，症状があっても典型的でなかったりすることが多いので注意が必要です．幸い最近は循環器専門医が透析患者であっても積極的に検査，治療をすることが多くなっているので，疑わしい患者は専門医の受診を勧めるべきです．

一方，同じく長期透析でよくみられるアミロイドーシスは，治療が功を奏さないことが多々あります．前述の手根管症候群やばね指は，比較的簡単な手術で症状が改善することもあり，破壊性脊椎関節症や骨囊胞形成による病的骨折などは整形外科的にも治療に難渋する場合が多く，姑息的治療に留まってしまうことも少なくありません．アミロイドーシスの症状に対しては，オンラインHDFやβ_2-m吸着カラム（リクセル®）の使用やステロイド投与が症状改善に有効だったとの報告があります．

1990年以前から透析を受けている長期透析患者の場合，ESA（赤血球造血刺激因子製剤）が使用可能になる前に頻回の輸血を必要としたため，慢性C型肝炎ウイルスの感染をかなり高い確率で認めるので，それに対して治療をするとともに，キャリアについては肝腫瘍に対する定期的なスクリーニング検査が必要です．

Advice ― アドバイス

❶長期透析患者は高齢透析患者と同様，動脈硬化が進行しているなどの共通点がみられる一方，アミロイドーシスなどの長期透析特有の合併症も存在します．

❷長期透析患者の心血管合併症については積極的な治療を勧めるべきです．　　　（山川智之）

Q33 長期透析患者（透析歴20年以上）のケアはどうすればよいのでしょうか？ 特に高齢の長期透析患者のケアを教えてください

1 長期高齢透析患者の特徴

医学の進歩により，透析技術は向上し，透析導入後の生存率が大幅に伸びたことが，高齢の長期透析患者の増加につながっています．

透析アミロイドーシス

透析の長期化とともにβ_2-ミクログロブリン（β_2-m）を主な構成蛋白とするアミロイド線維が骨・関節や消化管を中心とした臓器に沈着し，さまざまな症状を発現する病態です．

発症のリスク因子として最も重要なのが10年以上の長期透析，導入時期が高齢であることです．

臨床症状は発現する場所により特徴的な所見を呈します．主な病態を表33-1 に示します．

慢性腎臓病－骨・ミネラル代謝異常

病態は大きく分けて，①副甲状腺機能亢進症や骨粗鬆症による骨病変，②血管壁を含めた軟部組織の石灰化です．

①では，椎体骨折や大腿頸部骨折をきたしやすくなります．②では，下肢の閉塞性動脈硬化症，冠動脈疾患，弁膜疾患（閉鎖不全），関節症などが発生しやすくなります．いずれもP，Ca，副甲状腺ホルモン（PTH）のコントロール不良状態が長期間続くと発症しADL低下をきたしやすくなります．

多嚢胞化萎縮腎と腎癌

萎縮した両側の腎に嚢胞が多発する病態で，透析期間が長くなるにつれて発生頻度が増加します．透析歴が，3～10年では約80％，10年以上では90％以上の患者で認められます．この多発嚢胞の一部から高率（一般患者の約15倍）で腎癌が発生することが問題となります．

表33-1 透析アミロイドーシスの病態

①手根管症候群（CTS）
②ばね指
③骨嚢胞
④破壊性脊椎関節症（DSA）
⑤皮下腫瘤
⑥臓器沈着（舌，胃腸粘膜，心筋，肝，肺など）

感染症の問題

長期透析患者（25年以上）では，輸血によるB型肝炎ウイルス（HBV）およびC型肝炎ウイルス（HCV）の保有が高率です．また輸血に関係なく，透析の長期化に伴ってHCV抗体陽性率が上昇します．

透析患者の死因の第2位は感染症です．患者の高齢化とともに長期透析に伴う栄養不良も加わり，易感染状態に陥るためと考えられます．

栄養障害

高齢の長期透析患者ではエネルギー摂取不足，アシドーシスや慢性炎症状態の継続，透析液への栄養素喪失，腎不全による代謝異常などから栄養状態の不良と判定される患者が多く認められます．

2 患者のケアと対策

透析アミロイドーシス

①手根管症候群：初期症状は母指，示指，中指および環指内側のしびれ感や知覚低下で，進行すると透析中や夜間就寝中の疼痛，母指球筋の萎縮，脱力などがみられます．また，手指腱へのアミロイド沈着による「ばね指」の合併症も多くみられます．寒冷に曝露すると増悪する例が多いため，局所の保温に努め，冷水や冷所に手を曝さない工夫が必要です．

②**破壊性脊椎関節症**：初期にはほとんど症状がありません．進行すると頸部痛，腰痛，上肢・下肢の痛みやしびれなど，該当する神経領域の神経圧迫症状が出現します．椎体の安静を保つためには，患部の過伸展，可屈曲を避け，カラー，コルセットの装着を促しましょう．重度の症例では椎体骨折による四肢麻痺を発症する可能性が高く，移動には十分な注意が必要です．

慢性腎臓病－骨・ミネラル代謝異常

①**二次性副甲状腺機能亢進症**：骨のCaが減少し線維性成分が増加し，骨痛や関節痛が出現し，骨折頻度が増加します．また，異所性石灰化，腱断裂やイライラ感などの精神症状などを引き起こします．進行を抑制するためには，食事中のP制限，P吸着薬の服用および透析で十分なP除去が必要です．高齢者は骨粗鬆症の合併頻度が高いため骨密度測定を年に1回は行いましょう．

②**異所性石灰化**：異所性石灰化は，疼痛の原因となるばかりでなく，関節の運動障害を引き起こします．高齢者は高度な血管の石灰化から，四肢の閉塞性動脈硬化症，脳血管障害，虚血性心疾患などを発症します．CaとPの管理でCa×P積 $60\ mg^2/dL^2$ 以下を，可能であれば $50\ mg^2/dL^2$ を目指します．P吸着薬の選択にも注意が必要であり，非Ca含有P吸着薬の使用をお勧めします．

多嚢胞化萎縮腎と腎癌

自覚症状としては，肉眼的血尿が最も多くみられます．しかし，透析患者は血尿などを契機に発見されるより無症状のうちにスクリーニングで診断されたほうが予後もよいため，腹部超音波検査，腹部CTなどの検査を年に一度ほど行うことが望まれます．

感染症

透析室では，HBV，HCVなど血液を介するウイルス感染のほか，透析患者に多い結核感染，集団感染のリスクが高いインフルエンザに注意が必要です．高齢者は肺炎球菌ワクチンやインフルエンザワクチンの接種を積極的に行っておくことが大切です．血液検査では，B型に対してはHBs抗原，HBs抗体の検査を，C型に関してはHCV抗体検査を年2回程度，定期的に行う必要があります．肝細胞癌の早期発見のため，腹部超音波でのスクリーニング検査を6カ月に一度ほど行うことが望まれます．

栄養状態の管理

高齢者は，活動量の低下，味覚異常，便秘など食欲不振などから栄養摂取が不十分になりやすいため，必要に応じて栄養補助食品や食事制限を緩和することも大切です．

精神，心理社会的問題への対処

長期の高齢透析患者は，合併症の出現，通院困難，生活の質の低下，家族への負担，残された時間への不安など長期になればなるほど重なって苦しみが増していきます．

長期にわたる療養生活でうつ傾向にも陥りやすいため，患者が安心して透析治療を継続できるよう支援することが大切です．ADLが低下する患者の支援は，家族の介護の負担を軽減できるように介護保険，社会資源の活用方法を説明しましょう．

Advice──アドバイス

長期透析患者の多くは長年の経験から自己管理方法を確立しているため，医療者側の一方的な指導内容のみでは受け入れが困難となります．患者が行っている自己管理法の正当性や努力も評価しましょう．

（島崎玲子）

Q34 高齢透析患者の低栄養の病態や対策を教えてください

1 低栄養の原因

透析患者の低栄養は頻度が高く，さまざまな合併症や生命予後とも関連する重要な問題であり，蛋白質・エネルギーの消耗状態（**PEW**[★1]）ともいわれています．

高齢透析患者の栄養障害の原因の1つとして，食事摂取量の低下があります．これには，尿毒素や食欲調整因子の異常による食欲の低下，味覚異常や口腔疾患，不適切な食事制限などが関係しています．

また，透析によるアミノ酸や水溶性ビタミンなど栄養素の喪失も，透析患者の栄養障害に関与しています．さらに，代謝性アシドーシスや慢性炎症による蛋白質の合成の低下と異化の亢進も透析患者の栄養障害の重要な原因です．

慢性炎症は栄養障害および動脈硬化性疾患と密接に関連することが明らかにされ，**MIA症候群**[★2] もしくは MICS と呼ばれています．また，慢性炎症は体構成成分の変化にも影響し，骨格筋の筋肉量や筋力が減少するサルコペニアの原因ともなります．

高齢の患者では，うつ病や認知症，日常生活動作（ADL）の低下なども栄養障害の原因になっています．

2 栄養状態の評価方法

食事摂取量調査

栄養状態を評価する方法としては**表34-1**のようなものがあります．食事摂取量調査は，食事の摂取量つまり何をどれくらい食べているのかを把握するうえで，最も基本的な方法です．

表34-1 栄養状態の評価方法

食事摂取量調査	食事記録法，写真撮影法
身体計測	体重，体重変化率，BMI 皮下脂肪厚 上腕筋周囲径，上腕筋面積 二重エネルギーX線吸収法 インピーダンス法 コンピュータ断層法
筋力	握力，脚力，背筋力
血液生化学的検査	アルブミン，プレアルブミン クレアチニン，総コレステロール， トランスフェリン，リンパ球数 標準化蛋白異化率（nPCR）
栄養スコア化法	主観的包括的栄養評価法（SGA） MIS GNRI

身体計測

体重の変化は重要な栄養指標であり，3カ月で5%以上，または6カ月で10%以上減少した場合を病的な体重減少と考えます．

二重エネルギーX線吸収（DXA）法は，エネルギーの異なる2種類のX線を照射したときのX線の透過度の違いから骨密度や脂肪量，除脂肪量を測定する方法です．

インピーダンス（BIA）法は，体に微弱な電流を流し，水分を多く含む筋肉は電気が流れやすく，反対に水分をあまり含まない脂肪組織では電気が流れにくいといった，電気抵抗の違いから体組成を測定する方法です．

筋力の評価

筋力は，筋肉量だけではなく，筋肉の代謝状態も合わせて評価できます．栄養障害では，瞬発的な運動に適していると考えられているタイプIIの筋線維が特に減少するとされています．握力は上肢全体の筋力を反映するとされており，筋力を測定する方法としては簡便です．

血液生化学的検査

血液検査では，血清アルブミン値が広く用いられていますが，炎症，ストレス，肝疾患などにより影響されることに注意が必要です．

栄養スコア化法

栄養状態の評価方法としては，食事摂取量，身体計測や血液生化学的検査を組み合わせた包括的な評価方法もあります．

主観的包括的栄養評価（SGA）は，病歴，体重変化，食事摂取量，身体機能や身体所見を組み合わせて点数化し栄養評価を行う方法です．

MIS[★3]は，SGAの問診や身体計測に加え，アルブミンや総鉄結合能といった血液生化学検査所見も加味されています．GNRI[★4]は，血清アルブミン，体重と身長もしくは膝高から算出できるため，とても簡便です．

3 低栄養の予防と治療

高齢透析患者に低栄養が認められた場合，その原因を調べ，是正できるものはできるだけ是正するようにしなければなりません．

食品の入手方法，調理担当者といった社会的な背景，患者の食品の嗜好や歯の状態などにも注意する必要があります．運動不足は低栄養とも関連してくるため，その患者に見合った適度な運動を指導することは大切です．

十分な透析を行い，溢水，電解質異常や代謝性アシドーシスを補正しておくことも必要です．適合性のよい透析膜のダイアライザを使用することや，透析液の清浄化をはかりエンドトキシンの体内への流入を防ぐことは，慢性炎症を抑制するために重要であると考えられます．

たんぱく質とエネルギーの摂取

たんぱく質の摂取不足は低栄養につながるため，不足しないように摂取する必要があります．さらに，摂取したたんぱく質がうまく利用されるためには，十分なエネルギー摂取が必要です．食事摂取量が不十分の場合には，1日2,3回もしくは透析時に経口的にエネルギーとたんぱくを補給すると体重の増加が認められるなどの効果があります．

食欲の低下が強いなど，経口的に十分摂取できない場合には，血液透析中に高エネルギー・アミノ酸輸液を行う透析時静脈栄養（IDPN）が行われることもあります．

Advice ─ アドバイス

❶高齢透析患者で，透析前のBUN，血清K値，P値が低い場合は，食事摂取量が低下している可能性があります．

❷高齢透析患者では，ビタミンB群のような水様性ビタミン，Znなどの微量元素やカルニチンなどが欠乏している場合があり，必要に応じて補充することが望ましいと思われます．

（奥野仙二）

[★1] PEW：CKD患者の栄養障害に関する用語や定義が統一されていなかったため，2008年にISRNA（国際腎臓栄養代謝学会）が，体蛋白質やエネルギー源（筋肉量，脂肪量）が不足した病態をprotein-energy wasting（PEW）として発表した．

[★2] MIA症候群：栄養障害（malnutrition），慢性炎症状態（inflammation），動脈硬化（atherosclerosis）の頭文字をとって名づけられています．

[★3] MIS：栄養障害（malnutrition），慢性炎症（inflammation），スコア（score）の頭文字から名づけられています．

[★4] GNRI：以下の計算式にて求めます．

GNRI＝[14.89×血清アルブミン(g/dL)]＋[41.7×ドライウエイト／標準体重]

標準体重は，BMI＝22の体重とします．なお，ドライウエイトが標準体重を超える場合，ドライウエイト／標準体重の値は「1」とします．

Q35 高齢透析患者の栄養管理について教えてください

1 高齢透析患者は栄養障害に陥りやすい

　透析患者は透析不足や透析膜の生体適合性不良，透析による栄養素のロス，過度な食事制限などにより栄養障害を生じやすい状態にあります．これに加えて高齢者では，摂食・嚥下機能の低下や味覚・嗅覚の減退，活動量の低下，消化器症状，精神的要因などにより，いっそう低栄養を惹起しやすくなっています．筆者らの調査では，PEW（→Q-34）の割合は75歳以上と75歳未満では7%と変わらなかったものの，MIS調査（→Q-34）の高度栄養障害リスクを有する割合は，75歳以上で10%，75歳未満では6%と75歳以上の患者で多くなりました（図35-1）．よって次項に示す予防と治療を早期に行い，多職種で栄養障害の原因に合わせた介入をしていくことが重要となります．

2 栄養障害の予防と治療

日常診療に定期的な栄養評価システムを組み入れる

　栄養状態の指標には血清アルブミン値がしばしば用いられますが，炎症の存在や透析条件によっても影響を受けるため，複数の項目を組み合わせて評価することが重要です．矢吹病院（山形県）では，透析患者用の栄養アセスメントツールであるMISシートにCRPとnPCRを加えたものを用いて，半年に1回の割合で調査を行っています．ほかにもいろいろな方法がありますが，何を用いるにしても定期的に栄養障害の患者を抽出し，個々の原因に合わせた評価と介入を繰り返すシステムを確立することが

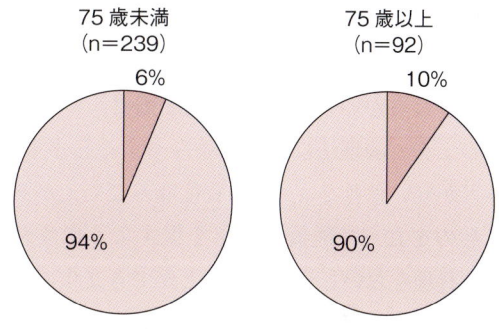

図35-1　MIS調査による栄養障害高度リスク（MIS11点以上）の割合
HD導入後2年以上の外来血液透析患者数＝331名，平均年齢＝67.2歳，平均透析歴＝9.0年，男性の割合＝64%，糖尿病を有する患者＝131名（40%）．

重要となります．

栄養障害の患者へのアプローチ

　まず炎症の有無で栄養障害の原因を分類しましょう．これは，炎症があると食事だけの介入では効果が上がりにくいためです．
　炎症の原因には，自己免疫性疾患や口腔疾患，尿路疾患，関節疾患などさまざまありますが，矢吹病院では多職種で情報を出し合い，個別に炎症のフォーカスを探って介入します．たとえば，歯に問題がありそうな患者では，看護師が口腔アセスメントを行い，必要に応じて歯科受診を依頼します．また，関節痛がある患者では，臨床工学技士が透析条件の変更を医師と相談する，といった具合です．
　炎症がなければ，食事不足の原因は何かを評価して介入します．原因としては老老介護，認知症，咀嚼・嚥下機能の低下など多岐にわたりますが，高齢者では食生活状況の正確な情報を得ることが困難な場合が多いため，必要に応じて同居者や支援者，ケアマネジャーなどに連絡

をとり，情報収集に努めることが最も重要となります．

食事不足による栄養障害（炎症なし）の患者への介入法

①**咀嚼・嚥下機能の低下**：歯が少ない，義歯の不具合，片麻痺で咀嚼機能に障害がある患者には，やわらかい食材の選択（表35-1）や切り方の工夫，調理法によって噛みやすくします．障害が軽い患者では，ある程度噛みごたえがあるものを食べて唾液の分泌を促すようにすれば，料理をおいしく味わうことができます．また，嚥下機能が低下した患者では，食塊になりやすい卵や山芋，マヨネーズなどを料理のつなぎとして使ったり，野菜は繊維質を断ち切って調理をしたり，口の中でバラバラになるものやパサパサしたものはとろみをつけたり，喉の通りがスムーズになる献立にします．

②**食欲不振**：高齢者では身体活動の低下や味覚減退，認知症，精神的要因，猛暑などの外的要因による食欲不振が考えられます．まずは規則正しい食事時間を心がけて1日3回の食事を確保します．不足分は間食で補いますが，食事に影響しない程度にします．薄味が食欲を低下させる場合は，献立に濃い料理を入れて味にメリハリをつけます．また，梅干しやレモン・ゆず・酢は食欲を刺激する効果や唾液の分泌を促す効果がありますが，酢はそのままだとむせることがあるので，だしで薄めるようにします．さらに量が多いと患者は圧迫感を感じることがあるため，1回量は食べきれる量にして「食べた」という満足感を感じてもらうことも大切です．個々で異なりますが，変わりご飯（赤飯や五目御飯など）や刺身，甘辛い煮魚や照焼き，せんべいやあんこ系の間食（おはぎやお汁粉，まんじゅう）を好む高齢者も多く，本人の嗜好や食形態に合わせて勧めます．

③**独居や老老介護**：独居や老老介護では，パンだけとか，麺だけの単品で済ませる例や，惣菜やレトルトパウチ食品など単調な献立となって食欲が低下する例がみられます．また独居者では，調理や片づけの煩わしさに加えて，自分の空腹感に合わせて食事をするため1日1〜2食となる場合があります．まずは1日に必要な食事量を写真などの媒体を用いて紹介し，同時にその必要性を説明します．聞き取りでの介入に限界がある時には，食事状況の確認や調理指導も兼ねて在宅訪問での栄養指導を考慮する必要があります．また宅配食の利用やデイサービスなどの社会資源を用いることも検討します．

表35-1 咀嚼しやすい素材の選択

食品群	食べにくい＜食べやすい
主食	もち・パン＜ご飯＜おかゆ
麺類	うどん＜そうめん
肉類	かた肉・もも肉＜ヒレ・ささみ＜ひき肉・しゃぶしゃぶ用肉
魚類	貝類・タコ・イカ・硬い小魚＜青魚・まぐろ・ほたて・鮭＜白身魚
大豆製品	納豆＜木綿豆腐＜絹ごし豆腐
きのこ類	しいたけ・しめじ＜えのきだけ
加工品	かまぼこ・ちくわ＜はんぺん

（黒田留美子監修：家庭でできる高齢者ソフト食レシピ，p.25，河出書房新社，2003を参考に作成）

Advice アドバイス

❶食生活に起因する食事不足はさまざまな原因が重複しているため，根気強い食生活状況の聞きとりと地道な介入が求められます．すぐに食欲アップや調理の幅が広がるわけではありませんが，患者の求めるものを確認しながら情報提供を継続しましょう．

❷改善が困難な患者には濃厚流動食の使用や透析時静脈栄養（IDPN）を行うこともあります．患者には何が必要で，患者は何を求めているのかを想像し，見極める柔軟な対応が求められます． （中嶌美佳）

Q36 高齢透析患者の運動療法について教えてください

1 高齢透析患者の運動療法とは

高齢透析患者は1日の活動量低下のため，**廃用症候群**[*1]や**ロコモティブシンドローム**[*2]に陥りやすいのが特徴で，これらの予防には運動療法が重要です．

一般に腎不全保存期や透析期では，適切な運動が行われないことが多く，運動不足となることが少なくありません．特に高齢透析患者では全身倦怠感や運動困難な合併症などのためにこれが著しいといえます．しかし，適切に運動療法を行うことにより ADL や QOL の改善，体力の改善，さらに認知機能の改善傾向をもたらすといわれており，このことは大切です．

とはいえ，特に高齢透析者では，運動が虚血性心疾患や不整脈といった循環器疾患，場合によっては突然死につながる可能性があるので，循環器系をはじめとするリスクを定期的に評価したうえで運動計画を立てるのが望ましいと考えられます．

2 運動療法の適応と中止基準

透析患者を含む腎疾患患者においては科学的根拠に基づいた運動療法についてのガイドラインが存在しないことから，現時点では心血管疾患におけるリハビリテーションに関するガイドラインに示されている基準（表36-1，表36-2）を用いるのが1つの方法です．

3 運動強度

透析患者における理想的な運動処方はまだ確立されていません．運動療法開始時の運動強度は軽度（**酸素摂取予備能の40%未満**[*3]）から

表36-1 運動負荷試験の禁忌

絶対禁忌	1. 2日以内の急性心筋梗塞 2. 内科治療により安定していない不安定狭心症 3. 自覚症状または血行動態異常の原因となるコントロール不良の不整脈 4. 症候性の高度大動脈弁狭窄症 5. コントロール不良の症候性心不全 6. 急性の肺塞栓または肺梗塞 7. 急性の心筋炎または心膜炎 8. 急性大動脈解離 9. 意志疎通の行えない精神疾患
相対禁忌	1. 左冠動脈主幹部の狭窄 2. 中等度の狭窄性弁膜症 3. 電解質異常[†] 4. 重症高血圧[*] 5. 頻脈性不整脈または徐脈性不整脈 6. 肥大型心筋症またはその他の流出路狭窄 7. 運動負荷が十分行えないような精神的または身体的障害 8. 高度房室ブロック

[*]原則として収縮期血圧 > 200 mmHg，または拡張期血圧 > 110 mmHg，あるいはその両方とすることが推奨されている
[†]筆者注：透析患者の場合は多かれ少なかれ電解質異常を伴うため，これが重症化した場合と捉えたほうがよいと思われる
〔日本循環器学会：心血管疾患におけるリハビリテーションに関するガイドライン（2012年改訂版），p.24, 2012 より〕

表36-2 運動負荷の中止基準

症　状	狭心痛，呼吸困難，失神，めまい，ふらつき，下肢疼痛（跛行）
兆　候	チアノーゼ，顔面蒼白，冷汗，運動失調
血　圧	収縮期血圧の上昇不良ないし進行性低下，異常な血圧上昇（225 mmHg 以上）
心電図	明らかな虚血性 ST-T 変化，調律異常（著明な頻脈ないし徐脈，心室性頻拍，頻発する不整脈，心房細動，R on T，心室期外収縮など），Ⅱ～Ⅲ度の房室ブロック

〔日本循環器学会：心血管疾患におけるリハビリテーションに関するガイドライン（2012年改訂版），p.25, 2012 より〕

中等度（酸素摂取予備能の 40～60%）にし，患者の耐容能に基づいて徐々に進めていくのがよいとされます．

より簡便な運動強度設定法としては自覚的運

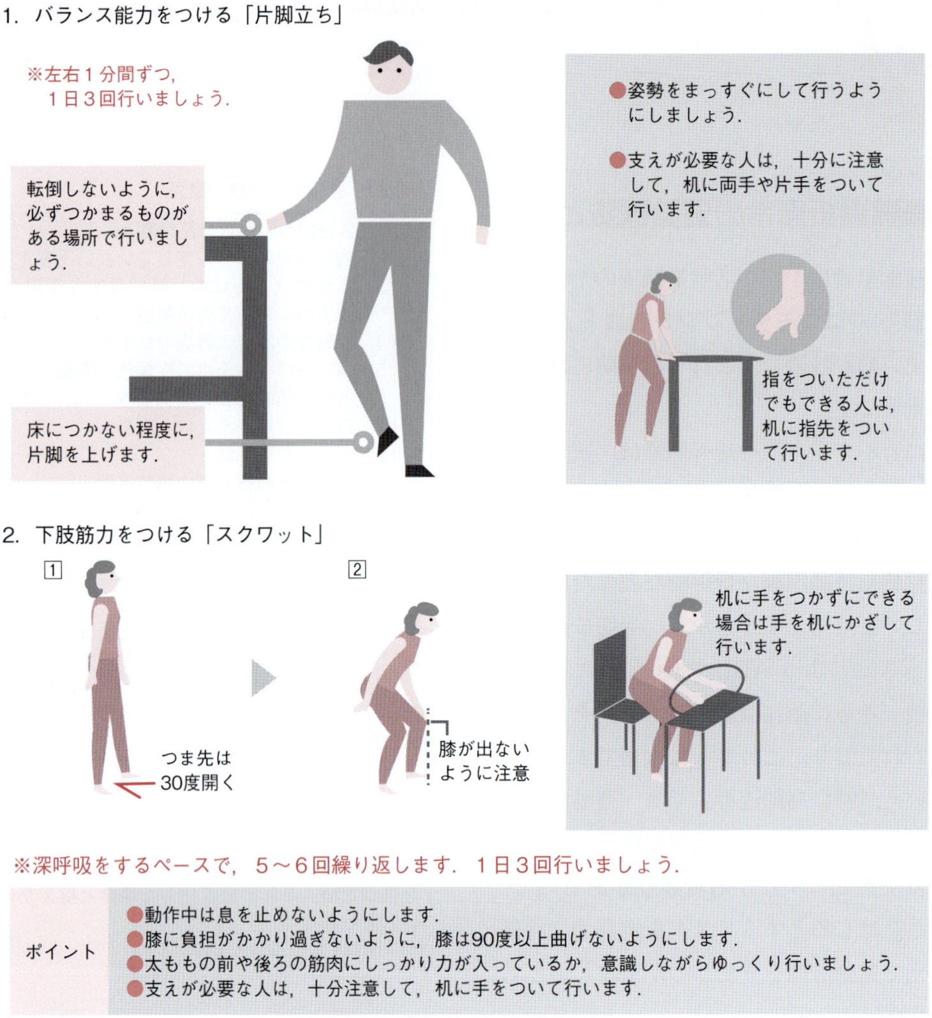

1. バランス能力をつける「片脚立ち」

※左右1分間ずつ，1日3回行いましょう．

転倒しないように，必ずつかまるものがある場所で行いましょう．

床につかない程度に，片脚を上げます．

● 姿勢をまっすぐにして行うようにしましょう．
● 支えが必要な人は，十分に注意して，机に両手や片手をついて行います．

指をついただけでもできる人は，机に指先をついて行います．

2. 下肢筋力をつける「スクワット」

① ② つま先は30度開く　膝が出ないように注意

机に手をつかずにできる場合は手を机にかざして行います．

※深呼吸をするペースで，5〜6回繰り返します．1日3回行いましょう．

ポイント
● 動作中は息を止めないようにします．
● 膝に負担がかかり過ぎないように，膝は90度以上曲げないようにします．
● 太ももの前や後ろの筋肉にしっかり力が入っているか，意識しながらゆっくり行いましょう．
● 支えが必要な人は，十分注意して，机に手をついて行います．

図36-1　ロコモティブシンドロームの予防　(日本整形外科学会：ロコモパンフレット2014年度版, pp.11-12, 2014より)

表36-3　透析中に運動療法を行うことの利点・効果

1. 蛋白同化が促進される
2. Pや老廃物の透析除去効率が上昇する
3. 透析スタッフの前で行うので，実施中の血圧や身体状況をチェックできる
4. 週3回の透析時間中に行うので，あらためて運動療法の時間設定が不要となる

動強度があり，一般に用いられている**ボルグ・スケール**[★4]においては11（楽である）〜13（ややきつい）点が勧められます．高齢透析患者においては運動強度は控えめにするのが無難との考え方もあります．

4 運動内容

米国スポーツ医学会による運動処方の指針では，慢性腎疾患患者においては有酸素運動（ウォーキング，サイクリングなど）とレジスタンス運動（マシンやチューブを用いて筋肉に抵抗をかける動作）が推奨されています．頻度は有酸素運動3〜5日／週，レジスタンス運動2〜3日／週であり，1日あたりの運動量は有酸素運動で20〜60分（この時間が耐えられなければ，10分間の間欠的運動で計20〜60分），レジスタンストレーニングでは10〜

15回反復で1セットとし，患者の耐容能と時間に応じて何セット行ってもよいとされています．

透析中の運動

新たに時間を割くことのない透析中の運動が近年注目されてきており，有用性も報告されています．透析中の運動療法には，表36-3に示す利点・効果があるといわれています．具体的な運動処方例では，運動は電動アシスト付きエルゴメータを用いた運動と，ゴムバンドやボールを用いたレジスタンス運動からなります．エルゴメータ運動は透析開始から原則2時間以内とし，10～15分間の運動後に同時間の休息をとり，それを繰り返します．レジスタンス運動は，エルゴメータ運動の合間に行います．

ロコモティブシンドロームの予防

日本整形外科学会では，ロコモティブシンドロームを予防するために，片脚立ちとスクワットの2つの運動を勧めています（図36-1）．そのほか，ストレッチ，体操，ウォーキングなど，無理をせず安全な方法で，続けられるように指導をしていくようにします．

Advice — アドバイス

高齢透析患者は，循環器系疾患だけでなく，糖尿病や循環器系以外の合併症の頻度も多いため，運動療法実施においては運動禁忌にあたらないか細心の注意を払う必要があります． 　　　　　　　　　　　　　　（鈴木　禎）

[*1] **廃用症候群**：過度の安静や活動性低下によって生じる心身の機能低下．
[*2] **ロコモティブシンドローム**：筋肉，骨，関節，椎間板といった運動器のいずれか，あるいは複数に障害が起こり，歩行や日常生活になんらかの障害をきたしている状態．
[*3] **酸素摂取予備能の40％の運動**：酸素摂取量でいえば，「（最大酸素摂取量－安静時酸素摂取量）×0.4＋安静時酸素摂取量」の強度の運動に相当する．
[*4] **ボルグ・スケール**：運動強度の主観的評価スケール．

Q37 高齢透析患者の透析関連低血圧とその対策について教えてください

1 低血圧症とは

通常，低血圧とは，収縮期血圧が100 mmHg以下をいいますが，透析関連低血圧には常時低血圧，起立性低血圧，透析低血圧の3種類があります．

①**常時低血圧**：日常生活で収縮期血圧が常に100 mmHg以下の状態で，心臓疾患，神経疾患，内分泌疾患などでみられます．

②**起立性低血圧**：臥位や座位から立位になった時に，3分以内で収縮期血圧が20 mmHg以上，拡張期血圧10 mmHg以上低下する状態で，高齢者神経疾患や糖尿病患者でみられます．

③**透析低血圧**：透析の除水により透析中に血圧が下がる状態で，わが国のガイドラインでは，「30 mmHg以上」と定義されています．

ここで重要なことは，透析開始前の**血圧の測定法**[*1]です．来院後ただちに測った血圧を基準にしたのでは，透析低血圧が多いことになってしまいます．そこで，ガイドラインでは，「透析開始時の血圧測定は，透析開始5分前に，5分以上の安静後に測定すべきである」とされています．

透析中に血圧が下がることは，透析治療では高頻度に遭遇する合併症であると同時に，毎日の診療では常に気を配らなければならない病態で，透析スタッフを苦しめています．

2 原因と症状

透析関連低血圧の原因は，除水により循環血液量が減少することにあります．そのため透析後半に血圧が低下して，下肢の痙攣，透析後の全身倦怠感の原因になります．この場合，血圧

表37-1 ドライウエイト以外の血圧低下の原因

1. 透析開始直後の血圧低下
1）透析液関連
①濃度異常（低濃度透析）
②温度異常（高温透析）
③酢酸不耐症
2）ダイアライザ関連
①ダイアライザからの溶出物
②エチレンオキサイド（EOG）アレルギー
③生体適合性不良
3）血液回路関連
①空気誤入（動脈側接合不良）
②出血（動・静脈側接合不良）
③ナファモスタットメシル酸塩（フサン®）大量注入
2. 透析中期の血圧低下
1）血糖の低下
2）心機能障害，不整脈
3. 透析後期の血圧低下
1）ドライウエイトの設定の問題
2）除水設定の問題
4. 透析終了後の血圧低下
1）起立性低血圧

低下の主な原因は，単位時間あたりの除水量が多すぎる場合とドライウエイト（DW）の設定が間違っている場合です．

しかし，透析中の血圧低下は，そのほかにもいくつか原因があります（表37-1，図37-1）．ダイアライザの生体不適合や，ダイアライザ溶出物，フサン®の投与量の過剰（40 mg/時以上），酢酸不耐症などです．

透析開始後2時間前後での低下では，低血糖，不整脈，心機能低下を考慮します．高齢者では，「無痛性心筋梗塞」や「無症候性心筋虚血」が多いことにも注意が必要です．

3 予防・治療とケア

血圧低下の予防

透析中の血圧低下を予防する鉄則は，①食事

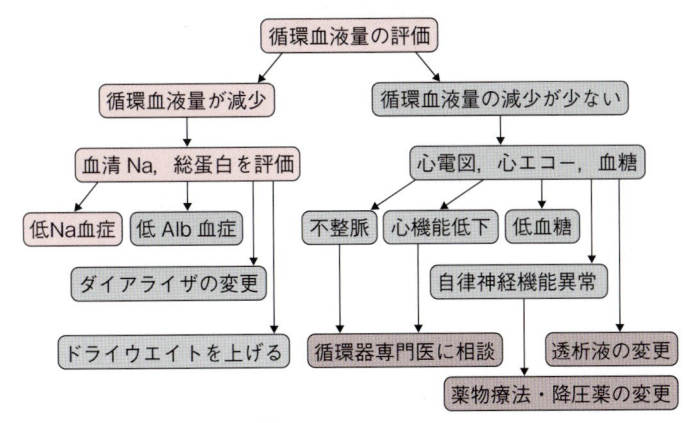

図 37-1 透析低血圧時の対応

管理で透析間の体重増加を少なくすること，②DWの変化はエネルギー摂取量や運動量により変動すること，③いつもと同じ透析なのに透析中に血圧が低下するようになったら心臓の検査をすること，の3つです．

食塩8.2gの体内蓄積が体重1kgの増加を起こします．また，エネルギー7,000 kcalの過不足が体重を1kg変化（水分以外の体重の変化）させます．高齢者ではエネルギー不足，運動不足により，筋肉量が減少して体重減少を起こします．

適切な除水法

日本透析医学会のガイドラインでは，透析関連低血圧について，表37-2のようなステートメントを出しています．

表37-2 透析関連低血圧に関するステートメント

- 透析時の急な血圧低下や透析終了後の起立性低血圧は予後不良の危険因子である
- 低栄養（低アルブミン血症）は血漿再充填速度（plasma refilling rate）を低下させて血圧維持が困難となる要因となる
- 最近生じた急激な透析中の血圧低下では，心臓超音波検査などの心機能を評価し，循環器医へ相談するべきである
- 透析中の血圧低下を避けるためには，時間当たりの除水量を軽減することが重要で，そのためには透析時間の延長も考慮されるべきである

（日本透析医学会：血液透析患者における心血管合併症の評価と治療に関するガイドライン，日本透析医学会雑誌，44(5)：363，2011 より抜粋）

また，4時間透析では体重増加量はDWの6%未満が望ましく，除水速度は15 mL/体重/時以下が望ましいとされています．しかし高齢者では，心機能の低下，自律神経機能異常，血管透過性の低下などにより，除水速度が少なくても血圧が低下してしまいます．患者個々に最大除水速度を設定することをお勧めします．高齢者でも長時間透析は，予後を改善する因子となります．

Advice アドバイス

❶ 透析中の血圧低下は，食塩摂取による体重過剰が原因であることを認識し，食塩制限が結果的には透析患者のQOLを高めることを実感しましょう．

❷ 高齢者では食欲が低下しているため，過度の食塩制限はエネルギー不足になります．

❸ 最近になって急に透析中の血圧低下が多くなった患者では，心機能のチェックも忘れないで行いましょう．

（田部井　薫）

[*1] **血圧測定**：透析中の血圧低下の評価を行うためには，透析前の血圧測定が適正に行われなければならない．透析患者の血圧の評価は，「坐位か臥位は問わないが，一定の状態で測定する．透析開始時の血圧測定は，透析開始の少なくとも5分以上前に，少なくとも5分以上の安静の状態で，30分以内のカフェイン含有物の摂取，ならびに喫煙の禁止のもとで行われる」ことが重要である．

Q38 高齢透析患者の高血圧とその治療を教えてください

1 原因と症状

透析患者において，高血圧は透析導入期には必発の合併症です．日本透析医学会の『わが国の慢性透析療法の現況（2005年12月31日現在）』によれば，透析開始時収縮期血圧によって分類した場合，全透析患者の74.5％が高血圧であるとされています．高血圧の持続は左室肥大，虚血性心疾患，心不全および死亡の有力な原因であり，透析患者でも高血圧のコントロールが重要です．特に高齢者では動脈硬化が進行しており，高血圧の管理を難しくしています．

透析患者における高血圧の成因として多くの因子が考えられていますが，特に体液量管理が重要です．体液量管理の徹底で60％以上の患者で血圧を正常化できると報告されており，**ドライウエイト（DW）**★1 の適正化が重要になります．

そこで，『血液透析患者における心血管合併症の評価と治療に関するガイドライン』（日本透析医学会，2011）では，「心機能低下がない，安定した慢性維持透析患者における降圧目標値は，週初めの透析前血圧で140/90 mmHg未満を目標とする．目標血圧の達成にはDWの適正な設定が最も重要である」と記載されています（図38-1）．

しかし，高齢者における血圧管理で問題となるのが，過度の血圧低下による臓器虚血症状です．『CKD診療ガイド2012』（日本腎臓学会）では，CKDにおける血圧管理目標で，「高齢者においては140/90 mmHgを目標に降圧し，腎機能悪化や臓器の虚血症状がみられないことを確認し，130/80 mmHg以下に慎重に降圧す

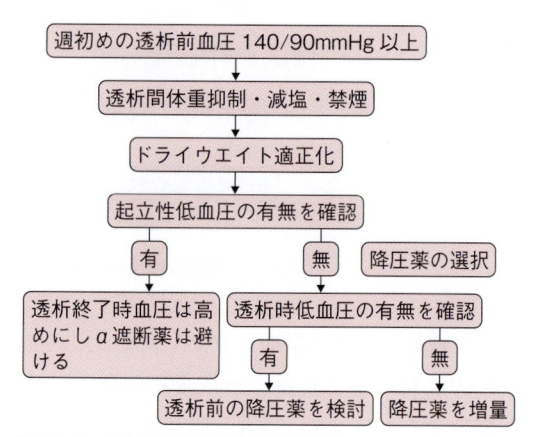

図38-1 透析患者の血圧管理の指標
（日本透析医学会：血液透析患者における心血管合併症の評価と治療に関するガイドライン．日本透析医学会雑誌，44(5)：360，2011 より）

る．また，収縮期血圧110 mmHg未満への降圧を避ける」と記載されています．つまり，高齢者では動脈硬化の合併が多く，たとえば頸動脈の狭窄が強い患者では，全身血圧を130/80 mmHgに管理すると脳内血圧はかなり低くなってしまい，意識の低下，意欲の低下，立ちくらみなどの脳虚血症状を起こすことがあるわけです．同様に，腹腔動脈に狭窄があると，血圧が低下するにつれて腸管の虚血が問題となることもあります．

また，高齢者で特徴的な高血圧は容量依存性高血圧で，動脈硬化が強いと循環血液量の変化に敏感に反応して血圧が変動します．つまり，わずかな体重増加で血圧が上昇し，透析中にはわずかな除水により血圧が低下してしまいます．

さらに高齢者では，自律神経機能異常も問題となります．一般的には，透析による除水で循環血液量が減少して血圧が下がると末梢の血管が収縮し，さらなる心拍数の増加，心拍出量の

増加などの代償機構が作動して血圧の低下を少なくしようとします．しかし，自律神経機能異常があると，これらの代償機構が作動しないために容易に血圧が低下してしまいます．

❷ 予防・治療とケア

透析患者における高血圧の予防・治療で，最も重要なことは食事療法です．尿量がほとんどない透析患者では，食塩摂取8.2ｇが透析間体重1kgの増加につながることをしっかりと理解しておくことが重要です．

透析前血圧も，適正なDW管理により次第に低下します．しかし，体重が増加しすぎると適正なDW管理が難しくなり，透析前血圧は高いのに透析中の血圧低下が激しく，透析後の全身倦怠感が強くなります．

2013年に発表された『維持血液透析ガイドライン：血液透析処方』作成委員会（日本透析医学会）では，無尿の患者の食塩摂取量を6g/日にすべきか否かの議論がなされましたが，ここで大きな問題が生じました．尿が出ている高血圧患者では，体格に関係なく尿中の食塩を排泄できるため，体重30kgの人でも体重90kgの人でも，一律6ｇと制限してもあまり不都合はありません．しかし，ほとんど無尿の患者では，食塩6ｇ/日の摂取では1日0.73 kgの体重増加，つまり，中2日では2.1 kgの体重増加に相当します．すると，体重30 kgの人では，透析間体重増加が7％になってしまいます．

そこで，『維持血液透析ガイドライン：血液透析処方』では，食塩摂取量を記載せず，代わりに，表38-1のステートメントが発表されています．

表38-1 ドライウエイトの設定に関するステートメント

①透析患者の体液管理は重要で，最大透析間隔日の体重増加を6％未満にすることが望ましい． ②平均除水速度は，15 mL/kg/時以下を目指す． ③体重増加の管理には，適正な塩分制限と水分制限を指導する． ④ドライウエイトの適正な設定は，透析患者のQOLと予後を左右する．

(日本透析医学会：維持血液透析ガイドライン−血液透析処方，日本透析医学会雑誌，46(7)：606，2013より)

高齢透析患者の血圧管理では，体重増加を抑えることにより血圧管理が容易となり，さらに透析中の除水速度を遅くできるため，透析中の血圧低下も抑えることができます．しかし，高齢者で過度の食塩制限をすると食欲が低下し，DWが下がる，つまり，やせてしまうと体力が低下してしまうことにも留意する必要があります．

また，自律神経機能の保持のためには日頃からの運動療法が有効です．歩行ができない場合には，座ったままでの手足の運動も有効です．

Advice —アドバイス

❶高齢透析患者の血圧は上下動が激しいので，自宅血圧は早朝起床時と就寝前の2回測定するように勧めましょう．

❷透析前の血圧は，通院，穿刺の恐怖などにより高めに出ますが，その血圧のみで判断しないことが重要です．

（田部井 薫）

★1 ドライウエイト（DW）：体重は，骨・筋肉量・脂肪量・臓器重量・水分の総和である．筋肉量や脂肪量は，高齢者では容易に変化する．しかし，通常，透析間で増える体重は，食事による食塩摂取によって生じる体液の蓄積を表している．1 kgの体脂肪量の減少は7,000 kcalの不足によって起こる．つまり，高齢者で3カ月に1 kgのDWの減少があると，7,000/90＝77.8，つまり1日80 kcalのエネルギー不足があったことを意味する．

Q39 高齢透析患者の回路内凝固の予防と治療はどのようにしますか？

1 原因と症状

透析療法では，血液を体外に取り出し，ダイアライザを通過させて，老廃物の除去，除水などを行います．つまり，血液は異物に接触するため凝固しやすい状態となります．血液の凝固を抑制するために抗凝固薬を投与しますが，抗凝固薬としては一般的にはヘパリンが使用されます．使用量の目安は15単位/kg/時といわれていますが，使用する血液回路の素材，ダイアライザの素材，血流量，併用薬剤などにより必要量は大きく異なります．消化管出血を伴う場合や手術前後には，ナファモスタットメシル酸塩（フサン®）や低分子ヘパリンなどの抗凝固薬を使用することもあります．高齢者では，脳梗塞予防などのために抗血小板薬を服用していることも多く，出血傾向に注意を要します．

回路内凝固の発生

回路内凝固が問題となる状況は3つあります．1つは透析導入直後です．透析導入時には尿毒症による血小板凝集能力の低下，血小板数の減少などもあり，ヘパリンの必要量が少ない場合があります．しかし，導入後，透析が安定すると，貧血の改善，エリスロポエチンの投与，血小板数の回復，血小板凝集能力の改善などによりヘパリンの必要量が増加します．このような状況で回路内凝固が起こることがあります．

2つめには，透析患者で消化管出血を認めた場合や，手術後にヘパリン以外の抗凝固薬を使用する場合があります．わが国では，ナファモスタットメシル酸塩が保険適応となっていますが，半減期が短いために回路内凝固を起こすことがあります．特に，術後などで血行動態が不安定な場合には血流量を落とした透析を行うため，静脈側チャンバ内で凝固を起こします．

3つめは，維持透析患者で通常の透析を行っているのに，回路内凝固が突然起こるようになった場合です．

そのほかにも極めてまれですが，**アンチトロンビンⅢ**[★1]欠乏や線溶系因子である**プロテインC**[★2]や**プロテインS**[★3]の欠乏によりヘパリンの効果が減弱するような場合もあります．ワンショットを2,000単位以上，持続ヘパリンを1,500単位以上投与しても回路内残血を認める場合には，これらを考慮しなければなりません．

原因

毎回，同様のヘパリンを投与しているのに，回路内が凝固するということが発生した場合には，以下の点を考慮する必要があります．

①**ダイアライザや血液回路を変更しなかったか**：素材により表面の形状が異なり，凝固しやすい場合があります．

②**エリスロポエチンの量を変更していないか**：エリスロポエチンは血小板数を増加させ，凝固を促進するといわれており，貧血の進行によりエリスロポエチンを増量した時に回路内凝固が起こることがあります．

③**抗血小板薬などの変更はないか**：凝固に関与する内服薬（表39-1）が中止されると，回路内凝固を起こすことがあります．高齢者では，服用している患者が多いので，特に注意する必要があります．

④**感染はないか**：感染が起こると，過凝固状態となることがあります．白血球増多症がある場合，白血球が活性化された場合に静脈側チャンバに白色血栓ができることもあります．高齢者

表 39-1　凝固に関与する内服薬

①ワルファリンカリウム（ワーファリン®）
②アスピリン（バイアスピリン®），クロピドグレル硫酸塩（プラビックス®）
③塩酸チクロピジン（パナルジン®）
④シロスタゾール（プレタール®）
⑤ジピリダモール（ペルサンチン®）
⑥ベラプロストNa（ドルナー®，プロサイリン®），リマプロストアルファデクス（オパルモン®，プロレナール®）
⑦イコサペント酸エチル（エパデール®）
⑧塩酸サルポグレラート（アンプラーグ®）

表 39-2　回路内凝固が起こった時のチェックポイント

①ダイアライザや血液回路の変更は？
②エリスロポエチン投与量の変更は？
③抗血小板薬などの変更は？
④感染は？
⑤シャント血流は？
⑥シャント再循環は？
⑦ワルファリンの効果に変化は？

では，感染があっても白血球数が増加せず，発熱もあまりないような重症感染症も多いため，特に注意が必要です．

⑤血流は保たれているか：シャント不全により血流不足があると回路内凝固が起こりやすくなります．高齢者では，特に注意が必要です．

⑥シャント再循環はないか：シャント再循環があるとダイアライザ内の血液濃縮が起こり，その結果，回路内残血が起こることがあります．

⑦ワルファリンの効果に変化はないか：高齢者では高頻度に心房細動を伴うため，ワルファリンが投与されていることがあります．ワルファリンが効いている時には抗凝固薬が少なくて済みますが，効果が低下すると回路内残血が起こります．ワルファリンの効果を弱める食物としては納豆が有名ですが，海苔・ひじきなどの海藻類や明日葉など緑の濃い葉物も効果を弱めます．活性化部分トロンボプラスチン時間（APTT）を測定してみる必要があります．

2　予防・治療とケア

透析導入初期には病態の変動が激しく，回路内凝固が起こることが多々ありますが，単にヘパリンを増量するだけで済ませてはいけません．その場合には，表39-2のようなチェックを行い，原因を追究することが重要です．高齢者では，抗血小板薬の内服，顕在化しない感染，シャント不良などに注意が必要です．

残血があると何が問題か？

鉄分は毎日1 mgが腸管から吸収され，便などに1 mgが失われていますが，多くは体内で再利用されています．毎回3 mLの残血があったとすると，1カ月で39 mLの血液が失われることになります．透析患者は，回路やダイアライザ内の残血と採血検査などの失血を加えると，年間約1 g以上の鉄を喪失するといわれています．回路内残血を繰り返すと，鉄欠乏性貧血となります．さらに，高齢者では凝固因子の欠乏をきたすこともあります．

Advice ─ アドバイス

回路内残血はいろいろなことを教えてくれます．透析終了後にはしっかりと観察し，かつ，その記録を透析記録につけておくことが重要です．
（田部井　薫）

★1　アンチトロンビンⅢ：アンチトロンビンとは，「抗凝固因子」あるいは，「凝固制御因子」と呼ばれる凝固を抑制する因子の1つである．ヘパリンが抗凝固作用を発現するためには，アンチトロンビンⅢと結合することが必須であり，アンチトロンビンⅢが減少すると，ヘパリンの抗凝固作用は発揮できず，血液が凝固してしまう．ヘパリンを大量に投与しても凝固が阻止できない場合には，アンチトロンビンⅢを測定することを勧める．

★2　プロテインC：血液凝固制御機構を司る蛋白質である．セリンプロテアーゼ前駆体で，内皮細胞上のトロンボモデュリンに結合したトロンビンにより活性化される．その結果，凝固反応の推進に重要なトロンビンの生成が阻害され，線溶系を促進する．プロテインCの欠損や活性低下により，血栓形成が促進してしまう．

★3　プロテインS：血液凝固制御機構を司る蛋白質で，活性化プロテインCによるⅧ因子，Va因子の失活化反応のコファクターである．プロテインSの欠損や活性低下により，血栓形成が促進してしまう．

Q40 高齢透析患者の腎性貧血の治療はどのようにしますか？

1 原因と症状

エリスロポエチンの低下が主な原因

腎機能の低下に伴って造血ホルモンであるエリスロポエチンの産生が低下し、その結果として赤血球の分化・増殖能が低下して貧血が生じます。ヘモグロビン（Hb）値の基準値は、腎機能正常の成人では、男性14〜18 g/dL、女性11〜15 g/dLですが、腎性貧血は、男女差に関係なく、Hb < 11 g/dLとされています。

透析患者においては、絶対的な鉄欠乏・機能的な鉄欠乏（鉄利用障害）・尿毒症に伴う易出血傾向・透析回路内の残血など、単純なエリスロポエチンの低下以外にも貧血の原因となる病態が複数存在します。特に高齢者では、食事摂取量低下による絶対的鉄欠乏をきたす症例や、加齢とともにその頻度が増す骨髄異形成症候群など、血液疾患の合併例をしばしば経験します。透析患者は、慢性的な栄養障害・炎症状態・動脈硬化を三徴とするMIA症候群を呈することもまれではなく、慢性炎症に伴う鉄利用障害が背景にあるといえます。栄養障害においては、鉄や亜鉛欠乏のみならず、カルニチン欠乏が原因とされる貧血も認められることから、特に高齢者においてはこれらの病態が背景に存在することを念頭に置き、貧血の原因を検索する必要があります。

腎性貧血は心血管イベントとも関連がある

高度の貧血は、労作時の息切れやふらつき、立ちくらみ症状などの原因となりえますが、腎性貧血の場合、緩徐に貧血が進行するため自覚症状が比較的乏しいことが多いです。しかし、貧血が長期にわたり持続すると、心臓への酸素供給が低下し、心血管イベントの発症頻度が増加するだけでなく、心機能低下に伴う循環不全はさらなる腎虚血・腎不全の進行の原因となることが報告されています。

高齢透析患者では、狭心症や心筋梗塞、弁膜症などの心疾患の既往を有する患者も多く、心機能が低下した患者にとって腎性貧血の是正は重要な課題であるといえます。

心臓・腎臓・貧血は互いに密接な関係があるといえ、近年、心腎貧血症候群という概念が提唱されるに至りました（図40-1）。すなわち、腎性貧血の治療により、QOLの向上が図れるだけでなく、さらには心保護や生命予後の向上にもつながることが期待されています。

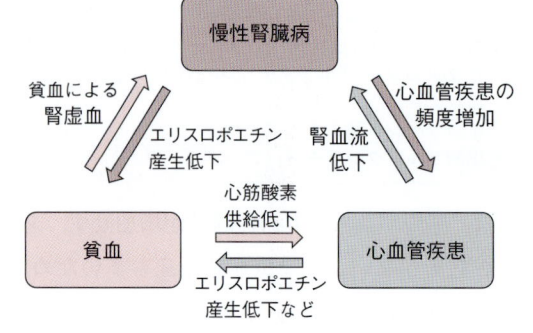

図40-1 心腎貧血症候群のしくみ
心臓、腎臓、貧血が相互に影響し合い、悪循環を形成するという概念を心腎貧血症候群という。

2 予防・治療とケア

主な治療法はエリスロポエチン製剤などの赤血球造血刺激因子製剤（ESA）の投与と鉄補充療法です（表40-1）。

ESA製剤の使用方法

ESA製剤は、低下したエリスロポエチンを補充することを目的として開発され、当初はエ

表 40-1 『慢性腎臓病患者における腎性貧血治療のガイドライン』（日本透析医学会, 2008）における ESA 製剤投与と鉄補充療法の基準

ESA 開始基準	HD 患者	Hb <10 g/dL （若年者：Hb <11g/dL）
	PD・保存期 CKD 患者	Hb <11 g/dL
目標 Hb 値	HD 患者	10 〜 11 g/dL （若年者：11 〜 12 g/dL）
	PD・保存期 CKD 患者	Hb 11 〜 13 g/dL
ESA 減量・休薬	HD 患者	Hb ≧ 12 g/dL（若年者：≧ 13 g/dL）では減量・休薬を考慮
	PD・保存期 CKD 患者	Hb ≧ 13 g/dL では減量・休薬を考慮
鉄補充療法開始基準		TSAT ≦ 20% および血清フェリチン値≦ 100 ng/mL

ポジン®やエスポー®などの短時間作用型の製剤のみで，週１〜３回の投与が必要でした．現在は，ネスプ®やミルセラ®といった長時間作用型のESA製剤が登場し，月1，2回投与でも十分な治療が可能となっています．

ESA補充療法開始のタイミングは，HD透析患者の場合，Hb < 10 g/dLとなった時点とされています．一方で，Hbの過度な是正は，心血管イベントの増加と関連があるといわれており，Hb ≧ 12 g/dLとなったら投与量の減量・中止を検討する必要があります．若年者や身体活動度の高い患者においては，Hbの上昇をある程度容認しており，その基準値が通常よりも高い値で設定されています．一方，高齢者においては，Hb値増加による血液粘稠度上昇に伴う脳血管疾患のリスク上昇が報告されており，慎重に是正する必要があります．

ESA製剤を使用する際には，①血液粘稠度が上がることによる血栓・塞栓症，②急な貧血改善に伴う血圧上昇，③抗エリスロポエチン抗体の出現による赤芽球癆，などの副作用に留意する必要があります．また，固形腫瘍治療中の患者への使用は，死亡率増加の報告があり，使用の適否は慎重に検討すべきです．

鉄補充療法

透析患者では，単純な鉄欠乏だけでなく，ESA製剤使用による鉄利用亢進の結果生じる相対的鉄欠乏や，慢性炎症による鉄の利用障害に起因する鉄欠乏など，さまざまな病態を鑑別する必要があります．鉄欠乏の診断には，フェリチン値やトランスフェリン飽和度（**TSAT**[*1]）を用います．TSAT ≦ 20%およびフェリチン値≦ 100 ng/mLの際には，鉄補充療法が推奨されます．

HD患者では，透析終了時に鉄剤を回路内から投与しますが，鉄過剰を回避するために13回投与した時点を目安に体内鉄の再評価を行います．PD患者や保存期腎不全患者では，鉄剤の経口投与が選択されることが多いですが，鉄剤内服に伴う消化器症状を生じた場合には静脈内投与を検討します．

Advice —アドバイス

HD患者では，除水による透析前後での血液の希釈程度が変動します．透析前の採血では，体液貯留の影響によりHb値がみかけ上低い場合があります．体重増加の多い患者では，血液希釈の影響も考慮し，透析後のHb値も確認しましょう．

（浅利佳奈，山本裕康）

[*1] **TSAT**：以下の式で求められる．

$$TSAT = \frac{血清鉄[\mu g/dL]}{総鉄結合能(TIBC)[\mu g/dL]} \times 100 \; (\%)$$

Q41 高齢透析患者にみられる血清カリウム（K）値異常の原因，予防・治療を教えてください

1 原因と症状

血清K値が6.0 mEq/L以上になると，不整脈を起こしやすく危険

高K血症とは血清K値が5.5 mEq/L以上のことをいいますが，透析患者の大半はKの排泄が低下し，容易に高K血症になります．その原因の多くはKの過剰摂取で，Kを多く含む果物のおいしい秋には要注意です．もちろんKは，肉類や魚介類などにも多く含まれていますが，これらを制限すると栄養不良になります．果物や野菜は制限しても影響が少ないわけです．

なぜ高K血症が怖いのでしょうか．最も重要な症状は不整脈です．高K血症による不整脈で突然死する患者が多いから問題なのです．図41-1に高K血症の際の心電図の変化を示しますが，血清K値が9 mEq/L以上になると心電図でサイン波状となり，心室細動に移行することが少なくありません．特に高齢者は，すでに心疾患を有している場合が多く，不整脈を起こしやすい状態にあります．

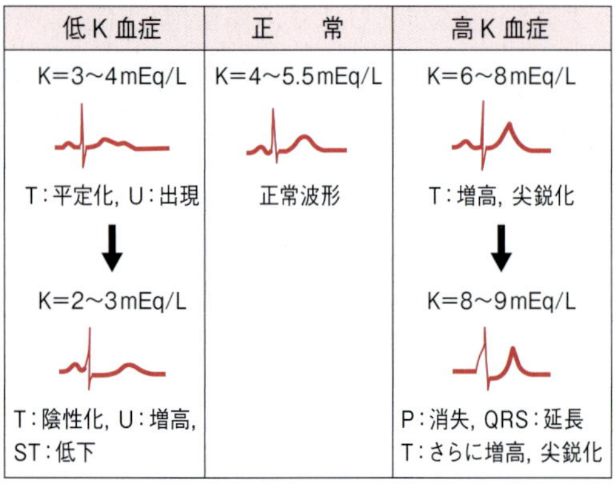

透析前の血清Kの目標は4.0～5.5 mEq/L程度が無難です．6.0 mEq/L以上になると不整脈をきたしやすく，突然死の危険があるので，管理栄養士によるK制限の指導が必要です．

高齢者では消化管出血にも要注意です．特に胃・十二指腸などの上部消化管出血では，赤血球内の多量のKが吸収され，重篤な高K血症をきたします．高度のアシドーシスや炎症などの異化状態では，Kが細胞内から細胞外に移動して高K血症をきたします（表41-1）．高齢者では不整脈を起こしても自覚症状がないことが多いので，中2日空く透析前日は特に要注意です．

高K血症では不整脈のほか，筋力の低下，四肢末端のしびれ，口唇周囲の知覚異常をきたしたり，腹痛や下痢をみることもあります．

血清K値は2.5 mEq/L以下になっても，重篤な不整脈の危険性あり

Kは低ければよいというものではありません．血清K値が3.5 mEq/L以下の場合に低K血症といいますが，高齢者ではしばしば嚥下障害，食欲の低下や下痢などでKが不足し，透析前にもかかわらず低K血症を示す場合も増えています．日本透析医学会の調査では，75

低K血症	正常	高K血症
K=3～4mEq/L	K=4～5.5mEq/L	K=6～8mEq/L
T：平定化，U：出現	正常波形	T：増高，尖鋭化
↓		↓
K=2～3mEq/L		K=8～9mEq/L
T：陰性化，U：増高，ST：低下		P：消失，QRS延長 T：さらに増高，尖鋭化

図41-1 血清K値異常と心電図の変化

表41-1 高K血症の原因

K負荷の増大
①食事によるK大量摂取
②消化管出血
③K含有液の静脈内投与，輸血
Kの細胞内から細胞外への移動
①アシドーシス・感染症などによる異化亢進
②横紋筋融解症，組織・細胞の破壊
③その他

歳以上の患者の15.4％が透析前の血清K値が4.0 mEq/L未満です．

その他，アルカローシスやインスリン注射時などでもKが細胞内に移動し，血清K値が低下します．

透析液のK濃度は2 mEq/Lなので，血漿K濃度も透析中に限りなく2 mEq/Lに近づき，不整脈をきたし（図41-1），血圧低下（ショック）につながる場合もあります．また，低K血症では筋肉の麻痺をきたしたり，ジギタリス中毒が生じやすくなったりします．消化器症状では食欲不振や便秘がみられます．

2 予防・治療とケア

高K血症には日常の食事・薬物療法が必要

透析前の採血で血清K値6 mEq/L以上は要指導です．この際，常時高い患者と，突然高い患者を区別する必要があります．前者はたぶん食事指導をしても従わない頑固な患者が多いので，カリウム吸着レジン（カリメート®など）の服用を指導します．しかし，Kの多い食べ物が好みという高齢者も多いので，頑固と決めつけずにそれを見つけ出す努力も大事なことです．後者の突然高い患者では消化管出血などの合併症も考えますが，特に果物の食べ過ぎなどに要注意です．

基本的には食事のK摂取を減量することが重要です．便秘があるとKの吸収も増加するので，緩下剤などで便通を整えることも大切です．高度のアシドーシスがあれば，原因を究明し，アルカリ化剤で治療します．

一方，採血や血液保存の仕方などにより，血清K値が高くないのに，K値が高値を示すことがあり（**偽性高K血症**[★1]という），適切な判断が必要です．

低K血症の対策は？

高齢者では，食欲の低下などで低K血症となり，透析中に重篤な不整脈をきたすことも増えています．低K血症も死亡のリスクなので安心は禁物です．なかには高K血症を恐れるあまり，食事のKを制限しすぎて低K血症となっている高齢者もいます．食欲を改善し，間違った食事療法を改めるように指導します．

また，K剤としてスローケー®などを経口的に投与します．嘔吐・下痢があればKを失うので，その治療を行います．激しい嘔吐・下痢により著しい低K血症をきたした場合には，40 mEq/LのKを含む輸液剤300〜500 mLを，血清K値や心電図でモニターしながらKを10〜20 mEq/時の速度で点滴静注します．

透析前に低K血症があれば，透析中にそれ以下にならない工夫をする必要があります．単身用の透析機器があれば，透析液に薬局方KCL（粉末）を添加して，透析液のK濃度を通常の2 mEq/Lから3〜3.5 mEq/Lに上げます．

Advice—アドバイス

❶心疾患があり，強心薬であるジギタリスを用いている場合には，透析を行うと血清K値が低下し，ジギタリス中毒をきたして，不整脈を生じることがあります．このことは高齢者では特に危険です．

❷急激に血清K値を下げると細胞内外のK濃度差が大きくなり，不整脈などが出現しやすいので，高齢者では特に注意します．

（飯田喜俊）

[★1] **偽性高K血症**：実際には血漿Kが高くないにもかかわらず，採血方法や検体処理あるいは検体そのものなどの影響により，検査結果で血清Kが高値となったものをいいます．溶血，保存血，血小板増加症などでみられます．Kが赤血球や血小板から血清や血漿に移行してKが高値を示すことになります．

Q42 高齢透析患者の狭心症および心筋梗塞の原因・症状，予防・治療について教えてください

1 原因と症状

透析患者では糖尿病，高血圧，左室肥大，低HDLコレステロール血症など冠危険因子の合併率が高いといわれています．また，慢性腎臓病そのものが重要な心血管疾患の危険因子であり，透析患者に特有の多くの因子が冠動脈硬化の促進に関与しています．加齢とともに動脈硬化は進行するため，高齢者ではよりリスクが高くなります．

冠動脈疾患の特徴

透析患者の冠動脈疾患の特徴として，高度の冠動脈石灰化，冠微小循環障害，無症候性心筋虚血が多いことがあげられます．このような特殊性に加え，高齢者では運動量が減ります．すなわち心臓に負担がかかることも少なくなり，より症状が現れにくくなり発見が遅れることにつながります．

繰り返す低血圧，除水で改善しない心不全，低血圧による除水不全などが虚血性心疾患に起因することもあり，常に心筋虚血の可能性を考えておく必要があります．実際に透析患者の心筋梗塞は典型的な胸部症状（前胸部痛，胸部圧迫感，胸部絞扼感）を伴わずに，呼吸困難などの非典型的症状で発症することが多く，心電図のST変化も乏しいといわれています．さらに，心筋逸脱酵素が偽陽性を呈する例もあり診断に苦慮することも多く，そのため透析導入時には症状の有無とは無関係に心血管の評価をすること，呼吸困難や胸痛などの症状がみられた場合には積極的に冠動脈スクリーニングを行うことが推奨されています．

狭心症

症状として，息苦しさがあります．診断には，安静時心電図や運動負荷心電図，ホルター心電図が有用です．

心筋梗塞

自覚症状としての胸部症状やうっ血性心不全，ST-T変化や異常Q波を特徴とした心電図変化，クレアチンキナーゼ（CK）／クレアチンキナーゼMB（CK-MB）やトロポニン（T）などの心原性バイオマーカー上昇の三主徴に基づき診断されます．また，心臓超音波検査による局所壁運動低下も診断に有用です．

しかし，典型的な胸部症状がない無症候性心筋梗塞の診断は困難であり，透析間の体重増加量が少ないにもかかわらず，呼吸困難や肺うっ血を呈する場合，発作性夜間呼吸困難や起座呼吸を呈する場合，透析中の低血圧のために除水が困難な場合などには，胸痛の訴えがなくとも12誘導心電図を行い定期心電図との比較が重要です（表42-1）．

2 予防・治療とケア

予防

適正ドライウエイトの維持と貧血の是正が重要です．体重の過増加や過少ドライウエイトなど不適切な体液バランスや貧血は虚血性心疾患増悪の誘引となり得ます．

冠危険因子（高血圧，脂質異常症，糖尿病，喫煙など）の是正も大切です．

以上のことは，高齢者においても同様です．

狭心症

積極的な薬物療法を行うことが原則です．
①**硝酸薬**：冠動脈拡張作用を有するため，発作

表 42-1　虚血性心疾患の存在を示す症状，検査所見

症　状	・非特異的な症状，労作時の息切れ，動悸，胸部・心窩部・背部の不快感，下肢のだるさなど ・新たに出現した心不全 ・ドライウエイトの減量に反応しない心不全 ・反復する透析時の低血圧 ・持続する低血圧
心電図	・ST-T 変化（非特異的変化を含む） ・Q 波の出現 ・不整脈
胸部 XP	・心胸比の増加（5%以上） ・肺うっ血 ・間質性肺浮腫（カーリー A，B，C ライン）

時に舌下投与します．

②**アンジオテンシン変換酵素阻害薬（ACEI）**：プラーク安定化と血栓形成抑制のため．

③**スタチン**：LDL コレステロール低下作用と CRP 低下による**プラーク**[*1]の進展抑制と不安定化抑制のため．

④**β遮断薬**：心筋酸素需要量の低下のため．

⑤**エリスロポエチン製剤**：貧血改善によって心筋への酸素供給量を増加し，心拍数低下や左室肥大の改善によって心筋酸素需要量を低下．目標値：Hb 10～11 g/dL．

⑥**アスピリン**：冠動脈内血栓形成予防として用いられますが，透析患者では重篤な出血性合併症の発症リスクが増加するため注意が必要です．

上記の薬物療法を行っても狭心症症状が改善しない場合，もしくは症状の増悪を認める場合には冠動脈インターベンション（PCI）や冠動脈バイパス術（CABG）を検討する必要があります．

心筋梗塞

①**冠動脈血行再建**（PCI，CABG）：透析患者の虚血性心疾患は予後不良であることが知られており，早期に診断し冠動脈血行再建を含む治療が望まれます．

②**非侵襲的治療**（抗血小板薬，β遮断薬，亜硝酸薬，Ca 拮抗薬などを用いた薬物療法）：急性期を過ぎた心筋梗塞患者に対しては，アスピリン，β遮断薬，スタチンなどの薬物療法が重要です．

Advice — アドバイス

急性心筋梗塞が疑われた場合に透析施設で可能な処置として，血液透析の中断，心電図検査を行い過去の心電図と比較，心電図モニター装着，経皮的動脈血酸素飽和度測定，末梢ルート確保を行い，速やかに，緊急冠動脈造影と経皮的冠動脈インターベンション治療が可能な専門施設へ搬送することが重要です．　　　　　　（松金　愛，長谷弘記）

[*1] プラーク：血管の内膜に沈着したコレステロールなどの物質．

Q43 高齢透析患者の心膜炎の原因と治療を教えてください

1 原因と症状

心膜はどこにある？

心膜は心臓を取り囲む膜を意味しています．この膜は非常に特殊な構造をしています．心臓の外層の心外膜が心臓につく大血管の基部を覆った後に，折れ返って外方の第2の膜となって心臓全体を包んでいます（図43-1）．すなわち嚢状の膜になっています．心臓の周りに水分が貯留することを心嚢液貯留と表現しますが，その水分はこの嚢の中に溜まっているわけです．ここに水分が溜まることは決して異常ではなく，むしろ少量の貯留により心拍動の摩擦を防ぐ役割をしています．

透析患者にみられる心膜炎の原因は？

心膜炎といったとき，通常は心内膜の炎症すなわち感染性心内膜炎とは区別され，前述した心外膜の炎症性疾患を意味します．ここではいわゆる心外膜の炎症である心膜炎について説明します．その発症様式により急性と慢性に分けられます．急性の心膜炎の原因は表43-1に示すとおり，多岐にわたります．したがって，透析患者に認められる心膜炎の原因はまず尿毒症を，そして感染症死が増えていることからも，感染が原因の心膜炎を疑ってみるべきです．

増えているの？

透析患者で増加しているのか，減っているのか，具体的に示したデータはありません．振り返って考えてみると，今でこそ計画的に透析導入を行うことも珍しくありませんが，以前は尿毒症症状がしっかりと現れてから，あるいはもう透析をしないと命を落としかねないという段階で透析を開始している時期がありました．そのような状況では尿毒症性心膜炎により透析導入となることも珍しくなかったわけです．つまり導入の1つの判断基準になる病態ということで，その考え方は今でも変わらないことが報告されています．ただし，国民の健康への意識の向上，腎臓病診療の進歩，計画的透析導入の増加から，臨床の現場で尿毒症性心膜炎に出会う機会は激減しているといっていいでしょう．

一方で，わが国の透析患者の死因の2番目の原因は感染症死です．心膜炎の原因として感染症は大きな位置を占めていますので，感染性の心膜炎が隠れている可能性は否定できません．

どのような症状？

急性心膜炎は胸痛や発熱といった，特徴的な

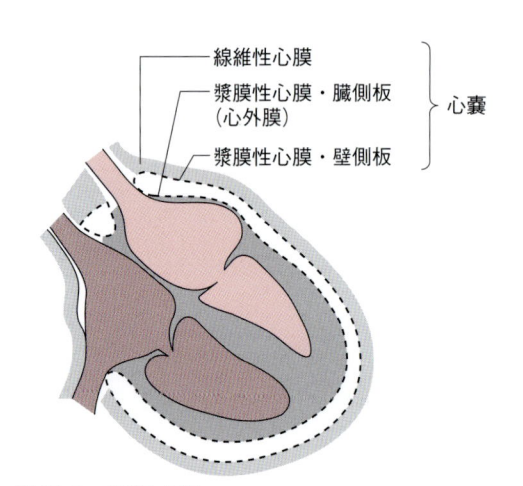

図43-1 心膜と心嚢

表43-1 急性心膜炎の原因

①特発性（原因のはっきりしないもの）
②感染性：細菌性，ウイルス性，結核性，真菌性
③悪性疾患：心臓原発，2次性（乳癌，肺癌，リンパ腫，白血病）
④自己免疫／炎症：膠原病，急性心筋梗塞後，心臓切開術後
⑤代謝性：尿毒症性，粘液水腫，アミロイドーシス

所見はありません．むしろ透析患者の場合は，知らないうちに心膜炎が慢性化して，その症状により診断に至る場合も少なくありません．急性心膜炎はすべてではないにしろ，慢性心膜炎（収縮性心膜炎）に移行しうる病態と考えて間違いありません．

次に慢性心膜炎の臨床症状について概説しておきましょう．心臓には2つの機能が備わっています．血液を送り出すためのポンプ機能である収縮能と，その送り出す血液を十分に溜め込むために膨らむ能力，すなわち拡張能です．心膜に炎症がありその炎症が適切な治療がなされず，あるいは治療ができず慢性化すると，心膜の癒着肥厚が起こります．この状態では，収縮能は保たれるのですが，拡張能が損なわれます．すなわち，十分に心臓が拡張することができず血液を溜め込むことができないわけです．特に全身から還流した血液を肺に送り出すために右心室が拡張するわけですが，その拡張が損なわれます．受け取られない余剰な血液は当然，体うっ血症状として現れます．右心不全症状，すなわち，頸静脈怒張，肝腫大，腹水，胸水，腸管浮腫，下肢浮腫などの症状です．この状態が長く続くと，今度は肺循環から左房，左室にめぐる血液量も減ってきます．ポンプ機能は正常でも，送り出す血液が環流してこなければ空回り状態です．重症時には呼吸困難や咳，肺うっ血，低心拍出症状や血圧の低下が起こってきます．

❷ 予防・治療とケア

尿毒症性心筋症にかぎって説明すると，やはり尿毒素を取り除くことです．簡便に説明すると，導入前の患者であれば，透析開始時期を過剰に遅らせない工夫が必要です．尿毒症症状が出始めたら速やかに導入します．一方，維持透析患者では透析効率を常に意識して，血液の浄化が不十分にならないようにすることが大切です．

❸ 高齢者では？

残念ながら高齢透析患者と心膜炎の関連を説明した報告は見当たりません．しかし，先ほどの原因病態を見直してみると，高齢者ではしばしば遭遇する疾患もたくさんあります．すなわち，高齢透析患者では常に心膜炎が起こりうる可能性があるということです．

Advice──アドバイス

サインを見逃さないことです．胸痛や呼吸困難をみたとき，心筋梗塞や狭心症ばかりを考えがちです．あるいは胸水や浮腫をみたとき，自尿のない透析患者では，ついつい患者の食塩・水分摂取や体重管理に目を向ける傾向にあります．もしかしたら心膜の炎症かもしれないと思い浮かべることが大切です．特に左心不全症状がなく，右心不全症状が強い場合には疑ってかかるべきです．

〔常喜信彦〕

Q44 高齢透析患者の急性心不全・ショックの原因と対策について教えてください

1 原因と症状

原因

　心不全は，慢性透析患者において全死亡の25％を占める最も重要な合併症です（図44-1）．そのなかでも急性心不全は短時間に急激に心機能が低下するものをさし，典型的な急性心不全の原因としては急性心筋梗塞や不安定狭心症といった急性冠症候群があげられます．冠動脈の血栓性閉塞によって心筋が虚血状態に陥り，心臓の収縮機能と拡張機能が低下します．そのほか大動脈弁狭窄症など心臓弁膜症や感染性心内膜炎も急性心不全を発症することがあります．高齢透析患者では，虚血性心疾患や心臓弁膜症が基礎疾患としてあることが多く，急性心不全の発症率がより高いと考えられます．

症状

　急性心不全の症状として，慢性心不全に比べ呼吸困難や心拍出量の低下に伴う血圧低下といった左心不全症状が中心となります．そのほか，喘鳴や咳嗽，喀痰，肺うっ血が強いと淡褐色の血痰を認めます．また，急性心不全の遷延に伴い徐々に下腿浮腫や肝腫大，胸水・腹水の貯留といった体うっ血症状（右心不全の症状）が認められることがあります．

　急性心不全による心拍出量低下や肺うっ血に伴う低酸素血症により，全身主要臓器の血流不足・代謝障害が生じ，全身臓器の機能不全に陥った状態を心原性ショックといいます．心筋梗塞時の血行動態に関して，右心カテーテルでの所見から分類されたForresterの分類（図44-2）や診察所見より分類するNohria-Stevensonの分類（図44-3）が有名です．高齢

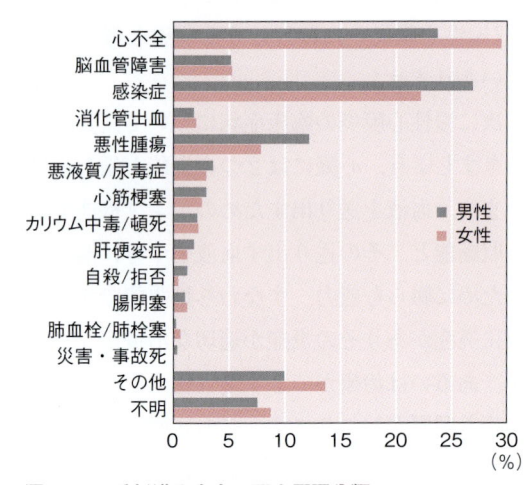

図44-1　透析導入患者の死亡原因分類
〔日本透析医学会：わが国の慢性透析療法の現況（2011年12月31日現在），p.17, 2012より〕

透析患者では，全身臓器の機能低下が進んでおり，急性心不全を発症した場合，重篤になることが多いと考えられます．

2 予防・治療とケア

　透析患者の心不全では，体液過剰に起因する非心臓性（いわゆる溢水）の機序を過大評価し，虚血性心疾患に代表される器質的心血管疾患の評価が不十分になりがちです．急性心不全の発症に際しては循環器専門医と密接に連携し，器質的心血管疾患の診断と治療を進めるべきです．

　慢性透析患者では無症候性の心筋虚血の頻度が高く，透析導入時より積極的な虚血性心疾患のスクリーニングが推奨されています．また，息切れなどの症状，透析時の血圧低下，心電図・胸部X線写真の変化などから心筋虚血の可能性を常に念頭に置くことが大切です．

　慢性透析患者では，急性冠症候群の主要症状

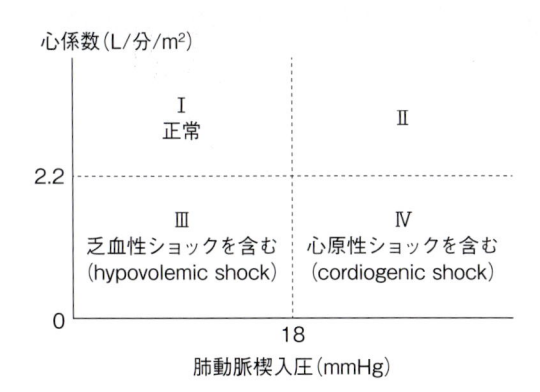

図 44-2 Forrester の分類
心係数と肺動脈楔入圧から急性心不全の重症度を評価しています。
（日本循環器学会：急性心不全治療ガイドライン 2011 年改定版，p.8，2011 より）

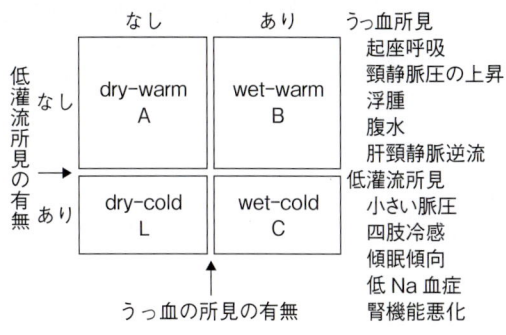

図 44-3 Nohria-Stevenson の分類
Forrester 分類が右心カテーテル所見を元に分類するのに対し，この分類では診察所見を元に重症度を評価しています。
（日本循環器学会：急性心不全治療ガイドライン 2011 年改定版，p.8，2011 より）

が心不全であることが多く，溢水との鑑別が必要で，逆に透析患者が心不全症状を呈した時には急性冠症候群を鑑別することが重要となります。急性冠症候群は突然死が多いため，発症時には救急車でただちに循環器疾患の専門施設へ緊急搬送するべきです。透析患者の治療成績は非透析患者に比べ不良ですが，緊急時には，通常，**経皮的冠動脈形成術（PCI）**[★1]が考慮されています。

心臓弁膜症に関しては，定期的な心雑音の聴取や心臓超音波検査で診断が可能です。重症心不全に陥れば通院透析は不可能となるため，長期的展望に立って適切な時期に心臓弁膜症の精査と治療を行うことが重要です。適切な時期（透析低血圧が起こるようになった初期）に外科的手術をすることが必要となります。

Advice ― アドバイス

透析患者の急性心不全・ショックに対する診断と治療は，高齢化する透析患者の生活の質や生命予後に大きくかかわる問題です。透析医と循環器専門医のみならず，専門を異にするスタッフ間の連携が適切に行われることも成績を左右する重要な因子となります。
　　　　　　　　　　　（浅川貴介，長谷弘記）

[★1] **経皮的冠動脈形成術（PCI）**：血管内にカテーテルという細い管を入れて，心臓まで進めます。心臓の冠動脈の詰まっているところを風船（バルーン）で広げ，金属製のステントを留置します。

Q45 高齢透析患者の慢性心不全の原因と対策について教えてください

1 高齢透析患者の心不全

わが国の透析患者の平均年齢は67歳と高齢化が進んでおり、透析期間が長期となる患者も増加しつつあります。透析患者の死亡原因の第1位は心不全（約1/4）であり、近年は増加傾向が続いています。透析導入時に心機能が正常な患者は16%にすぎず、心不全の既往がなくても透析導入後は年間7%の割合で心不全を発症するという報告もあることから、透析患者における心不全の対策は必要不可欠となります。

2 原因と症状

日本透析医学会では、透析患者が新たに心不全を発症するリスクとして、加齢をはじめ、糖尿病、冠動脈疾患の既往、左室収縮能の低下、拡張期血圧の上昇、血清アルブミン濃度の低下、ヘモグロビン濃度の低下をあげています。

加齢に伴い、心筋肥大や動脈硬化といった心臓の形態学的な変化とともに、機能的には**心臓のコンプライアンス**[*1]が低下し、左室拡張能障害や代償的な心房収縮能の亢進が認められます。透析患者では、さまざまな要因が加わり心機能障害が進行し、特に高齢や透析期間が長期となる患者では、長年の高血圧に加えて、容量負荷、貧血、二次性副甲状腺機能亢進症、動静脈シャント、冠動脈の硬化・石灰化、心臓疾患（虚血性心疾患、心臓弁膜症、高血圧性心筋症、代謝性心筋症、徐脈性・頻脈性不整脈、心膜炎など）の合併などにより心不全を発症しやすく、慢性化や重症化をきたしやすい状態となります。

一方、厳密には心不全と定義を区別しますが、心機能障害の有無にかかわらず、相対的な体液過剰により心不全症状（正確にはうっ血症状）を認めることが少なくなく、原因として、過剰な食塩摂取による体液量過剰、重症貧血、過大血流量内シャント、高血糖などが重要です。

心不全の症状には、左心不全に伴う肺うっ血と血圧低下、右心不全に伴う浮腫、肝腫大、頸静脈怒張、胸・腹水貯留などがあげられます。肺うっ血が軽度な場合には、労作時の呼吸困難が認められます。重症化に伴い安静時あるいは夜間発作性の呼吸困難、起座呼吸が出現します。高齢者に典型的な症状というよりは、自覚症状に乏しく、心不全の症状があっても非典型的なことも少なくないことが、特徴としてあげられます。また、多臓器障害を合併しているため、症状より原因を特定するのが困難なこともあります。

3 患者へのアセスメント（問診と理学的所見）

問診と身体所見により、うっ血症状を明らかにすることが大切です。透析患者の場合、体液量が最も増加している透析前に評価することが推奨されます。

はじめに、前述した心不全症状や身体所見の有無を確認し、左心不全の症状が単独で認められる場合には急性心不全を、両心不全の症状が認められる場合には慢性心不全を考えます。

血液透析（HD）患者に特有の所見として、透析中に低血圧発作を繰り返す場合をはじめ、透析中の血圧が低下により除水が困難となる場合や心胸比が急激に拡大した場合などには、

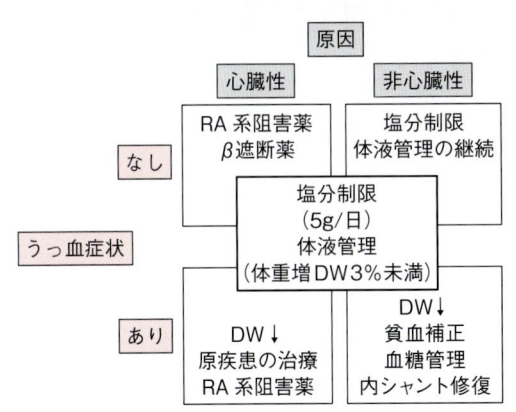

図 45-1　透析患者における心不全治療
DW：ドライウエイト，RA：レニンアンジオテンシン
(日本透析医学会：血液透析患者における心血管合併症の評価と治療に関するガイドライン．日本透析医学会雑誌，**44**(5)：371，2011 より)

うっ血症状が明らかでなくても，心不全の発症や増悪を疑い心機能の評価を行います．

4 患者管理と治療

　厳密な塩分制限に基づく体液管理が治療の大原則です（図 45-1）．うっ血症状を改善させるため，まずはドライウエイトを減量し，透析間の体重増加を抑えます．高齢者では除水により血行動態が不安定となることも少なくなく，治療に難渋する場合などには，体外限外濾過法（イーカム，ECUM），血液透析濾過（HDF），比較的長時間透析，頻回短時間透析も考慮します．

　重症の慢性心不全を合併した HD 患者では，やむをえず腹膜透析（PD）に移行する場合もあります．そのほかに，貧血，過大血流量内シャント，血糖値などの改善も積極的に考慮します．これらの対策によりうっ血症状が改善しない場合には，心臓疾患を疑い精査を進める必要があります．透析患者では心臓疾患，特に虚血性心疾患に伴う心不全が大半であることから，透析導入時より心臓スクリーニング検査が推奨されます．

Advice ─アドバイス─

❶高齢者は心不全を発症しやすく，慢性化や重症化をきたしやすい状態にあります．

❷高齢者は心不全症状に乏しく，症状があっても非典型的な場合も少なくないことから，注意を必要とします．

❸心臓疾患，特に虚血性心疾患に伴う心不全が大半であることから，透析導入時より心臓スクリーニング検査が推奨されます．

❹心臓疾患以外によるうっ血症状の原因として，過剰な食塩摂取による体液量過剰状態，重症貧血，過大血流量内シャント，高血糖などが重要です．　　（林　俊秀，常喜信彦）

[*1] 心臓コンプライアンス：心室壁の弾力性・伸展性をさす．

Q46 高齢透析患者の不整脈の種類とその治療にはどのようなものがありますか？

1 種類と原因

　高齢者にかぎらず透析患者では，透析中に起こる循環血液量ならびに電解質の急激な変化，CaやPの代謝異常による冠動脈・心臓弁への高度の石灰化（弁膜症），貧血などの危険因子が多く，不整脈を引き起こす可能性が高いといえます．高齢者においては，加齢性の変化による刺激伝導系の乱れや心肥大，虚血性心疾患（狭心症など）の罹患率が上昇するといったファクターが加わることで，不整脈の出現頻度は非常に高くなります．

高齢者の不整脈

　非透析患者や腎臓病でない患者と同様，高齢者の場合に最も気をつけるべき不整脈は，数ある不整脈のなかでも，なんといっても心房細動です．心房細動は加齢や透析期間が長くなるに従って合併頻度が増加し，70歳以上の血液透析（HD）患者では30％以上に認められるという報告があります．

　そのほか合併しやすい不整脈として期外収縮，洞性徐脈，高度房室ブロックなどがみられますが，透析後半に起こることが多いのが特徴です．致死性不整脈も多く，発生し突然死につながることが多々あります．突然発症した冠動脈疾患はいうまでもありませんが，高K血症による心室細動などの致死性不整脈や透析後の低K血症も突然死の原因として重要視されています．

2 予防・治療とケア

予防

　心房細動にかぎらず，多くの不整脈治療に共

表46-1 透析患者における主な不整脈の是正ポイント

	対策
体液量は適切か？	ドライウエイトの見直し，Na制限や飲水量を含めた栄養指導の見直し
貧血は起きていないか？	貧血は心臓・血管に負担をかけるため，エリスロポエチン製剤などESAの増量を含めた対策が必要
電解質異常はないか？	特に血清K値の推移に注意，低K血症にも注意 定期的な採血・心電図評価が必要 長期的にみればCa/Pの管理も不整脈予防につながる

通していえることは，抗不整脈薬を投与する前に，まずはドライウエイトを含めた透析条件の再確認が大切だと認識すべきことです．HDはその特性から心血管系に大きく負担がかかることはいうまでもありません．したがって，過剰な除水はないか，逆に体液の過剰はないか，電解質異常はないか，貧血の程度はどのくらいなのかを把握し，透析条件の確認を行ったあとに，抗不整脈薬の投与などの治療法を検討します．やみくもに，不整脈だから薬を飲む，といった安易な考え方は避けるべきです．

　不整脈治療の目的は，予後を改善することはいうまでもなく，自覚症状の改善を通してQOLを改善するということにあります．独居などにより周りの協力の難しい高齢者は，栄養管理・服薬管理を正しく行えないことも少なくありません．食生活をはじめとした生活スタイルにも関与してくるので，不整脈をみたら必ずその因子がないかどうかを確認し，介入できる点がないか確認することが望ましいといえます（表46-1）．

心房細動の治療・ケア

　高齢者で最も遭遇しやすい不整脈である心房

表 46-2　透析患者の心房細動における目標脈拍数

安静時	60 ～ 80/ 分
運動時	90 ～ 110/ 分
初回発症あるいは急性発症 （発作性心房細動含む）	90 ～ 100/ 分

細動の基本的な治療と考え方は，①心房細動の原因の除去あるいは改善，②レートコントロール（脈拍のコントロール），③脳塞栓の予防の3本柱からなります．

このうち最も重要なのはレートコントロールといわれています．血圧はよく普段から把握しているのに，脈拍数を確認していないという透析スタッフをみかけることがありますが，必ず確認する癖をつけるとよいでしょう．脈拍を抑える薬の内服が確実にできているかの確認も必要でしょう（表 46-2）．

発作性心房細動のように，普段は洞調律[*1]でありながら突然心房細動を認めた場合，心機能の悪い人では呼吸困難や動悸を訴えたり心不全となったりすることもありますが，血圧が保たれているかぎり基本的にはあわてて治療すべき致死的な不整脈ではありません．新しく発生している心房細動をみつけた場合は，狭心症や弁膜症などの心疾患による結果である可能性もあり，できるだけ早く循環器専門医に相談し，その原因がないかチェックすることが望ましいといえます．発生頻度も多いので，心房細動の特徴を理解し，心電図をみたら心房細動であることをすぐに判断できるようにしたほうがよいでしょう．

自覚症状の出現しない場合も多いですが，脈をとるなどのごく基本的な診察でみつけることのできる疾患です．また，高齢の患者では自覚症状があるにもかかわらず我慢してスタッフに伝えないでいることもあるので，日頃からの患者の観察が必要不可欠であるといえるでしょう．

Advice──アドバイス

❶ ワルファリン内服は合併症としての出血を助長させ，かえって予後を悪くするという報告もあり，いまだワルファリン内服についての結論は出ていません（※参考：ワルファリンの添付文書では透析患者では禁忌とされています）．

❷ 定期的な採血の際に，血清K値の異常をみたら，予防策として食事を見直すなどの指導も必要です．　　　　　（久保　峻，常喜信彦）

[*1] 洞調律：心臓には，心筋細胞が正常に機能するために指示を出す部分とその指示を伝える部分がある．この指示を出す部分を洞結節と呼ぶ．すべての心筋細胞が洞結節の指示，つまり洞結節で発生した電気的興奮に従い正しく心臓全体に伝わって，これが一定のリズムで繰り返されている状態を洞調律と呼ぶ．したがって心電図で表せば，P波・QRS波・T波が規則正しく現れ，かつ一定のリズムで繰り返すものが洞調律である．心房細動は一定のリズムで心臓が動かず，P波が出現しなくなるものですから洞調律ではない．英語名の sinus rhythm（サイナスリズム）から洞調律のことを「サイナス」と現場では呼ぶことも多い．

Q47 高齢透析患者の呼吸器感染症（肺結核を含む）の原因と治療を教えてください

1 原因と症状

　高齢透析患者は高齢化，糖尿病性腎症の増加，食事制限や透析膜からの蛋白喪失による低栄養状態，免疫低下や嚥下障害などにより呼吸器感染症に罹患しやすく，特に細菌性肺炎，インフルエンザ，結核が問題となります．

細菌性肺炎

　肺炎による死亡率は透析患者では健常人に比べて14～16倍との報告があります．健常人では肺炎球菌，インフルエンザ桿菌が多いのですが，透析患者の報告では肺炎球菌，緑膿菌，クレブシエラの順に多いとされています．

インフルエンザ

　インフルエンザは健常人においても感染による死亡や合併症の原因となる疾患であり，特に高齢透析患者では肺炎も併発して重症化することがあります．

結核

　高齢透析患者の結核発症は健常人よりも高く，その原因としては**細胞性免疫**[*1]の低下が考えられます．肺外結核，特に結核性胸膜炎，結核性リンパ節炎，粟粒結核などが多く，透析導入前後に発症しやすいことが特徴です．

　診断は画像検査や喀痰検査といった従来の方法も用いられますが，肺外結核も多いため，血液を用いたQuanti FERON®-3GやT-SPOT®.TBといったインターフェロンγ遊離試験も有用です．結核性胸膜炎では胸水中のアデノシンデアミナーゼ（ADA）も診断の手がかりとなります．

　ツベルクリン反応はBCG接種の影響を受け，感染していなくても陽性となりうること，透析患者では細胞性免疫が低下しており陽性となりにくいといった問題点があります．

　結核は空気感染であり，特に高齢患者では透析室で感染が拡大しやすいため注意が必要です．

2 予防・治療とケア

肺炎

　肺炎球菌は各種抗菌薬への耐性化が進んでいること，また重症化しやすいことが問題です．そのため，**肺炎球菌ワクチン**[*2]の接種が推奨され，5年の間隔をあけて2回の投与が保険適応となっています．しかし，高齢透析患者における肺炎球菌ワクチン接種後の抗体価は健常人に比べて低く，また健常人では抗体価が少なくとも5年間は維持されますが，高齢透析患者では接種後の抗体価低下が急速であることが問題とされています．

　治療としては，軽症例では第2世代セフェム系抗菌薬が第1選択とされますが，重症例や，高齢透析患者では，第3世代セフェム系，ニューキノロン系の使用も検討します．いずれの場合においても喀痰培養結果が判明し次第，適切な抗菌薬への変更が重要です．

インフルエンザ

　インフルエンザワクチンにおいても健常人に比べて高齢透析患者では抗体価の上昇が少ないとされていますが，接種によって死亡や入院のリスク低下が報告されています．また本人のみならず，高齢透析患者と接触する家族や透析スタッフもワクチン接種することが望ましいです．

　治療としては，わが国ではオセルタミビル，ザナミビル，ラニナミビル，ペラミビルなど4種類のノイラミニダーゼ阻害薬が使用されてい

表47-1 抗インフルエンザ薬の用量・用法

製品名	投与経路	健常人	血液透析患者
タミフル®（オセルタミビル）	経口	75 mg, 1日2回, 5日間	透析後 75 mg 1回のみ
リレンザ®（ザナミビル）	吸入	1回 10 mg（2ブリスター）, 1日2回, 5日間	減量不要
ラピアクタ®（ペラミビル）	点滴静注	300 mg を15分以上かけて点滴静注1回のみ 重症化するおそれのある患者には 600 mg への増量, 連日投与可能	透析後 100 mg 点滴静注1回のみ
イナビル®（ラニナミビル）	吸入	40 mg を単回吸入投与する	減量不要

表47-2 抗結核薬の用量・用法

抗結核薬	健常人 1日投与量	透析患者 1日投与量	高齢透析患者 1日投与量
イソニアジド（INH）	200～500 mg	200～300 mg 透析日は透析後に投与	150～300 mg 透析日は透析後に投与
リファンピシン（RFP）	450 mg	減量不要	300～450 mg
エタンブトール（EB）	500～1,000 mg	200～500 mg 隔日	150～500 mg 隔日
ピラジナミド（PZA）	1.5～2.0 g	15～30 mg 週3回透析後	使用しない

ます．重症例での治療経験はオセルタミビルが最も多く，経口投与が困難な場合や確実な投与が求められる場合にはペラミビルの使用を考慮します（表47-1）．

結　核

結核の治療は耐性化を防ぐためにも多剤併用が原則であり，イソニアジド（INH），リファンピシン（RFP），エタンブトール（EB），ピラジナミド（PZA）の4剤で治療開始し，2カ月後にPZAを中止し，合計6カ月投与します（INH，RFP以外は減量が必要です）．80歳以上の高齢透析患者では，PZAを含む治療では副作用の肝障害が起こりやすく，PZAを含まない治療も推奨されています．その場合，INH，RFP，EBの3剤で開始し，6カ月後にEBを中止し，合計9カ月投与します．この方法でも，高齢透析患者では副作用が出現しやすく，容量を2/3に減量する場合もあります（表47-2）．

Advice アドバイス

❶細菌性肺炎，インフルエンザ，結核のいずれにおいても，早期に診断し治療することが重要です．

❷透析導入前後に，透析による除水を行っても改善しない胸水を認める場合には，結核性胸膜炎の除外も必要です．

❸透析施設では多数の患者が同一室内で治療を受けるため，インフルエンザや結核の感染拡大防止が重要となります．

（早見典子，乳原善文）

★1 細胞性免疫：抗体は関与せず，細胞（細胞障害性T細胞，食細胞など）が直接作用する免疫反応．
★2 肺炎球菌ワクチン：肺炎球菌のみに有効なワクチンであり，肺炎球菌以外の細菌による肺炎には効果がないので，すべての肺炎を予防できるわけではない．肺炎球菌ワクチンは発症予防以外に，重症化も防ぐことができる．また，近年ではペニシリンなどの抗生物質が効きにくい肺炎球菌が増加し，30～50％にも及ぶといわれているが，このような耐性菌にも効果がある．

Q48 高齢透析患者の消化器合併症の原因と治療を教えてください

1 原因と症状

　高齢透析患者でよくみられる食欲不振，悪心，嘔吐，便秘などの機能的な異常は，尿毒症そのものによる場合と基礎疾患や食事療法・治療薬などによる場合があります．

　糖尿病が原因の高齢者では，自律神経障害による機能的な異常と動脈硬化に伴う虚血性腸疾患などの器質的消化管疾患が多いのが特徴です．突然起こる腹痛や下血などの急性腹症では，その原因を見極め，緊急手術などの治療が必要になるので注意することが必要です．

便　秘

　透析患者ではK制限のために食物繊維を多く含む食品が制限され，水分摂取も制限されることから，便秘が起こりやすくなります．そのほかにも透析患者に特有の原因があります（表48-1）．高齢者では腹筋萎縮による腹圧低下も便秘の原因です．

便秘の症状で注意すべきこと：便秘は透析患者にとって一般的であり，対症療法のみ実施されることが多いのですが，なかには重篤な器質的疾患に基づく場合もあるので注意が必要です．たとえば，症状がゆっくり，かつ進行性に発現する場合，下血や腹痛を伴う，原因不明の貧血が進行するなどの症状があれば，大腸癌などの鑑別が必要です．便潜血反応を調べるか，下部消化管検査を勧める必要があります．

吐　血

　吐血を伴うような病態は，食道や胃十二指腸などの上部消化管病変に伴う場合が多いといえます．エリスロポエチン製剤がなかった頃は，輸血でしか貧血治療ができず，輸血後肝炎による食道静脈瘤からの吐血も多かったのですが，近年では胃十二指腸疾患による吐血が多くなっています．

　透析患者では，胃酸過多などの攻撃因子増強に伴う胃潰瘍というよりも，防御因子低下による粘膜萎縮を伴う急性胃粘膜病変（AGML）の頻度が多いのが現実です．

吐血時に注意すべきこと：透析の最中に吐血を観察したら，ヘパリン投与を中止してプロタミンで中和を図るとともに，上部消化管内視鏡検査を実施する必要があります．一方，腹部症状がなく進行する貧血やタール便が観察される時には，胃前庭部毛細血管拡張（GAVE）と呼ばれる出血病変が透析患者でよく観察されるので注意が必要です．GAVEは，1984年にJabbariらが報告した後天性の血管異常で，幽門部のスイカの縞模様の血管拡張（watermelon stomach）が特徴的です．

突然起こる下腹部痛

　透析患者で突然発生する下腹部痛の原因は，

表48-1　透析患者における便秘の要因

①透析患者特有の栄養指導
・体重管理目的の水分摂取制限（腸管内の水分減少し，便の秘結化）
・K制限による繊維性食品摂取不足
②消化管機能低下ならびに蠕動低下
・運動不足と長時間臥床
③糖尿病患者特有の合併症
・糖尿病性自律神経障害による胃腸症
④医原性便秘
・便秘をきたす薬剤投与（P吸着薬など）
⑤透析室の問題
・透析中に排便できない，我慢する，排便への精神的恐怖
⑥高齢者特有の問題
・腹筋の筋力低下
・排便介助が必要（下剤服用中の失禁を恐れる）

大腸憩室炎，大腸ポリープ，出血性大腸炎，虚血性大腸炎，大腸癌，腸閉塞，消化管透析アミロイドーシスなどさまざまです．

虚血性大腸炎は，動脈硬化症や糖尿病，自律神経障害，心疾患，アミロイドーシスなどの背景因子があるところに，透析による除水や慢性便秘による腸管内圧の上昇が誘因となり発症しやすくなります．長期の透析患者では，壊死型という重症例が多いことが特徴で，この病態は非閉塞性腸管梗塞（NOMI）と呼ばれています．腸間膜動脈に血栓を認めないのが特徴で，透析中の脱水に伴う低血圧，それに対処する昇圧薬併用が血管攣縮の原因となり，発症するといわれます．

大腸憩室は便秘により助長され，腸管拡張は壁を脆弱化させます．その憩室に炎症が起こると，容易に穿孔して，腹膜炎となります．

突然の下腹部痛で注意すべきこと：高齢透析患者は筋力低下があるために，たとえ腹膜炎となっていても反跳痛や筋性防御が認めにくいことがあります．腹部圧痛が典型的でないからと油断しないことが最も大切です．

下 血

大腸癌や痔からの出血以外に，高齢の寝たきり患者では急性出血性直腸潰瘍（RU）という疾患も重要です．

下血時に注意すべきこと：RU は仰臥位での寝たきり状態が下部直腸粘膜血流の低下をきたし潰瘍を誘発すると考えられていて，突然の無痛性の大量新鮮血下血で発症します．一方，痔は病歴がありますし，大腸癌は比較的ゆっくりと症状が進行するので，鑑別できます．

❷ 予防・治療とケア

便 秘

治療法は内容物を軟化または容量を増大させることにより排便を刺激する機械的下剤（酸化マグネシウムなど）と，腸粘膜を直接刺激することで蠕動運動を高める刺激的下剤（センノシド，大黄，ピコスルファートなど）に大別されます．便の性状や排便回数などを参考に判断しますが，前者は高 Mg 血症の危険，後者は連用に伴う習慣性が問題です．

高齢者では，直腸に便が溜まっても排便反射が起こりにくいという患者がいます．摘便により大量の便を確認することで判断できますが，レシカルボン®坐剤などが有効です．

吐 血

胃潰瘍や胃癌の発生に関与する可能性があるヘリコバクター・ピロリ（HP）感染と血液透析との関連は一定の結論が得られていません．治療としては，通常と同様で，制酸薬，粘膜保護薬，H_2受容体拮抗薬，プロトンポンプインヒビター（PPI）などが使用されます．特に PPI は肝排泄性で減量の必要がなく，透析患者の第一選択となります．

突然起こる下腹部痛

症状が一過性であればよいのですが，下部消化管で穿孔が起こったり，腸管壊死が起こったりすると，内容物が腹腔内にあふれ，腹膜炎そして敗血症につながります．閉塞性で血管内手術で血行が再建できればよいのですが，緊急手術の適応となる場合が多いのが現状です．

下 血

限局ヘパリン化も有用な手段ですが，発生源への対応が重要です．RU では大腸ファイバーでの焼灼術や血管塞栓術が行われ，有効といわれています．

Advice ──アドバイス

症状の出現の仕方について注意深い問診が診断の有力な根拠になります． （渡邊有三）

Q49 高齢透析患者のウイルス性肝炎・肝硬変の原因・症状と予防・治療について教えてください

1 原因と症状

ウイルス性肝炎

ヒト肝炎ウイルスには多くの種類がありますが、透析室で問題になるのはB型とC型です。これらは血液を介して感染するため、院内感染の問題を起こし、慢性化して肝硬変、肝癌を起こすからです。

B型肝炎ウイルス（HBV）は健常成人が感染すると急性肝炎を発症し、その後、治癒しますが、慢性化することもあります。慢性B型肝炎の多くは、生下時の母子感染によるものです。C型肝炎ウイルス（HCV）が感染すると、急性肝炎を起こしますが自覚症状に乏しく、その大部分は慢性化します。

慢性肝炎では、自覚症状がないことが多く、血液検査ではALT，ASTが上昇します。透析患者ではALT，ASTが低値となるため、健常者より低い基準値（18 IU/L程度）を設定する必要があります。

透析患者ではHCVの感染率が、一般集団と比べてきわめて高いことが知られています。2007年末の透析患者のHCV抗体陽性率は約9.8％と、一般集団の約1％に比べて著しく高率です。エリスロポエチン製剤発売以前の輸血による感染や、現在のように感染対策が整備されていなかった時代の透析室での水平感染の関与もありますが、同年の新規透析導入患者のHCV抗体陽性率が7.5％であることを考えると、保存期からの持ち込みが最も多いと考えられています。

HCV抗体陽性率は高齢者ほど高いことが知られており、後述のように高齢者は肝硬変、肝癌の発症率が高いため、慢性C型肝炎は高齢透析患者において、より重要であるといえます。

肝硬変

肝硬変の原因疾患は、慢性C型肝炎61％，慢性B型肝炎12％，アルコール性肝炎14％などです。肝癌の多くは肝硬変から発症し、発症率はB型肝硬変で年率約3％、C型肝硬変で年率約8％とされています。

肝硬変の代償期には症状を認めない場合が多いですが、非代償期には、①全身倦怠感、易疲労性、食欲不振、腹部膨満感、②肝性脳症による見当識障害や意識障害、③腹水、浮腫、④消化管出血などの門脈圧亢進症状が出現します。

2 予防・治療とケア

慢性B型・C型肝炎の治療・管理の基本方針は①肝炎の治療（抗ウイルス療法または対症療法），②肝癌発症の早期発見，③患者間や医療スタッフへの水平感染の防止，の3つです。

肝炎の治療

適応があれば、後述する抗ウイルス療法を行います。適応がないと考えられる症例や、副作用の懸念の強い症例には、ALT値を低下させる目的で、ウルソデオキシコール酸、グリチルリチン製剤などの肝庇護療法を行います。

抗ウイルス療法

抗ウイルス療法の目標は、ウイルス排除またはウイルス増殖抑制による肝炎の鎮静化です。抗ウイルス療法は日進月歩であり、高額医療で健康保険の適応も変遷するため、日本肝臓学会のホームページに公開されている『B型肝炎治療ガイドライン』『C型肝炎治療ガイドライン』を参考に、肝臓専門医と連携して行います。

薬剤はインターフェロン製剤（IFN）と核酸アナログ製剤を使用します．B型では核酸アナログ製剤を使用することが多く，減量することで透析患者にも使用可能です．C型で使用する核酸アナログ製剤のリバビリンは腎不全では禁忌のため，透析患者ではIFN単独療法を行います．IFNの副作用には，発熱，全身倦怠感，汎血球減少，うつ症状，脱毛などがあります．

2014年には直接作用型抗ウイルス薬（DAAs[*1]）が使用できるようになりました．IFN療法より少ない副作用で高い有効率を示す成績が得られています．現時点では，透析患者には使用はできませんが，なかには腎不全で使用できるものもあり，近い将来は透析患者での使用法が提唱されるものと思われます．

抗ウイルス療法の高齢透析患者での適応

『透析患者のC型ウイルス肝炎治療ガイドライン』（日本透析医学会，2011）では，生命予後の期待できる患者，腎移植が予定されている患者，急性感染で12週間以内にウイルスが陰性化しない場合には，抗ウイルス療法を強く推奨する，としています．

慢性C型肝炎では，高齢者ほど肝硬変，肝癌の発症率が高いため，肝臓専門医の多くは，非腎不全者では高齢者ほど積極的に抗ウイルス療法を施行すべきと考えています．透析患者では治療がIFN単独となるため，高齢透析患者での適応は，IFN治療に対する忍容性がありそうで，十分な生命予後の期待できる元気な患者，ということになります．B型では，透析患者での抗ウイルス療法の適応を明確に示した指針はないので，C型に準じて考えることになるでしょう．

肝癌発症の早期発見

慢性B型・C型肝炎は肝癌発症の危険因子であり，すべての肝炎患者に対して，AFPやPIVKA-Ⅱの血液検査，腹部超音波検査やCTまたはMRI検査を定期的に行い，肝癌の早期発見をめざします．不幸にして肝癌が発症すれば，肝臓専門医と相談して，治療の適応や治療法を検討します．

水平感染の防止

慢性B型およびC型肝炎は血液を介して感染するため，透析室での患者間や医療スタッフへの水平感染の防止策を徹底しなければなりません．特にB型は感染力が強いので，注意が必要です．

肝硬変の治療

代償期の肝硬変では，肝癌の発症率が高いため，非腎不全者ではB型・C型ともに積極的な抗ウイルス療法の適応とされています．しかし，透析患者における肝硬変での抗ウイルス療法の指針はありません．筆者の経験では，C型のIFN治療では汎血球減少の副作用が出やすく，忍容性が低いと思われます．もちろん，十分な生命予後の期待できる元気な患者では試してみる価値はあると考えています．

非代償期に出現する上記の諸症状には，対症療法を行います．

Advice　アドバイス

慢性C型肝炎の高齢透析患者では肝癌の発症率が高いため，できるだけ抗ウイルス療法を行いたいところですが，現時点での治療はIFN単独に限られており，ごく一部の患者しかその恩恵に浴せないのが現状です．透析患者でのDAAsの使用法が確立されれば，多くの高齢透析患者に適応が広がるものと期待します．　　　　　（前川きよし）

[*1] **DAAs**：直接作用型抗ウイルス薬．プロテアーゼやポリメラーゼなどのC型肝炎ウイルスの特定の蛋白に作用して，その増殖を抑制する薬剤．2014に発売されたアスナプレビルとダクラタスビル併用療法は，難治性の1b型高ウイルス量の慢性C型肝炎に対して，IFNを使用せず，少ない副作用で高い有効率を示す成績が得られている．

Q50 高齢透析患者の尿路感染症の原因・症状と予防・治療について教えてください

1 原因と症状

維持透析患者においては，バスキュラーアクセスに関連した感染症だけではなく，肺炎などの細菌性感染症のリスクが増加することが知られており，特に尿路感染症は頻度が高く，日常的にも遭遇する機会が多くあります．

尿路感染症の分類

尿路感染症を分類すると，無症候性細菌尿から急性単純性膀胱炎，急性腎盂腎炎，さらに尿道留置カテーテル関連尿路感染症，膀胱尿管逆流のような解剖学的異常を伴う複雑性尿路感染症，男性においては前立腺炎や精巣上体・精巣炎（副睾丸・睾丸炎）まで幅広くあります．特に致死性の高い注目するべき病態には気腫性腎盂腎炎があり，これは糖尿病を背景とする場合が多く，腎実質と腎周囲のガス産生性感染症です．また，自尿がない無尿の維持透析患者に特異的な病態として膿性膀胱炎があります．

一方，維持透析の背景疾患として多発性嚢胞腎（PCKD）がある場合，発熱の原因として尿路感染症とするのが困難であることが多く，特に注意が必要です．

透析患者における臨床症状

維持透析患者における尿路感染症の臨床症状は，自尿の有無によって異なり，自尿が認められる場合は一般（非透析）症例と類似の臨床像を呈します．すなわち，急性細菌性膀胱炎では，頻尿，排尿時不快，切迫尿，恥骨上部圧痛を主訴とし，腎盂腎炎では悪寒を伴う高熱を認める場合が多く，肋骨脊柱角叩打痛が特徴的な所見です．また，腎盂腎炎ではしばしば悪心・嘔吐を認めますが，特に高齢者では非典型的な悪心のみが前面に出ることがあるので注意が必要です．

前立腺炎ではやはり同様の尿路症状を認めるほか，尿路の閉塞や排尿困難を訴える場合もあり，腰痛や会陰部痛などが認められます．直腸診で前立腺腫大と圧痛を認めますが，前立腺マッサージを実施すると菌血症を惹起してしまう可能性があるので注意が必要です．精巣上体・精巣炎では精巣痛を主訴とする場合が多くみられます．

一方，無尿の場合，恥骨上部不快感または発熱のみで明らかな尿路症状は認めないことが多いので注意が必要です．無尿症例の発熱では膀胱に大量の膿が貯留する膿性膀胱炎のこともあります．

なお，PCKD症例の尿路感染症では，上記のような臨床像に加えて発熱・側腹部痛を主訴とする場合があり，やはりしばしば悪心・嘔吐を伴います．局所の圧痛が認められることが多いですが，腎盂腎炎を合併していることも多く，厳密に両者を区別することは困難です．ちなみに本項の主題ではありませんが，腎移植後の発熱で残存する嚢胞腎感染症も考えるべきであることを指摘しておきます．

検査所見

一般的には尿沈渣所見で白血球数が強拡大視野あたり10を超えていれば尿路感染症を強く疑いますが，維持透析症例では無症候性細菌尿も多く，発熱症例で膿尿・細菌尿を認めてもただちに尿路感染症とするのではなく，症例の全体像を踏まえたうえで臨床的に適切な判断が必

要となります.

尿路感染症の起因菌はやはり大腸菌が圧倒的であり，プロテウス属，肺炎桿菌などの腸内細菌群グラム陰性桿菌が多く，国内では尿道留置カテーテル関連尿路感染症で緑膿菌が占める割合が高いです．糖尿病合併例では黄色ブドウ球菌菌血症に合併した腎周囲膿瘍もみられることがあります．なお，男性における尿路感染症では閉塞起点の確認や慢性前立腺炎を示唆する前立腺の石灰化病変を確認するために画像検査が有用ですが，PCKD症例における囊胞感染症と囊胞内出血を画像検査で区別するのは概ね困難です．

治療方針を決定するために最も重要なのは血液培養検査であり，全身的抗菌薬投与が必要と考えられる透析症例の発熱に際しては必ずルーチンで血液培養検体2セット以上，すなわち2回以上の末梢静脈穿刺，または1回の末梢静脈穿刺とカテーテル逆流血を採取するべきです．PCKD症例の囊胞感染症では，囊胞と尿路の交通が存在しない場合に必ずしも膿尿・細菌尿を認めないこともあり，血液培養のみが根拠となる場合も少なくありません．

2 予防・治療とケア

治療

尿路細菌感染症の治療はキノロン系抗菌薬〔レボフロキサシン（クラビット®）など〕を基本としますが，最近はキノロン耐性腸内細菌が多くなっており，施設や地域の感受性パターンにも注意しながら，広域ペニシリン系とアミノグリコシド系の併用静注（アンピシリン＋ゲンタマイシン併用など）投与や第3世代セフェム静注，抗緑膿菌活性ペニシリン静注〔ピペラシリン・タゾバクタム（ゾシン®）など〕などの初期治療から同定された起因菌にあわせて標的療法へ移行することが望ましいです．

糖尿病患者の尿路感染症で数日間の治療でも解熱しない場合は，気腫性腎盂腎炎の合併を積極的に疑うべきで，腎周囲膿瘍などの合併症が多いのでX線CTなどの画像検査が必要となります．

気腫性腎盂腎炎では大量輸液管理，抗菌薬投与で治療しますが，最終的には外科的治療（ドレナージまたは腎摘出）が必要となる場合が少なくありません．

なお，黄色ブドウ球菌菌血症の症例ではセファゾリン（セファメジンα®）の大量投与が原則となります．

前立腺炎では，前立腺への移行がよいキノロン系投与を基本に治療しますが，急性前立腺炎で2〜4週間，慢性前立腺炎では6週間〜3カ月の治療期間を必要とします．

糖尿病症例ではカンジダ属を起炎菌とする膀胱炎を合併することがあります．尿からカンジダが分離同定された場合，それが感染症の起因菌であるか，単なる常在菌であるか，決定するのは極めて困難な場合がありますが，臨床症状や尿沈渣の白血球増加があれば真菌性膀胱炎と考えてもよいでしょう．真菌尿はしばしば自然経過で消失するし，尿カテーテルが留置されている場合でもカテーテルを抜去するだけで消失する場合が少なくありません．フルコナゾール（ジフルカン®）経口投与で治療するのが一般的です．

予防

入院患者で最も多い医療関連感染症は，無症候性細菌尿を含む尿道留置カテーテル関連尿路感染症です．尿道留置カテーテルで細菌尿の出現頻度は1日あたり3〜10%ずつ増加するとされており，30日後にはほとんどすべての留置例で細菌尿を認めます．尿道留置カテーテルの管理で重要なのは適応の見極めであり，重症症例ではやむをえませんが，そのほかについて

は尿路閉塞を解消する場合，神経因性膀胱により残尿が著しい場合，泌尿器系あるいは隣接する臓器の手術を行う場合，などに限定されるべきです．間欠的導尿や男性ではコンドーム型カテーテルなどの適応を検討しましょう．

尿道留置カテーテルを挿入する際は滅菌器具を用いて無菌的に施行します．尿道カテーテルと集尿バッグは事前接続一体型閉鎖系システムを利用するのが標準的です．閉鎖系カテーテル・システムを使用しても集尿バッグの排液口からの汚染には注意するべきであり，集尿バッグからの尿の廃棄では排尿口と集尿器を直接接触させないようにするなどの配慮が必要です．尿道留置カテーテル関連部位に接触する際，医療従事者の手指衛生には十分な配慮が必要であり，手袋着用も推奨されます．検査のために新鮮尿を採取する場合，検体採取用ポートから無菌的に採取します．

定期的なカテーテルの交換は有用ではなく，むしろシステムの閉鎖性を維持するために閉塞や感染症が認められなければ交換する必要はありません．集尿バッグは膀胱よりも低い位置で管理すべきです．また，泌尿器系手術後の出血などで閉塞が予想される場合を除いて，日常的な膀胱洗浄は行うべきではありません．閉塞防止の場合にも閉鎖系を維持しつつ滅菌生理食塩液による無菌的持続灌流・膀胱洗浄とすべきです．

Advice──アドバイス

❶高齢透析患者の尿路感染症も，感染症診療の基本どおり，臨床診断と起因菌の推定により抗菌薬を選択しましょう．
❷起因菌を確定するために抗菌薬を投与する前にしかるべき検体を採取しましょう．
❸安易な尿道留置カテーテルの使用は避けましょう．

（森澤雄司）

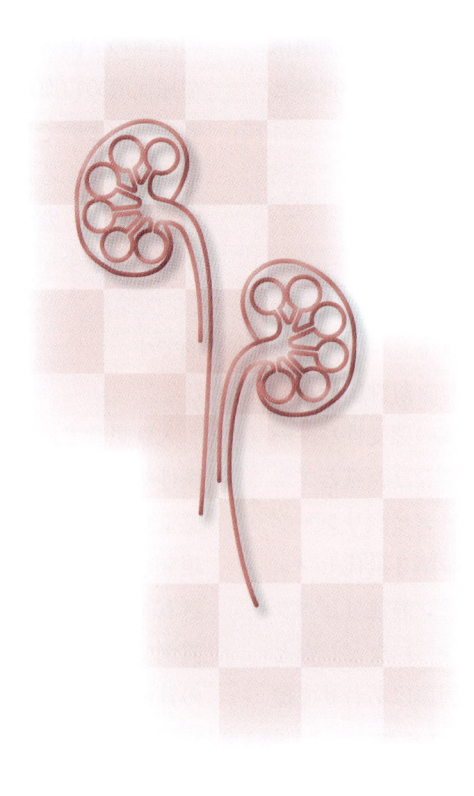

Q51 高齢透析患者の血清カルシウム・リン濃度の異常と骨・ミネラル代謝異常の治療が最近問題になっていますが，これらについて教えてください

1 原因と症状

血管石灰化・骨脆弱性を引き起こす全身性疾患

慢性腎臓病に伴う骨・ミネラル代謝異常（CKD-MBD）は，二次性副甲状腺機能亢進症・骨石灰化障害と骨脆弱化・異所性石灰化・血管石灰化による脳／心血管疾患などの全身性疾患を引き起こします．血管を含む全身の石灰化や骨脆弱化により生じる病的骨折は，腎不全患者の生命予後やQOLを著しく低下させることから，これら一連の病態をCKD-MBDという概念としてとらえるようになりました．

骨代謝回転[★1]の異常・骨脆弱化による病的骨折は合併頻度が高く，ADL低下をきたす主な要因です．透析患者の大腿骨頸部骨折の発症率は，腎機能正常成人と比較して約5倍高いとされますが，加齢による影響，女性の場合には閉経によるエストロゲン低下も影響します．

また，高齢者透析患者における骨粗鬆症の合併頻度は高く，骨脆弱性はいっそう上昇しているといえます．骨折に伴う著しいADLの低下と，続発する筋力・体力の低下は，新たな転倒・骨折の機会を生じやすく，将来的な寝たきり状態の原因となりえます．さらに，誤嚥性肺炎などの高齢者特有の疾病を惹起し，生命予後に影響を及ぼすこととなります．

血中P濃度の上昇，活性型ビタミンDの低下，血中Ca濃度の低下が主な病態

腎臓は，CaとPの恒常性を維持するように，主に副甲状腺ホルモン（PTH）とビタミンDの活性化を介して，骨・ミネラル代謝の調整を行っています（図51-1）．

腎機能の低下によりPの尿中排泄が低下すると，骨細胞からP利尿因子である**FGF23**[★2]の分泌が亢進します．FGF23は同時に腎臓でのビタミンDの活性化を障害し，活性型ビタミンDの産生低下により，腸管でのCa吸収が低下し，低Ca血症を惹起します．

低Ca血症は，PTHの上昇を介して，腎臓でのP排泄を促すとともに，骨からのCa再吸収を促進し低Ca血症を是正しようとしますが，

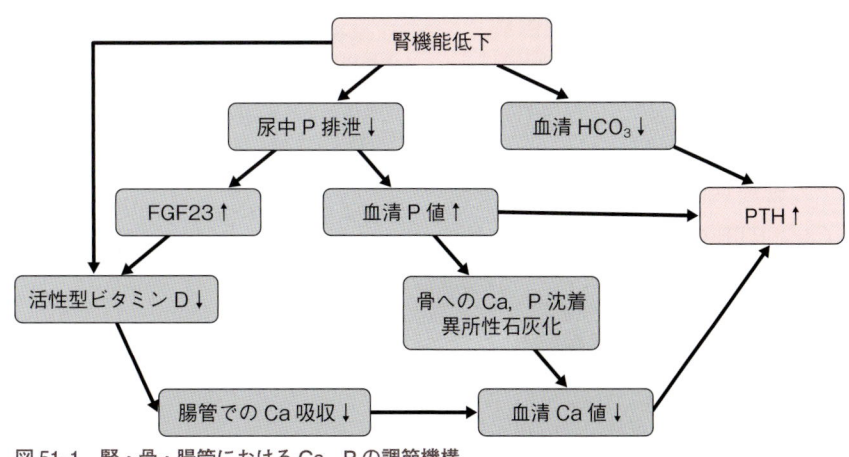

図51-1 腎・骨・腸管におけるCa，Pの調節機構

表 51-1　たんぱく質摂取・P 摂取量の目標

	たんぱく質摂取	P 摂取
血液透析患者	0.9〜1.2 g/kg/ 日	たんぱく質× 15 mg/ 日以下
腹膜透析患者	0.9〜1.2 g/kg/ 日	たんぱく質× 15 mg/ 日以下

骨代謝回転が高まり骨量は減少します．高齢者ではこの病態に骨粗鬆症の要素も併存し，骨脆弱性のリスクがさらに上昇します．

2　評価と予防・治療

投薬歴や骨折の既往など，患者背景にも配慮する

高齢透析患者にみられる骨折は，腎機能低下に関連した骨・ミネラル代謝異常や，骨粗鬆症による骨脆弱性など，多様な側面が存在します．一般の骨粗鬆症患者とは好発部位が異なることや，骨病変が多様であることから，一般的な生化学検査や骨代謝マーカーの測定や，骨密度測定のみでは骨折リスクの評価として必ずしも有効ではありません．

したがって，日常診療において，より早期からその徴候を見逃さないことが重要です．高齢透析患者の診察に際しては，原疾患や併存疾患へのステロイド薬の投薬歴に加え，病的骨折の既往，脊椎圧迫骨折による腰背部痛の有無や姿勢変化にも配慮することが重要です．

P および Ca のコントロールを最優先

CKD-MBD における血管石灰化の抑制には，血清 P および Ca のコントロールが最も重要です．血清 P の管理目標値は 3.5 〜 6.0 mg/dL，**補正 Ca 値**[3]の管理目標値は 8.4 〜 10.0 mg/dL で，P ＞ Ca ＞ PTH の順に優先してコントロールすることが原則です．

P が高値の場合，血液透析患者では，十分な透析量の確保や P 制限の食事指導を考慮することが望ましいとされています．P 摂取量は，たんぱく質摂取量と強い相関があるため，たんぱく質摂取制限に通じます（表 51-1）．

高齢者では，食事摂取量の減少による栄養状態悪化により，むしろ低 P 血症を呈することがあります．低 P 血症の存在もまた，生命予後の悪化の要因の 1 つであり，栄養状態の改善に努めることが重要です．

食事療法や透析条件の見直しを行っても管理不能の場合，血清 P，Ca を管理目標値内に保つよう薬剤を調整します．

Advice─アドバイス

❶ P の多く含まれる乳製品や小魚類，さらに保存料などの P 含有添加剤が多く含まれる加工食品の摂取を控えることが重要です．

❷ 一方，過度の P 制限は，栄養状態の低下をきたし，むしろ予後を増悪させる可能性があります．　　　　　　（浅利佳奈，山本裕康）

---

[1] **骨代謝回転**：硬骨細胞による骨吸収と骨芽細胞による骨形成により骨量が維持されるしくみ．
[2] **FGF23**：骨組織で産生され，腎尿細管での P の再吸収を阻害する蛋白質．
[3] **補正 Ca 値**：血清アルブミン(Alb)値が 4 g/dL 以下の場合には，以下の式で血清 Ca 値を補正し目安とする．

補正 Ca(mg/dL)＝血清 Ca(mg/dL)＋[4 －血清 Alb 値(g/dL)]

Q52 高齢透析患者の二次性副甲状腺機能亢進症の原因と対策について教えてください

1 原因と症状

副甲状腺ホルモン（PTH）は副甲状腺の主細胞で主に合成され，生体のミネラル代謝異常調節において中心的な役割を担っています．PTH分泌がより高度となると骨脆弱性を引き起こし，骨折リスク上昇の原因となるだけでなく，ミネラル代謝異常を介して血管石灰化や生命予後に重大な影響を及ぼすことが示されています．

高齢者では基礎疾患に糖尿病や高血圧症があり，心血管疾患の既往を有する患者も多く，すでに多くの臓器障害を合併している場合が少なくありません．したがって，PTH値を正確に評価し，二次性副甲状腺機能亢進症の管理を適切に行うことで，心血管イベントや骨折率の低減による生存率の改善が重要な課題といえるでしょう．

2 予防・治療とケア

まずは食事，内服管理が重要

PTHは60～240 pg/mLに管理します．ただし，血清P濃度，血清Ca濃度の管理はこれに優先することが望ましいとされています．

副甲状腺機能の管理のための治療戦略としては，①透析処方の見直しや食事療法，②P吸着薬によるPおよびCa代謝管理，③活性型ビタミンD製剤，④シナカルセト塩酸塩，⑤**副甲状腺インターベンション**[★1]，があります．

薬によるPとCaの管理

血清Ca値，P値に応じた各薬剤については図52-1に示す「9分割図」を用いて選択しま

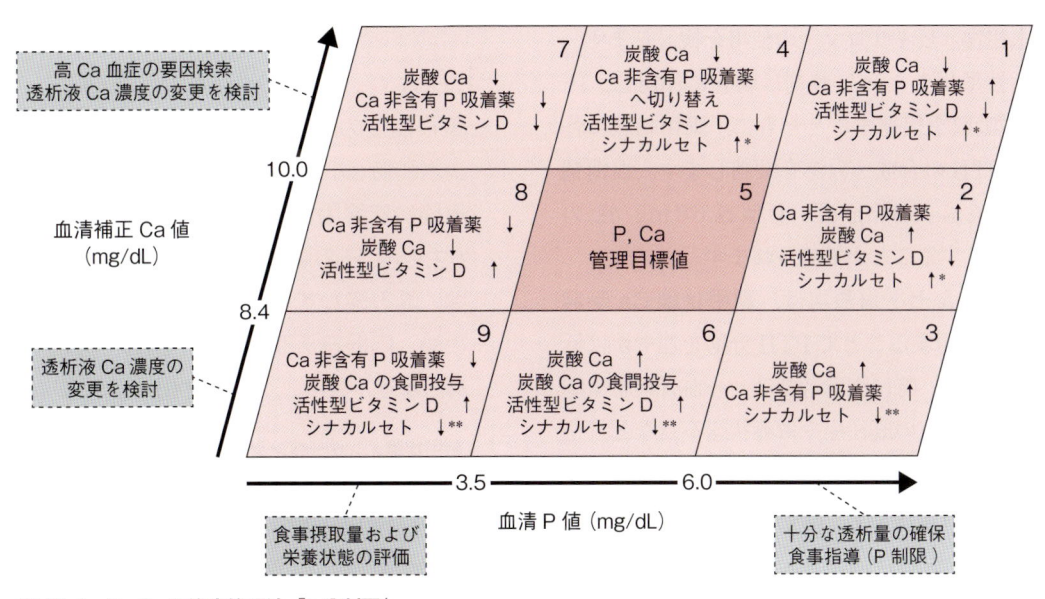

図52-1　P, Caの治療管理法「9分割図」
「↑」は開始または増量，「↓」は減量または中止を示す．
＊：血清PTH濃度が高値，＊＊：もしくは低値の場合に検討する．
（日本透析医学会：慢性腎臓病に伴う骨・ミネラル代謝異常の診療ガイドライン．日本透析医学会雑誌，45(4)：311, 2012より）

表 52-1　P, Ca の治療薬

P 吸着薬	
沈降炭酸カルシウム （カルタン®）	食直後に服用
セベラマー塩酸塩 （レナジェル®，フォスブロック®）	食直前に服用
炭酸ランタン水和物 （ホスレノール®）	食直後に噛み砕いて服用
ビキサロマー （キックリン®）	食直前に服用
活性型ビタミン D 製剤	
アルファカルシドール （アルファロール®，ワンアルファ®）	食後に内服
カルシトリオール （ロカルトロール®）	食後に内服
ファレカルシトリオール （ホーネル®，フルスタン®）	食後に内服
Ca 受容体作動薬	
シナカルセト塩酸塩 （レグパラ®）	毎日同じ時間に服用

す．各薬剤の投与法は表 52-1 に示します．

血清 P 値が高い場合，血清補正 Ca 値 ≤ 10.0 mg/dL であれば沈降炭酸カルシウムを，血清補正 Ca 値 > 10.0 mg/dL であれば Ca 非含有 P 吸着薬であるセベラマー塩酸塩，炭酸ランタン水和物，ビキサロマーの使用を検討します．

活性型ビタミン D 製剤は腸管に作用し，P，Ca の吸収を促進するとともに，副甲状腺に作用し PTH の合成・分泌を抑制します．血清補正 Ca 値 ≤ 10.0 mg/dL，P 値 ≤ 6.0 mg/dL の際に投与することが推奨されます．

シナカルセト塩酸塩は，**副甲状腺 Ca 受容体**[*2]に作用することで PTH 分泌を速やかに低下させます．特に高齢者では，心血管疾患や脳血管疾患などの既往症や栄養状態不良など，全身麻酔による手術侵襲に耐えうる全身状態でない患者も多くいます．副甲状腺摘出術が不可能な患者には，シナカルセト塩酸塩の内服による PTH 管理はよい適応です．さらに，血管壁を含む異所性石灰化病変に対してミネラル代謝改善を介した抑制効果も期待されています．

コントロール不良の場合

内科的治療によるコントロールが不可能な場合，副甲状腺インターベンションを考慮します．

PTH 過分泌が続くと，副甲状腺は結節性過形成となります．腫大副甲状腺の局在診断として，第一に使用されるのが，超音波検査です．簡便・安価・非侵襲性であり，形態・サイズ・血流評価など，多くの情報を得ることができます．副甲状腺の推定体積や数の評価は，副甲状腺摘出術（PTX）の適応や手技を決定する目安の 1 つとなります．また，副甲状腺内の血流評価により，機能評価や治療効果判定に有用です．

腫大副甲状腺が 1 腺のみで穿刺可能な部位に存在する場合，経皮的副甲状腺エタノール注入療法（PEIT）を考慮します．

Advice―アドバイス

高 P 血症の治療として使われる炭酸ランタン水和物（ホスレノール®）は，食直後に噛み砕いて服用します．内服しているにもかかわらず P の値に改善がみられない場合には，噛み砕かずに飲んでいる可能性があるため，内服方法を確認し，指導する必要があります．　　　　　　（浅利佳奈，山本裕康）

[*1] **副甲状腺インターベンション**：副甲状腺摘出術（PTX）または経皮的副甲状腺エタノール注入療法（PEIT）のこと．
[*2] **副甲状腺 Ca 受容体**：副甲状腺の細胞膜上に存在し，Ca 濃度を感知して，PTH の分泌を抑制する．

Q53 高齢透析患者の動脈硬化症と血管石灰化症の原因と対策について教えてください

1 原因と症状

慢性腎臓病（CKD），特に透析患者では血管石灰化が高頻度にみられ，心血管イベントの発症や生命予後とも関連する重要な合併症と考えられています．現に，透析患者の死因の40％以上が心血管系合併症によるものとされています．透析患者における血管石灰化の危険因子の1つとして加齢があげられているように，高齢になるほど血管石灰化の頻度は増加します（表53-1）．

糖・脂質代謝異常とミネラル代謝異常の2つの病態が併存する

血管石灰化は，血管の内膜に認められる場合と，中膜に認められる場合の2つの病態が存在します．

前者は，血管内膜への脂質・コレステロールの沈着（粥状硬化）によって生じ，慢性腎臓病や透析にかかわらず，加齢，高血圧，喫煙，糖尿病，脂質異常などがリスクファクターとなります．血管内腔の狭小化をもたらし，末梢臓器の血液供給低下により臓器の虚血を招きます．

一方，後者はメンケベルグ型中膜石灰化と呼ばれ，透析患者でみられるミネラル代謝異常による血管中膜の肥厚と石灰化が主な病態です．これにより血管の弾性低下をもたらし，末梢への血流低下を惹起します．

高齢透析患者では，糖尿病や脂質異常症を基礎疾患としてもつ患者が多く，血管石灰化の病態として，糖・脂質代謝異常の側面と，ミネラル代謝異常の側面の両者が併存しています．そのため，いずれの病態に対しても十分な管理が必要となります．

表53-1 透析患者における血管石灰化の危険因子

①年齢
②透析期間
③糖尿病
④重度の高血圧
⑤高P血症
⑥Ca・P積
⑦Caを含むP吸着薬の過剰摂取

（日本透析医学会：慢性腎臓病に伴う骨・ミネラル代謝異常の診療ガイドライン．日本透析医学会雑誌，45(4)：323, 2012より）

2 評価と予防・治療

早期発見・早期診断のために，十分な観察や定期的な検査が重要

動脈硬化病変のうち，末梢血管障害（PAD）は高齢者にとって頻度の高い合併症の1つです．PADの代表的疾患である閉塞性動脈硬化症は，間欠性跛行が症状の特徴としてあげられますが，高齢者では，ADL低下によりもともと歩行距離が短い患者も多く，訴えが聞かれないことがしばしばあり，重症虚血肢に進展してから発見される例も多くあります．安静時疼痛や足趾潰瘍形成を生じる前に足の観察とともに冷感の有無を普段から確認しておくことが重要です．

血管石灰化のなかでも，冠動脈石灰化による虚血性心疾患は，高齢透析患者では重大な合併症です．胸痛などの症状がない無症候性心筋虚血の頻度が高く，息切れなどの症状，心不全，透析時の血圧低下，心電図，胸部レントゲンの変化などに注意します．心筋虚血が疑われる場合は，心臓超音波や心筋シンチグラフィによる精査が望まれます．

異所性石灰化は，心臓弁への石灰化としても観察され，心臓弁膜症の発症頻度も高くみられ

ます．症状としては，動悸，不整脈，狭心症発作などがみられますが，高齢者では訴えが乏しいことも多く，より早期の診断のために，聴診による心雑音の有無の確認や，心臓超音波検査による定期的なフォローアップを心がけましょう．

血管石灰化の評価には胸腹部X線写真やCT，脳波伝播速度が有用

血管石灰化の評価法として，胸腹部の単純X線写真や，CTが有用です．X線写真は最も簡便，かつ比較的非侵襲的で，多くの施設で施行できる検査です．腹部X線の側面像でみられる大動脈の石灰化は，心血管疾患の予後因子といわれています．また，CTは，血管石灰化評価において最も有用です．

そのほか超音波検査や**脳波伝播速度（PWV）**[*1]による評価からも石灰化に関係する有用な情報が得られます．頸動脈超音波検査による**内膜中膜複合体肥厚度（IMT）**[*2]の肥厚は，脳梗塞はもとより冠動脈疾患にも関連するといわれています．

食事療法とCa・Pの管理のほか，脂質や糖の管理も重要

血管石灰化の予防および治療においては，血圧管理とともにCa・P代謝の管理が最も重要です．また，高齢透析患者では，透析罹病期間が長期の患者も多く，高用量のCa製剤や活性型ビタミンD製剤を長期間内服しており，Ca過剰負荷による高Ca血症をきたす例がしばしばみられます．食事中のCa摂取制限，適切な量のCa製剤，活性型ビタミンD製剤の使用制限および低Ca透析液の使用を考慮します．

脂質異常症や糖尿病の管理として，まずは食事療法や運動療法が推奨されますが，高齢者の場合には厳格な食事療法は栄養状態の悪化を招き，運動療法により骨折の危険も上昇するため，副作用に注意しながら薬剤を検討します．

脂質異常症では，血清LDLコレステロール＜120 mg/dL，**Non-HDLコレステロール**[*3]＜150 mg/dLの目標値があげられています（→Q-57）．脂質異常症治療薬であるHMG-CoA阻害薬（スタチン）は，脂質低下作用以外に抗動脈硬化作用が注目されています．また，高齢者に合併の多い糖尿病患者では，大動脈や冠動脈石灰化の頻度が多いことが知られており，内服やインスリン療法による血糖管理も重要です．

Advice——アドバイス

いったん形成された血管石灰化を退縮させる治療法は現時点では明らかになっていません．そのため，血管石灰化の予防，治療の早期介入が重要です．

（浅利佳奈，山本裕康）

[*1] **脳波伝播速度（PWV）**：四肢の血圧を測定することで，心臓からの拍動が伝わる速度から，血管の硬さをみる検査．
[*2] **内膜中膜複合体肥厚度（IMT）**：頸動脈の内膜と中膜の厚さのことで1.1 mm以上で動脈硬化と診断される．
[*3] **Non-HDLコレステロール**：総コレステロール値からHDLコレステロール値を引いた値で，管理目標値は，LDLコレステロール値＋30 mg/dLとされている．

Q54 高齢透析患者の透析アミロイドーシスおよび手根管症候群の原因・症状と治療について教えてください

1 原因と症状

原因

アミロイドーシスとは，アミロイドと呼ばれる難溶性蛋白質が体内に蓄積する疾患の総称で，原因蛋白質によってさまざまなアミロイドーシスに分類されます．その1つが長期透析患者に多くみられる透析アミロイドーシスで，透析患者では健常人より血中濃度が高い（10〜50倍）ことが知られているβ_2-ミクログロブリン（β_2-m）を原因蛋白質としています．

ただし，β_2-m濃度が上昇しただけではアミロイド線維はできません．β_2-m濃度上昇は発症の「必要条件」ですが，アミロイド線維ができるには別の引き金が必要と考えられています．長期透析・加齢・慢性炎症・酸化ストレス・終末糖化産物（AGE）・遺伝的要因などが透析アミロイドーシス発症の関連因子であり，この引き金が何であるかが現在の重要な研究テーマになっています．

症状

透析アミロイドーシスは患者ごとに症状が異なる全身性疾患です．主に手・肩・首などの関節にアミロイドが沈着し，骨の破壊や神経の圧迫を生じた結果，さまざまな症状が出現してきます．関節痛やしびれは高齢者一般に多い症状であり，下記の特徴を理解しておくことが大切です．

①**多関節痛**：特に安静時・透析時・就寝時に強い疼痛を示す特徴があります．肩関節痛が最も早期かつ高頻度に出現するとされています．

②**手根管症候群**：手首にある手根管という狭いトンネルにアミロイドが沈着することで正中神経が圧迫され，手の親指側（第1指〜第4指の半分）にしびれや痛みが生じます．進行すると母指球筋（親指の付け根のふくらみ）の萎縮がみられます．神経伝導速度の遅延，手関節叩打後の手指の痛み（チネル徴候），手首の掌屈による疼痛の増強（Phalen's test）などで診断されます．「包丁を使うと親指〜薬指にしびれが走る」（＝チネル徴候），「ハンドルを握ると手がしびれてくる」（＝Phalen's test）といった日常動作の症状に気をつける必要があります．

③**弾撥指（ばね指）**：主に指の根元にある関節（MP関節）のアミロイド沈着により，指の屈曲進展が難しくなる現象です．第1，第3指が好発ですがどの指にも生じます．

④**透析脊椎症（脊椎管狭窄症・破壊性脊椎関節症）**：アミロイド沈着による狭窄もしくは椎体骨破壊の影響で脊椎を走る神経が圧迫を受け，その支配領域に痛みやしびれが生じます．進行すると神経麻痺や膀胱直腸障害などを招くことがあり，注意が必要です．

⑤**骨嚢胞**：X線検査で発見される関節骨の嚢胞です．関節痛の原因となり，進行すると大腿骨頸部骨折を招くことがあります．

⑥**その他の症状**：皮下のアミロイド腫瘤や，消化管血管への沈着による麻痺性イレウス・虚血性腸炎などを示すことがあります．

①〜⑥の症状の多くは透析歴が15年以上の患者に出現しやすくなります．日本透析医学会の統計調査では，手根管症候群の手術を受けたことのある患者の割合は，透析歴と強い相関関係があることがわかっています．

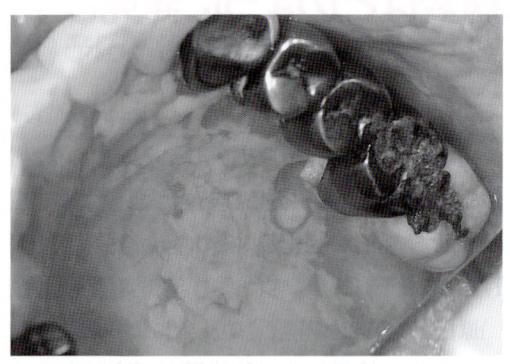

図55-2 高齢透析患者の口腔粘膜所見
76歳男性（透析歴18年）．口腔粘膜のびらん，カンジダ症が認められた．

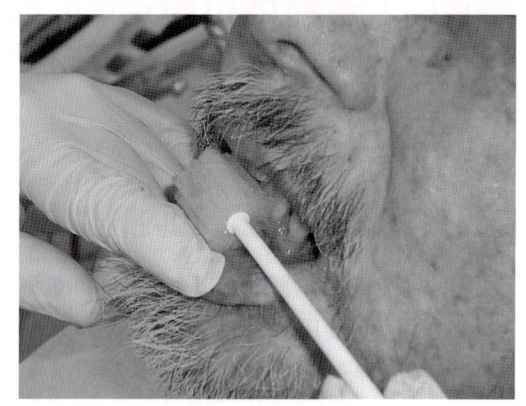

図55-3 高齢要介護者に対する口腔清掃
口腔粘膜のびらんや易出血が重度に認められるときには，介護者が軟らかめの歯ブラシやスポンジブラシを使用して口腔清掃をサポートする．

めには，口腔内をできるかぎり清潔に保ち保湿することが重要です．高齢透析患者は，自ら歯磨きを行うことが困難になっている場合も多いので，本人だけでなく家族にも口腔ケアの重要性を説明し，歯科を受診して正しいブラッシング法や口腔保湿ケアの指導を受けてもらうことが大切です．また，義歯を装着している患者は，食後の義歯の清掃も必要になります．

口腔清掃

歯磨きは，1日3回食後に行うように習慣づけてもらいます．透析治療や体調不良により3回行うのが困難な時には，少なくとも1日1回は（特に唾液分泌が減少する夜に）丁寧に磨いてもらうよう指導します．手が不自由な高齢者では電動歯ブラシの利用も有効です．歯磨き剤は，粘膜部の刺激を避けるために発泡剤（ラウリル硫酸ナトリウムなど）を含まない，低刺激性，保湿効果のあるものが適切でしょう．さらに，洗口剤も低刺激性（非アルコール性）の保湿効果があるものが推奨されます．うがいができないような要介護者には，介助者がスポンジブラシを使って清拭するのも効果的です（図55-3）．口腔乾燥症には，口腔粘膜や義歯に保湿ジェルや保湿スプレーを利用することで症状の緩和を図ります．

定期検診の受診

高齢透析患者の場合，口腔内疾患の罹患リスクが健常人より著しく高いということを本人および家族に理解していただき，自覚症状がなくても定期的（3～6カ月に1回）に歯科検診を受け，口腔内の異常を早期発見して治療を受けるよう勧めることが重要です．

Advice アドバイス

❶ 高齢透析患者は，歯周病，う蝕，口腔乾燥症への罹患リスクが著しく高いことが明らかにされています．
❷ 原疾患に糖尿病があると，さらに症状が重篤化しやすい傾向を示します．
❸ 日々の口腔衛生管理と定期的な歯科検診を受けることが重要です．（二宮雅美，永田俊彦）

Q56 高齢透析患者の足の潰瘍・壊疽の原因と対策にはどのようなものがありますか？

1 原因と症状

多くの高齢透析患者は，自覚症状の伴わない下肢動脈病変が潜行性に悪化し，突然に潰瘍・壊疽として発症することがあります．無症状だったり，疼痛を強く訴えないことも多く，元気がなくなったり，認知症症状の原因だったというようなこともありますので，注意が必要です．動脈閉塞による虚血性潰瘍と末梢神経障害による神経原性潰瘍の2つの病態がありますが，実際には2つが合併した混合性潰瘍がいちばん多いと考えられます．

虚血性潰瘍

虚血性潰瘍は，閉塞性動脈硬化症がほとんどの原因で，症状により評価する**フォンテイン（Fontaine）分類**[★1]や，組織障害の程度で評価するラザフォード（Ratherford）分類によりその重症度が示されます．特に問題になるのは，安静時痛，潰瘍・壊疽を伴う重症虚血肢です．高齢者を含め透析患者は，一般患者と違って，腸骨〜大腿動脈でなく，下腿〜足の動脈での狭窄や閉塞が主要な病変となっています．

神経原性潰瘍

神経原性潰瘍は，ほとんど糖尿病性末梢神経障害が原因です．糖尿病性腎症患者と同様，長期に血糖コントロールが不良となっています．知覚鈍麻により痛みを感じず，運動神経障害で筋萎縮により槌趾など変形をきたして足底，踵，足趾に胼胝をつくり，水疱，表皮剥離を併発し，最後には潰瘍・壊疽をきたします．また，自律神経障害により皮膚が乾燥して角化が進行し，踵に亀裂をきたし，潰瘍・壊疽となります．しかも，高齢透析患者では感染防御力が低下しており，感染を併発しやすくなっています．

その他

高齢透析患者にも静脈うっ滞性潰瘍（深部静脈血栓後遺症，下肢静脈瘤による長期静脈うっ滞により，患肢腫脹と下腿内側色素沈着をきたし搔痒感が出現，搔爬にて生ずる潰瘍）やブルートウ症候群（カテーテル操作後などに生じる足趾動脈コレステロール塞栓症）や血管炎による小動脈閉塞による指趾先端潰瘍がみられることもあります．

2 予防・治療とケア

初期対応

透析患者の足に傷をみたら，閉塞性動脈硬化症と糖尿病性潰瘍を念頭に置くことが大切です．虚血の有無は，チアノーゼ，足の冷たさ，足背動脈や後脛骨動脈の拍動などでみます．下肢を挙上し蒼白となるのも虚血の兆候です．経皮酸素分圧検査（TcPO$_2$）や**皮膚灌流圧測定（SPP）**[★2]が有用です．足関節上腕血圧比（ABI）は石灰化が高度な症例では不正確なことがあります．知覚障害は**モノフィラメントテスト**[★3]で検査します．

次に感染の有無を患部発赤，腫脹，熱感，滲出液有無や白血球数，CRPで検査します．38℃以上の発熱や，足底，足背の腫脹が強ければ，筋膜，腱など深部組織への感染が強く疑われ，急な感染の拡大，菌血症をきたすこともありますので，速やかな外科処置と抗菌薬の投与が必要です．細菌検査はできれば組織を採取し，初期の抗菌薬はグラム陽性球菌（MRSA含む），陰性桿菌，嫌気性菌をカバーするものを投与します．なお，深部軟部組織感染の診断

にはMRIが有用とされています．

虚血の治療

重度の虚血のめやすはTcPO₂やSPPが30mmHg以下です．このような潰瘍では血行再建が必要と考えられます．さらにCT血管造影，MR血管造影，血管造影を行い，治療の可否と部位の検討を行うことになります．

治療は血行再建が主であり，経皮経管的血管形成術（PTA）かバイパス手術が行われます．どちらを選択すべきか，TASC Ⅱ のガイドライン★4 がその基準となっています．PTAは侵襲が少なく高齢透析患者にとってもよい適応と考えられます．しかし，動脈石灰化が高度で閉塞区間が長ければ，むしろバイパス術が適している場合があります．血行再建の適応がなければ下肢切断の適応となります．

創傷の治療

皮膚潰瘍は，虚血が軽症であれば保存的治療が可能です．基本は肉芽形成のための環境を整えることで，壊死組織の除去，感染の制御，創面の保護，湿潤環境の保持が必要ですが，最も大切なのは壊死組織の除去（外科的デブリードマン）であり，これは壊死組織が感染の温床となり炎症を惹起し，肉芽形成を妨げるためです．

外用剤は創傷の保護，肉芽形成促進，上皮化の促進などの目的にあったものを選択し，肉芽が形成されはじめたら，肉芽形成促進剤を用いるなどし，抗菌薬も静脈内投与します．ドレッシング材も有用であり，滲出液の量，創の深さ，感染の有無などで創面に適したものを選択し，湿潤環境を保持します．栄養管理も重要です．

フットケア（予防対策）

予防としてフットケアは何よりも大切です．壊疽になってしまってからでは，血行再建だけでなく形成外科手術も必要となり，しかもそのままの形で足を残せず，治療期間がより長期化します．

基本は清潔保持と皮膚ケアです．清潔でなければ石けんでの洗浄を行い，皮膚乾燥があれば尿素軟膏やワセリン軟膏を塗布しておきます．

フットチェック項目を作成し，異常がないか定期的に観察しておきます．皮膚冷感，チアノーゼ，動脈拍動欠如，皮膚乾燥，落屑，亀裂，足の変形，胼胝鶏眼，知覚鈍麻，爪，趾間のびらんなどをチェックし，爪切り，爪垢除去，胼胝に対するケアや，白癬の治療を行います．

足の変形に対しては足底板作製も有益です．血行障害，神経障害に対するスクリーニング検査も有効です．

Advice――アドバイス

高齢透析患者は自分でフットケアを行えないことがあり，スタッフや家族によるサポートが不可欠です．　　　　　　　　（木村英二）

★1 フォンテイン（Fontaine）分類：閉塞性動脈硬化症を症状によって，1度＝しびれ冷感，2度＝間歇性跛行，3度＝安静時疼痛，4度＝潰瘍・壊疽，と評価する．
★2 皮膚灌流圧測定（SPP）：血圧測定と同じように，レーザードップラー血流計を使用して皮膚局所をレーザー光照射し駆血したカフを緩めて血流が再開するところを計測する．皮膚に40mmHg以上あれば創傷治癒の可能性が高い．
★3 モノフィラメントテスト：ナイロン製の釣り糸のような専用のフィラメントを皮膚に垂直にあて一定の圧（10g）をかけ知覚可能かどうかを判定する．
★4 TASC Ⅱ のガイドライン：国際的に集約されたエビデンス集，『下肢閉塞性動脈硬化症の診断・治療指針』（日本脈管学会，2007）に収載の狭窄・閉塞区間長や病変箇所数・部位による血管造影上の重症度分類に基づく血管内治療か外科的治療の選択基準．

Q57 高齢透析患者の脂質異常症の種類と治療を教えてください

1 透析患者にみられる脂質異常症の意義

脂質異常症が動脈硬化症による心血管疾患（CVD）のリスクであることは広く知られています．

ところが血液透析（HD）患者における観察研究では，総コレステロール値（TC）が低いほど，総死亡や心血管死亡のリスクが高いという逆の現象が認められます．TC は遺伝的要因と栄養状態などによって左右されます．特に透析患者の TC には栄養状態が大きな影響を与えます．たしかに，すでに CVD を有し，栄養状態の悪い患者群では TC が低い（低脂血症）ほど，死亡率が高いのです．しかし CVD もなく，比較的若くて元気な患者では，TC が高いほど CVD の新規発症リスクの高いことがわかっています．したがって，高齢患者においては CVD の既往歴や栄養状態の評価など，慎重な判断が求められます．

2 原因

脂質異常症の原因は多岐にわたります（表57-1）．HD 患者にみられる脂質異常症は高中性脂肪（TG）血症，低 HDL（善玉）コレステロール血症を呈することが特徴ですが，特に高齢 HD 患者では低栄養に伴う低脂血症にも注目する必要があります．

表 57-1　脂質異常症の原因

原発性	家族性高コレステロール血症，家族性複合型高脂血症
代謝・内分泌疾患	肥満，低栄養，糖尿病，甲状腺機能低下症，クッシング症候群，先端巨大症，褐色細胞腫
肝疾患	閉塞性黄疸，原発性胆汁性肝硬変，原発性肝癌
腎疾患	ネフローゼ症候群，慢性腎不全
薬剤	副腎皮質ステロイド，経口避妊薬，アルコール過飲

3 予防・治療とケア

高脂血症対策の基本は食事療法と運動療法です．CVD の既往もなく，肥満の患者にはまず，ダイエットや運動を指導しましょう．一般には高 TC 血症に対して，コレステロールの産生を抑制するスタチンを用いて治療することにより CVD のリスクが軽減することが知られています．保存期慢性腎臓病患者においても同様にスタチンが CVD 発症を抑制できることが報告されています．悪玉コレステロール（LDL-C）の値にかかわらず，HD 患者を対象とした海外の大規模臨床試験では，スタチンの有益性は認められなかったのですが，LDL-C の高い患者では一定の効果が認められています．

わが国のガイドラインにおける脂質異常症対策

『血液透析患者における心血管合併症の評価と治療に関するガイドライン』（日本透析医学会，2011）では，次のように記載されています．

1. 透析患者においても，脂質異常症は心血管疾患，特に心筋梗塞発症の独立した危険因子である．
2. ルーチン評価には，透析前（随時採血）の LDL-C，Non-HDL-C，HDL-C，TG（図 57-1）でよい．
3. 管理目標値は，虚血性心疾患の**一次予防**[1]では，LDL-C 120 mg/dL 未満，あるいは

Non-HDL-C 150 mg/dL 未満，**二次予防**[*2]では LDL-C 100 mg/dL 未満，あるいは Non-HDL-C 130 mg/dL 未満とする．
4. 食事・運動療法にて脂質管理目標に達しなければ，スタチンの投与を考慮する．
5. 低脂血症を呈する場合は，栄養状態の評価と対策を考慮することが望ましい．

高齢 HD 患者における脂質異常症治療の注意点

高脂血症に関しては，前述の指針に従います．肥満患者には当然ながらダイエットや運動を指導し，効果が不十分な場合には，スタチンや腸管からのコレステロール吸収を抑えるエゼチミブ（ゼチーア®）を少量から投与します．しかし，フィブラート系薬剤（ベザトールなど）は横紋筋融解症をきたしやすく禁忌となっています．そのほか，イコサペンタ酸エチル（エパデール®）も比較的安全に使用できます．

HD 患者は通常，絶食状態で採血されることは少なく，高 TG 血症の評価が困難です．このため，ガイドラインでは，LDL-C と TG を加えて，Non-HDL-C として評価することを勧めています（図 57-1）．

家族性高コレステロール血症（FH）は日本人においては 500 人に 1 人の頻度でみられ，スタチンの大量投与とエゼチミブの併用によりコントロール可能であることがほとんどですが，スタチン大量投与ができない HD 患者では **LDL アフェレシス**[*3] を行うことも選択肢の 1 つとなります．LDL アフェレシスは HD 患者に多くみられる閉塞性動脈硬化のうち，薬剤治療抵抗性の患者に適応となっており，一定の効果をあげています．

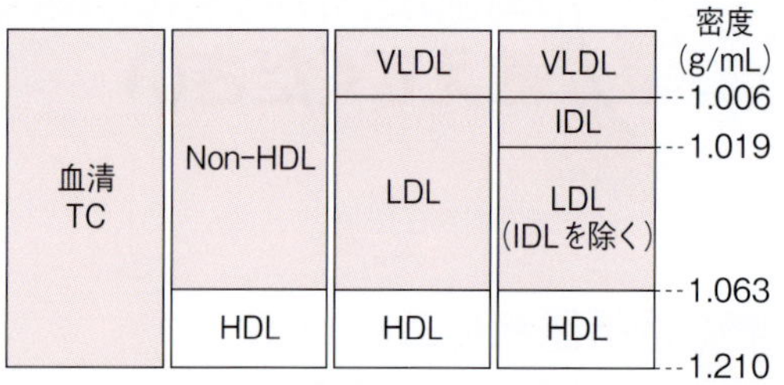

ガイドラインに記載されているように，高齢 HD 患者では低脂血症の管理，すなわち低栄養状態の改善も極めて重要な治療となります．

Advice ─ アドバイス

高齢 HD 患者においては，高脂血症が CVD 発症のリスクか否かは不明ですが，現時点ではガイドラインの示すように治療することが妥当と考えられます．しかし，薬物治療に関しては副作用に十分な注意が必要です．

（鈴木 朗，椿原美治）

[*1] **一次予防**：CVD のない患者の新規発症予防．
[*2] **二次予防**：すでに CVD のある患者の再発予防．
[*3] **LDL アフェレシス**：血中の LDL コレステロールを体外循環により吸着し除去する治療法．

図 57-1 血清総コレステロールとその内訳

血清には密度（比重）の異なる複数のリポ蛋白が混在しており，それぞれが含有するコレステロールの総和が血清総コレステロールである．リポ蛋白の分画法は複数ある．動脈硬化防御的な HDL に対し，それ以外の分画を Non-HDL と呼び，そのコレステロールは Non-HDL-C と記載される．Non-HDL-C は動脈硬化促進的なリポ蛋白のコレステロールの合計にあたる．
（日本透析医学会：血液透析患者における心血管合併症の評価と治療に関するガイドライン．日本透析医学会雑誌，44(5)：349，2011 より）

血清 TC	Non-HDL	VLDL	VLDL	密度 (g/mL)
			IDL	1.006
		LDL		1.019
			LDL (IDL を除く)	
				1.063
HDL	HDL	HDL	HDL	1.210

Q58 高齢透析患者の搔痒症の原因・症状と治療を教えてください

1 原因と症状

搔痒症は維持透析患者の約60％にみられ，QOL低下につながる重要な問題です．しかし，複数の要因が関与していることが多くしばしば治療に難渋することがあります．

透析患者の皮膚は，角質水分量の低下，発汗低下などのため乾燥状態にあり，そのうえ，消毒薬，テープ類を頻用することにより障害されやすい環境にあります．高齢者の場合は皮脂欠乏の要因も加わり，さらに皮膚障害が起こりやすい状態にあるといえるでしょう．

透析患者における搔痒症は特異的な皮膚病変がなく，搔くことによってできる搔爬痕や，二次的に湿疹病変が生じることがあります．かゆみ刺激は表皮／真皮境界部に存在する神経終末（かゆみ受容体）で感受され，C線維という知覚神経を介して伝達されます．乾燥した高齢透析患者の皮膚では，表皮細胞が萎縮しており，C線維が伸長して皮膚の表面直下まで侵入しています．そのため，わずかな刺激によってかゆみが引き起こされると考えられます．

高齢透析患者におけるかゆみの原因として考慮すべき要因を表58-1に示します．しかし，腎不全によるかゆみと決めつけないで，胆汁うっ滞疾患，甲状腺機能低下症，悪性腫瘍，糖尿病などが関与していないか検討が必要でしょう．

透析患者では尿毒症物質が蓄積することによりかゆみを引き起こしますが，透析歴の長さや，原疾患はかゆみの程度と関連はありません．かゆみを引き起こす物質は低分子量ではないとされており，比較的分子量の大きな物質を

表58-1 透析患者におけるかゆみの原因

皮膚におけるかゆみ	透析に由来する内因性かゆみ惹起物質の産生・蓄積	中分子物質の蓄積 ヒスタミン遊離促進物質の産生 無機イオンの蓄積 副甲状腺ホルモンの産生
	かゆみメディエーターの過剰産生	ヒスタミン サブスタンスP インターロイキン2, 10
	外因刺激に対するかゆみ感受性の亢進	乾燥 痒覚神経の伸長とかゆみ閾値の低下
中枢におけるかゆみ	脳内のかゆみ制御メカニズムの異常	オピオイドペプチド

除去することを目的に，ハイパフォーマンス膜の使用や，血液透析濾過への変更も試みる価値があるでしょう．透析量不足がかゆみの原因となるのは当然です．

血清CaとPがかゆみと関連していることも知られています．血清Ca 9.7 mg/dL以上，血清P 5.6 mg/dL以上ではかゆみが多くなります．

副甲状腺ホルモン（PTH）の高値もかゆみとの関連が報告されており，副甲状腺亜全摘によりかゆみが軽減する症例もあります．

透析患者のかゆみにはヒスタミンはほとんど関与していないといわれていますが，少量のヒスタミンがほかの**サイトカイン**[★1]放出などを促進している場合もあると考えられており，抗ヒスタミン薬が有効である場合もあります．

2 予防・治療とケア

予 防

皮膚の乾燥を改善，予防するためには保湿が重要です．保湿効果のある軟膏，クリームを使

用しますが，皮膚の機能回復には2週間以上かかるため，継続してケアすることが必要です．また，入浴により皮脂が洗い流されますので，入浴後には必ず保湿剤を塗ることを習慣にしましょう．乾燥しやすい冬の時期には加湿器を使用し室内の湿度を適度に保つことも有効でしょう．

皮膚の清潔を保つことも重要です．汗や汚れは皮膚を刺激しかゆみの原因となりますので，1日1回は入浴，シャワーで洗い流すことが必要です．

食事内容を工夫し，Pのコントロールを行うことも有効です．P吸着薬は正しく内服することを心がけましょう．

治療

①**皮膚の乾燥を予防する**：保湿効果の高い外用薬を使用します．抗ヒスタミン軟膏の効果は限定的です．透析患者の皮膚には炎症があるわけではないので，ステロイド含有軟膏もできるだけ避けるべきです．また，厳しすぎるドライウエイトは皮膚乾燥の原因となりますので，適正なドライウエイトを設定する必要があります．

②**尿毒症性かゆみ惹起物質の制御**：十分な透析量が得られているかを検討します．そのうえで，生体適合性に優れた膜や，ハイパフォーマンス膜への変更を考えてもよいでしょう．かゆみ惹起物質は比較的分子量が大きいと考えられるため，血液透析濾過が有効な場合があります．透析中，透析後にかゆみが増強する場合は，透析に使用する器材や薬剤に対するアレルギーの可能性を考える必要があります．高Ca血症がある場合は低Ca透析液への変更も有効でしょう．体温上昇はかゆみを増強するため，透析液温度を下げることが有効な場合もあります．

③**内服薬**：まず抗ヒスタミン薬が投与されることが多いようです．理論的には効かないと考えられていますが，ある程度の効果は得られます．鎮静効果のある第一世代抗ヒスタミン薬を眠前に服用させると睡眠障害の緩和にも効果が期待できます．新たなメカニズムの内服薬としてκ-オピオイド作動薬があります．皮膚，リンパ球表面，中枢神経系にはμ，δ，κ，ORL-1の4つの**オピオイド系受容体**[★2]が同定されています．中枢神経系ではκ-オピオイド系がμ-オピオイド系を抑制することが知られていますが，かゆみのある透析患者ではμ-オピオイド，μ-受容体が優位であり，健常者ではκ-オピオイド，κ-受容体が優位だとされています．よって，κ-オピオイド作動薬であるナルフラフィン（レミッチ®）が透析患者のかゆみに有効とされています．

④**注射薬**：抗アレルギー作用のある強力ネオミノファーゲンCやノイロトロピンが使用されますが，あくまでも補助的な治療という位置づけです．また，ビタミンB製剤が，皮膚炎部におけるビタミンB代謝障害を補う目的で使用されることもあります．

Advice アドバイス

高齢透析患者の皮膚は高度に乾燥しています．かゆみを予防するためには保湿が重要であることを患者に理解してもらい，継続したケアを行うよう指導しましょう．

（鈴木　朗）

[★1] **サイトカイン**：各種細胞から分泌され細胞間の情報伝達に使われる蛋白質．炎症，免疫反応などに関与している．

[★2] **オピオイド系受容体**：オピオイド（モルヒネ様物質）の受容体．C線維などの知覚神経の中枢側に存在し，疼痛伝達物質の放出抑制などにより鎮痛効果を発揮する．

Q59 高齢透析患者の神経障害（レストレスレッグス症候群を含む）の原因・症状と治療について教えてください

1 原因と症状

尿毒症性ニューロパチー

透析患者にみられる尿毒症性ニューロパチーは運動神経および感覚神経がともに障害される多発性神経障害であり，これは高齢者でも同様で，典型的には上肢より下肢が強く侵されます．対称性で遠位優位であり，下肢の感覚異常，疼痛を伴う異常感覚，運動失調，筋力低下などがみられます．比較的分子量の大きな物質を除去できる透析条件に変更すると改善することから，グアニジンコハク酸，ミオイノシトールなどの尿毒症物質の関与が指摘されています．それ以外にも，栄養障害，副甲状腺機能亢進症，低カルニチン血症なども関与していると考えられています．

糖尿病性神経障害

糖尿病患者で高頻度にみられるのは広汎性左右対称性である多発神経障害です．高血糖の持続により発症し，主に両足の感覚・運動神経障害と自律神経障害を呈します．知覚が低下すると足潰瘍や足壊疽の原因となり，自律神経障害が進行すると起立性低血圧の原因となります．

レストレスレッグス症候群

レストレスレッグス症候群（RLS，下肢静止不能症候群）は脚に不快な異常感覚が生じ，脚をじっとさせていられないことを特徴とする疾患であり，透析患者に比較的多く発生することが知られています．表59-1の4つの診断基準を満たせばRLSと診断されます．

ドパミン系作動薬が有効であることからドパミン欠乏または受容体機能異常が原因と想定されています．また，血清フェリチン値とRLS

表59-1 レストレスレッグス症候群の腎不全以外の診断基準

①下肢の不快感を伴い，またはそれに起因して下肢を動かしたいという強い欲求に駆られる
②横になっている，座っているなど安静時や身体を動かしていないときに，症状が出現したり，または増悪したりする
③歩行またはストレッチングなどの運動により，少なくともその活動を続けている間は症状が部分的にまたは完全に改善する
④日中に比べて夕方ないし夜に増悪するか，または夕方，夜にのみ症状が出現する

の症状が負の相関関係にあること，鉄はドパミン合成の**律速酵素**[*1]であるチロシン水酸化酵素の補因子であること，鉄剤投与によりRLSの症状が改善することなどから鉄欠乏の関与も想定されています．

2 予防・治療とケア

尿毒症性ニューロパチーについては，十分な透析量を確保することが最も重要ですが，ハイパフォーマンス膜を用いたり，血液透析濾過を行うことで中分子量以上の分子を除去することが有効な場合があります．

糖尿病性神経障害の進展を抑制するには良好な血糖コントロールを維持する必要があります．

糖尿病性神経障害の治療については，良好な血糖コントロールが基本です．エパルレスタット（キネダック®）は自覚症状を改善し，神経機能低下を抑制することが知られています．

神経障害に対しては，十分な透析量を確保することが最も重要ですが，ハイパフォーマンス膜を用いたり，血液濾過透析を行ったりすることで，中分子量以上の分子を除去することが有

表 59-2 レストレスレッグス症候群の腎不全以外の原因

①鉄欠乏
②糖尿病
③多発性硬化症
④パーキンソン病
⑤妊娠
⑥膠原病（関節リウマチ，SLE，シェーグレン症候群，線維筋痛症）
⑦下肢静脈還流障害
⑧薬剤（ニコチン，カフェイン，アルコール，抗うつ薬，抗ヒスタミン薬，メトクラプラミド）

効な場合があります．

　RLSは透析導入直後に発症することが多く，尿毒症や透析量不足，透析導入による精神的ストレスなども関与していると考えられています．したがって，透析量増加，透析効率の改善をまず図るべきです．

　薬物療法としては，鉄欠乏がある場合は鉄補充を行います．非麦角系ドパミン作動薬に属する薬剤が有効ですが，そのなかで保険適応があるのはプラミペキソール（ビ・シフロール®）のみです．そのほか，抗てんかん薬であるクロナゼパム（リボトリール®），ガバペンチン・エナカルビル（レグナイト®）にも保険適応が認められています．

Advice—アドバイス

❶糖尿病合併高齢透析患者では足病変に進展する場合が多く，フットケアが重要となります．

❷RLSがある時，腎不全が原因と決めつけることなく，ほかの原因（表59-2）についても検討してみることが必要です．透析量，透析効率改善によっても改善が得られないなら薬物療法も考慮するべきですが，その場合は低用量から開始し，効果，副作用の発現などを確認しながら慎重に治療を進める必要があります．

❸睡眠障害により増悪することから，十分な睡眠をとり規則正しい生活を送るなど日常生活の質を改善することも必須です．

（鈴木　朗）

★1 律速酵素：一連の反応は複数の酵素によって触媒されるが，その酵素群のなかで最も活性量が少なく，その特定の酵素が触媒する反応が全体の速さを決めている場合，その酵素を律速酵素と呼ぶ．

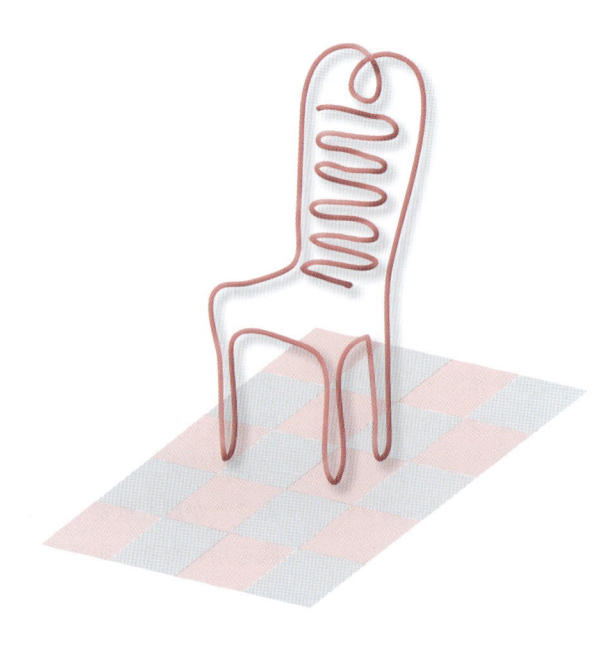

Q60 高齢者透析患者のこむら返りの原因・症状と治療について教えてください

1 原因と症状

透析中にこむら返りが起こる原因はまだはっきりとはわかっていません．しかしながら，血圧低下，体液量低下，早い除水，Na濃度の低い透析液の関与が考えられています（表60-1）．これらはすべて血管が収縮する方向に作用します．その結果，筋肉の血流が低下し，筋肉が弛緩できなくなることで，こむら返りが起こると考えられています．そのほかカルニチンの低下が影響しているという報告もありますが，明確な因果関係はわかっていません．

こむら返りが血圧低下時に起こった場合，血圧回復後もしばらく続くことがあります．体液量との関係では，除水量が多くなると指数関数的にこむら返りが増加するとされています．そのほか，低Mg血症は治療抵抗性のこむら返りの原因になりますし，低Ca血症（特に低Ca透析液を使用時）や低K血症も潜在的な原因となります．

透析患者では血圧低下と急速な除水が最多の原因ですが，薬剤によることも考えられます．Caチャネル拮抗薬，β遮断薬，スタチン，フィブラート（透析患者では禁忌）なども原因となることが知られています．これらは透析患者でも日常的に用いられる薬剤であり，ほかに原因が見当たらないときには考えてみる必要があります．

そのほか，甲状腺機能異常，神経炎なども原因になると考えられています．

高齢者の場合，原因が透析とは関係ない疾患のこともあります．特に，脳卒中による痙攣や髄膜炎，脳炎など，中枢神経の異常が疑われる場合には，頭部CTの撮影など，緊急の対応が必要になります．

表60-1 こむら返りの原因と対応

原因	対応
除水過多	除水速度の調節 普段の飲水量，食塩摂取量の再指導 ドライウエイトの調節
血圧低下	生理食塩液，高張食塩液，50％ブドウ糖液などの投与
低Ca血症	透析液Ca濃度調節 ビタミンD製剤，Ca含有P吸着薬などの調節
低Mg血症	マグネゾール投与 酸化マグネシウム内服
低K血症	K吸着薬の減量 食事摂取量調節 透析中のK負荷
薬剤性	使用薬剤の副作用確認 他剤への変更

2 予防・治療とケア

過剰な除水が必要にならないように，適正なドライウエイトを設定し，透析間の体重増加を抑えることが原則です．

予防

芍薬甘草湯（しゃくやくかんぞうとう）の内服が有効な場合があります．

低Mg血症，低Ca血症，低K血症を是正しておくことも大切です．高齢者の場合は，体液に占める水分の量が低下しており，容易に脱水になります．一方で，体液が過剰になると浮腫や高血圧，心不全なども出現しやすくなりますので，予防には体液の慎重なコントロールが必要です．

治療とケア

こむら返りが起こってしまった場合，血流量や除水量を下げ，他動的につった筋肉を伸ばす

ことが有効です．高齢者の場合，筋肉を伸ばす時は既存の整形外科的問題がないか，あるいは伸ばす時に関節を痛めてしまわないか，については注意する必要があります．

　生理食塩液は，血圧低下とこむら返りの両方に有効です．高張食塩液（10%NaCl 20〜40 mL，緩徐に静注）は生理食塩液より有効とされています．しかし，口渇を惹起するようでは飲水量が増加し，結果として除水量が多くなり，こむら返りを起こしやすくなってしまうので注意が必要です．その点では高張ブドウ糖液（50%ブドウ糖液）の投与も有効とされており，塩分負荷にもなりません．そのほか，高Na透析なども行われます．

　カルニチンがこむら返りを減らす可能性も指摘されていますが，現在のところ，その効果は明確には証明されていません．

　海外ではキニーネも使われてきましたが，現在米国FDAは，重篤な副作用〔不整脈，重篤なアレルギー反応，血栓性血小板減少性紫斑病（TTP）–溶血性尿毒症症候群（HUS）〕が起こりうるとして，透析患者のこむら返りに使用しないよう警告しています．

　そのほか，抗痙攣薬やベンゾジアゼピン系薬物なども使用されますが，いずれも透析患者での効果は確定していません．

　ビタミンEも有効性が指摘されていますが，大規模な研究での証明はされていません．

Advice──アドバイス

❶透析中にこむら返りが起こると，血流量や除水量を落とすことになり，透析不足につながることもあります．まずは，透析間の体重増加を抑えるよう，しっかりとした水分管理が基本になります．

❷高齢者では，透析以外にもこむら返りを起こすような疾患を併発している可能性もありますので，それらの鑑別が必要になることもあります．

（冨田弘道）

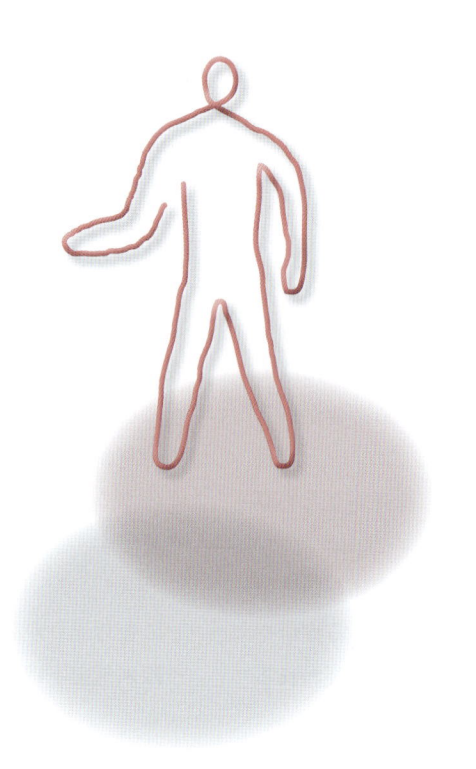

Q61 高齢透析患者の眼病変を早期発見し対策を立てるにはどうしたらよいでしょうか？

1 透析患者によくみられる眼病変

網膜疾患

主な透析導入原疾患である糖尿病性腎症と慢性腎炎の患者では，網膜に血管病変を伴っています．

①糖尿病網膜症：糖尿病網膜症は，視覚障害の原因疾患2位（表61-1）で，年代別では50代・60代で1位となっています．透析新規導入患者の原疾患で糖尿病性腎症が1位，新規導入患者の平均年齢が60代後半であることから，高齢透析患者で最も注意を払わなければならない眼病変と考えてよいでしょう．単純網膜症，前増殖網膜症，増殖網膜症，に分類されます．

②腎性網膜症：腎不全では網膜に高血圧性の変化がみられますが，透析に入りますと血管以外の変化はしだいに自然吸収されます．黄斑部の変性となって視力障害を残すこともありますが，高度の視力障害を残すことは少なくなっています．

結膜下出血

白い結膜が突然真っ赤になるとびっくりしますが，眼底血管とは関係がなく1週間前後で自然に吸収します．何度も繰り返すようであれば，血液疾患や出血傾向の有無をチェックします．

帯状角膜変性

長期の透析患者では角膜中央部に帯状に石灰が沈着して混濁が生じ，霞みを訴えることがあります．視力低下が進めば，**エキシマレーザー**[※1]で角膜の透明性を取り戻すことができます．

表61-1 視覚障害の原因疾患

緑内障	21.0%
糖尿病網膜症	15.6%
網膜色素変性	12.0%
黄斑変性	9.5%
脈絡網膜萎縮	8.4%
その他	33.5%

(若生里奈, 安川 力, 加護亜紀・他：日本における視覚障害の原因と現状, 日本眼科学会雑誌, 118：497, 2014 より)

白内障

白内障は水晶体の混濁で，透析患者によくみられます．眼底の状態がよければ，ほとんど問題なく白内障手術を行うことができます．

緑内障

透析患者では，眼底に血管障害（特に糖尿病網膜症）を伴って起こる血管新生緑内障が問題となります．網膜症が落ち着いた状態になっていると，血管新生緑内障になる危険性は低くなります．

その他

動脈硬化性変化を起因とする網膜静脈閉塞症，網膜動脈閉塞症，虚血性視神経症がみられますが，前者に比べ後二者の頻度ははるかに低くなります．

2 眼病変の予防・治療とケア（網膜症をもつ透析患者）

表61-2は糖尿病網膜症の眼科的治療法で，これらの治療で網膜症を落ち着いた状態にします．というのは，眼科的に未治療あるいは治療が未完成の場合は，透析導入前後に網膜症が悪化することがあるためです．

透析導入前の眼底の状態と，その後の変化を

表 61-2 糖尿病網膜症の治療

① 黄斑浮腫（黄斑症）
　→抗 VEGF 薬[*2] の硝子体内注射
　→ステロイド剤（トリアムシノロン）の注射
② 蛍光眼底検査での色素漏出部・血管閉塞部
　→光凝固
③ 硝子体出血・増殖組織の除去
　→硝子体手術

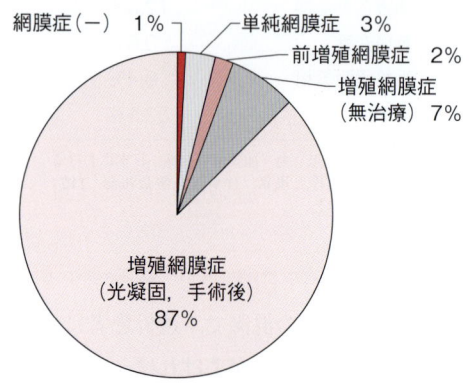

図 61-1　透析導入時の眼底所見
- 網膜症（−）1%
- 単純網膜症 3%
- 前増殖網膜症 2%
- 増殖網膜症（無治療）7%
- 増殖網膜症（光凝固，手術後）87%

〔阪本吉広，岡本紀夫，斎藤禎子・他：透析導入による糖尿病網膜症への長期の影響．第9回日本糖尿病眼学会総会（仙台），2003 より〕

調べました．糖尿病性腎症が原因で透析が導入された患者73例146眼（透析導入年齢：平均55歳，透析期間：3年以上で平均6年）の透析導入時の眼底の状態は，光凝固や硝子体手術などの治療が行われている増殖網膜症が87％と最も多くみられました（図61-1）．透析導入時に網膜症の多くは重症になっているものの，ほとんどは眼科的治療が行われているため，透析による網膜症への影響は少なくなっていると考えられます．しかしそれでも，透析導入後3年以上にわたる経過では，硝子体出血が146眼中38眼（26％）に発症し，血管新生緑内障は6眼，うち4眼（3％）では失明の転帰となっていました．残存していた新生血管からの硝子体出血が多く，光凝固の追加や硝子体出血に対しての硝子体手術で，多くは視力を維持することができていますが，血管新生緑内障には対応に苦慮する例もみられました．

これらのことから，透析導入前に可能なかぎり網膜症を落ち着いた状態に持ち込み，透析導入後も定期観察を続けて新たな病変を治療していくことが大切です．血管新生緑内障に対しては，最近**チューブシャント手術**[*3] が行われ，眼圧降下に大きな期待がもたれています．

Advice——アドバイス

❶ 透析が導入されると，増殖病変以外の網膜症の病変（網膜内の出血・白斑・浮腫）は次第に軽減することが知られていますが，透析導入後にも，硝子体出血や血管新生緑内障が起こることがあるので，安定状態であっても6カ月に1度は眼圧を含む定期的眼科検査を勧めます．

❷ 透析患者のQOLを維持・向上させるには視力を保つことが必要であり，眼科検査への意欲が低下しないよう患者に呼びかけ，励まし，眼科検査を中断しないように見守りましょう．切れ目のない管理が眼病変の最良の予防策・対策となるからです．

（福田全克）

[*1] エキシマレーザー：主に角膜のレーシック手術で用いられているが，帯状変性部を切除することができる．
[*2] 抗VEGF薬：VEGF（血管内皮増殖因子）は糖尿病網膜症などを進行させる物質で，これを抑制させる働きがある．
[*3] チューブシャント手術：房水（眼内の水分）が排出されにくい状態（緑内障）に対して人工物の装置を埋めて流れをよくする手術．

Q62 高齢透析患者の多発性嚢胞腎に対する腎動脈塞栓術の適応と合併症について教えてください

1 原因と症状

多発性嚢胞腎とは，腎臓にたくさんの嚢胞ができることにより，腎機能が低下していく病気です．70歳までに約半数の患者に人工透析が必要になるといわれています．

初期には無症状ですが，嚢胞は加齢とともに増加し，大きくなり，お腹が張ってきます．強い腹部膨満感のために食事がとれなくなり，低栄養状態となり，日常生活動作（ADL）が非常に低下します．

原因は，尿細管の太さを調節するPKD遺伝子の異常によるもので，遺伝します．

高血圧を合併することが多く，患者の約1割に脳動脈瘤の合併があるといわれています．

2 腎動脈塞栓術による治療と適応

多発性嚢胞腎の患者の腎嚢胞壁には非常に発達した腎動脈が認められます．この腎動脈の発達が腎嚢胞の発達に不可欠であるため，腎動脈塞栓術（腎TAE）を行うことが腎嚢胞の縮小につながると考えられます．腎TAEでは経皮的にカテーテルを通し，腎動脈を塞栓して治療します．なお，塞栓物質としてプラチナマイクロコイルを用いています．

腎TAEを行うことで，腎容積は1年間で平均50％まで縮小し，腹囲は10 cm程度縮小する効果が得られますが，反面，残存腎機能が消失し無尿になってしまいます．したがって，基本的には透析導入後で，尿量500 mL/日以下の患者を適応とします．ただし，それ以上の尿量がある患者でも，腹満感が非常に強かったり血尿が止まらなかったりして，患者が治療を強く希望する場合には行います．

高齢者の場合には，術後，食欲改善に至るまでの数カ月を乗り切る体力が必要であるため，全身状態をよく見極めたうえで適応します．

3 腎動脈塞栓術後の合併症

合併症にはどのようなものがあるか

腎TAE後には，数日間の非常に激しい腹痛と，約1週間の高熱（38℃台）がみられます．これは，腎TAEにより急速に腎組織が壊死縮小するための吸収熱です．この間には，強い腹痛や発熱と闘わなければなりません．食事もしばらく十分にできなくなり，歩行は困難になり，移動は車いすが必要になります．腹痛・高熱は1週間以内に治まります．

また，腎TAE後の腎容積減少に伴い，ドライウエイト（DW）を減らしていく必要があり，うまくDWが調整できない場合には，心不全をきたすこともあります．

合併症の予防と治療

①疼痛対策：腎TAE後の強い腹痛に対して，腎TAE前に硬膜外カテーテルを挿入し，約5日間麻酔薬を注入し対応します．それでも痛みが強い患者に対しては，非ステロイド抗炎症薬（NSAIDs）や非麻薬性鎮痛薬（ペンタゾシン）などを追加します．NSAIDsを頻回に使用するため，胃潰瘍を予防するために必ず強力な抗潰瘍薬（プロトンポンプ阻害薬）を併用します．

心臓病などで抗血小板薬の中止が困難な患者に対しては，硬膜外カテーテル挿入を行わず，経静脈的な麻薬や非麻薬性鎮痛薬で対応します．

通常，強い腹痛は3日ほどで消失しますが，一度消失した腹痛が再度出現した場合には塞栓が十分でなかった動脈分枝からの出血やほかの原因の可能性もあり，原因検索が必要になります．特に腎TAE後には，硬膜外麻酔や臥床安静により排便コントロールが悪くなるため，消化管穿孔には注意が必要です．腎TAE後5日間は無理に食事をさせず，食事が十分にとれなければ，補液をして対応するようにします．

②発熱対策：腎TAE後に発熱が遷延することがまれにあります．このような場合には囊胞感染の合併を疑い，対策を立てることが必要です．

③DWの調整：腎TAE後，1年間で腎の大きさは約半分にまで縮小しますので，腎の収縮に合わせてDWを迅速に減らす必要があります．

通常は腎TAE前に比べて2週間後の退院時には1.0〜1.5kg程度DWの減量が必要になります．さらに退院後最初の1カ月間で0.5〜1.0kg，次の2カ月間で0.5〜1.0kgDWを下げる必要があります．最終的には，3〜6カ月で腎TAE前よりも2〜3kg程度DWを下げる必要が生じます．その後は，腹部膨満が改善し，食欲が亢進するため，逆にDWを上げなければならなくなります．

DWの調整には，血圧，浮腫，心胸比だけではなくて，INBODY[1]，血漿HANPなども参考にします．腎TAE後には無尿になってしまうため，厳格な飲水制限を指導することも大切です．

高齢者の注意点

前述のように腎TAE後には数日間強い腹痛が，約1週間高熱が持続します．高齢で術前より全身状態が不良な場合には，この術後の合併症でさらに体力が低下し，危険な状態に至ることがあります．実際に死に至ることはまれですが，通常腎TAE後2週間以内に退院できるところが，1カ月近く入院を要することもあります．

腹満感が著明に改善したと実感でき，食欲が改善してくるのは，通常，腎TAE後3カ月以上経ってからであり，この数カ月間を乗り切る体力が必要とされます．ですから，あまり全身状態のよくない患者は，腎TAEをお勧めできません．高齢者に対しては，腎TAEの適応を十分に考慮する必要があります．

Advice ─ アドバイス

❶高齢者の腎TAEの適応は，手術に耐えられる十分な体力があるのか，慎重に考える必要があります．

❷手術後の発熱・腹痛対策やDWの調整が大切です． （諏訪部達也，乳原善文）

[1] INBODY：身体の中の筋肉量，脂肪量，水分量などを測定する機械．

Q63 高齢透析患者の脳卒中の原因・症状と初期対応および治療について教えてください

1 原因・症状

原因

　脳卒中には脳出血，くも膜下出血，脳梗塞が含まれます．脳出血は高血圧との関連が深いです．脳梗塞は血行動態性，アテローム性，血栓性に分類されます．いずれも透析患者では一般人口に比して発症頻度が高くなっています．くも膜下出血の原因は脳動脈瘤がほとんどです．多発性囊胞腎の患者では脳動脈瘤の合併が多いことが知られています．

　脳卒中は透析中に発症することも多く，透析スタッフが第一発見者になることも少なくありません．透析スタッフに求められることは，①早期発見と初期対応を行い迅速に専門医へコンサルトすること（あるいは対応可能な医療機関へ移送すること），②一次予防と二次予防を知っておくこと，です．迅速な対応がその後の治療方法の選択や，神経学的予後にも影響しますので重要です．

　症状が非典型的だったり，既存の脳血管障害や認知症のため，わかりにくいことがあり，注意が必要です．

症状

　脳卒中の症状は，意識障害，めまい，頭痛，痙攣，神経症状（麻痺や構音障害など）などです．これらの症状から脳卒中を疑うことが第一歩です．高齢者では，脳卒中以外にもこれらの症状をきたすほかの疾患を鑑別することも重要です．

初期対応

　急性期の診療手段を図63-1に示します．意識障害の初期対応として50%ブドウ糖液とビタミン B_1 の投与が推奨されています．痙攣にはジアゼパムを投与します．重度の意識障害では気道確保や心肺蘇生が必要になることもあります．

2 予防・治療とケア

専門施設搬送後の治療

　脳出血であれば，血腫の大きさに応じて血腫除去術や脳室ドレナージなどが行われます．

　脳梗塞では，発症から4.5時間以内で条件を満たしていれば，組織プラスミノーゲン活性化因子（t-PA，アルテプラーゼ）の投与が考慮されます．しかし，ヘパリン投与中で活性化部分トロンボプラスチン時間（APTT）が延長している場合は禁忌であり，透析中に発症した患者では施行できないこともあります．

　くも膜下出血に対しては**クリッピング術**[★1]や，**コイル塞栓術**[★2]などが選択されます．

　ADLの大幅な低下をきたすことも多く，しばしば長期入院や寝たきりの原因となります．

急性期の血圧管理

①**脳出血**：積極的な血圧管理が必要です．収縮期血圧180 mmHg以下（平均血圧130 mmHg以下）あるいは，前値の80%を目標に降圧します．

②**脳梗塞**：脳出血と異なり急性期の降圧治療は原則禁忌です．収縮期血圧＞220 mmHgあるいは拡張期圧＞120 mmHgの場合のみ考慮します．血栓溶解療法を行う場合は収縮期＞185 mmHg，拡張期血圧＞110 mmHgでの降圧が必要です．

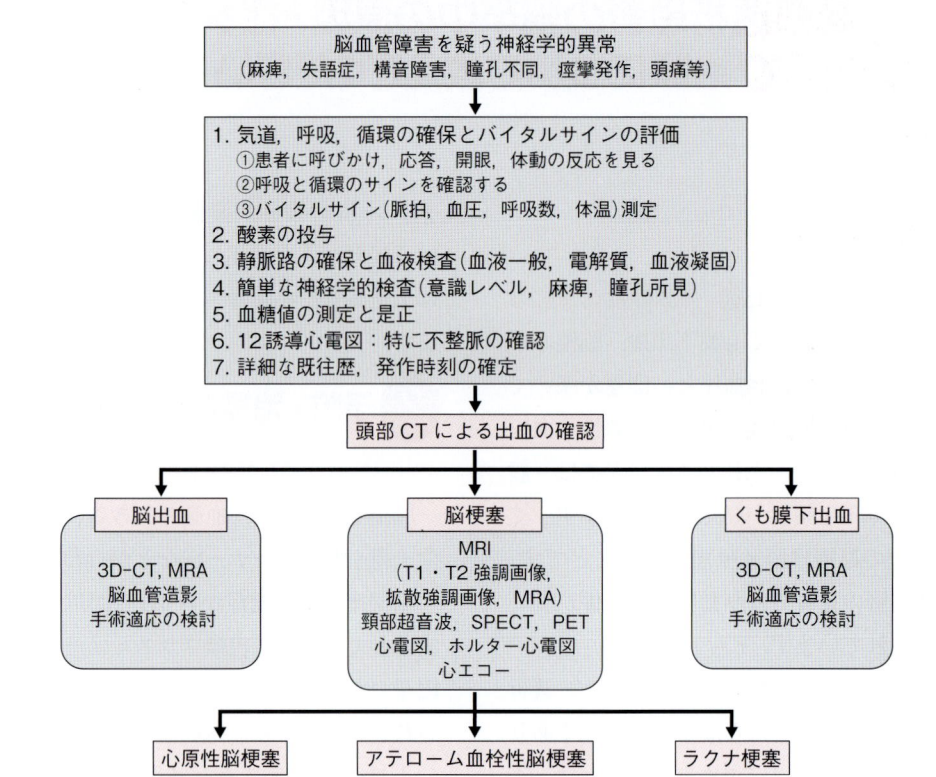

```
                ┌─────────────────────────────────────┐
                │   脳血管障害を疑う神経学的異常      │
                │ (麻痺, 失語症, 構音障害, 瞳孔不同, │
                │       痙攣発作, 頭痛等)              │
                └─────────────────────────────────────┘
                                │
                ┌─────────────────────────────────────┐
                │ 1. 気道, 呼吸, 循環の確保とバイタルサインの評価 │
                │   ①患者に呼びかけ, 応答, 開眼, 体動の反応を見る │
                │   ②呼吸と循環のサインを確認する     │
                │   ③バイタルサイン(脈拍, 血圧, 呼吸数, 体温)測定 │
                │ 2. 酸素の投与                        │
                │ 3. 静脈路の確保と血液検査(血液一般, 電解質, 血液凝固) │
                │ 4. 簡単な神経学的検査(意識レベル, 麻痺, 瞳孔所見) │
                │ 5. 血糖値の測定と是正                │
                │ 6. 12誘導心電図：特に不整脈の確認    │
                │ 7. 詳細な既往歴, 発作時刻の確定      │
                └─────────────────────────────────────┘
                                │
                        頭部 CT による出血の確認
```

図 63-1 脳血管障害の診療手段
(日本透析医学会：血液透析患者における心血管合併症の評価と治療に関するガイドライン, 日本透析医学会雑誌, **44**(5)：406, 2011 より)

3 予防

脳出血

①**一次予防**：血圧管理が重要です．

②**二次予防**：拡張期血圧を <90 mmHg に降圧するよう勧められています．

脳梗塞

①**一次予防**：透析患者では，心房細動を合併していても抗血小板薬やワルファリンの効果は確認できておらず，推奨はされていません．必要があって投与する場合でもプロトロンビン時間国際標準比（PT-INR）<2.0 を保つようにします．

②**二次予防**：血圧は発症後 1 カ月経過してから 1〜3 カ月ほどかけて 140/90 mmHg 未満を達成します．非心原性脳梗塞には抗血小板薬（アスピリン，チクロピジン，クロピドグレル，シロスタゾールなど）が用いられます．心原性脳梗塞に対するワルファリン投与に関しては一次予防と同様です．

Advice アドバイス

発症を見逃さず，対応可能な医療機関へ迅速に搬送することが最も重要です．体液管理も血圧コントロールの一部ですが，高齢者は脱水に気づきにくく，ふらつきや転倒にも注意が必要です．

（冨田弘道）

★1 **クリッピング術**：脳動脈瘤の根元をクリップで挟む治療法．この時点で動脈瘤は完全に閉塞される．開頭する必要がある．

★2 **コイル塞栓術**：開頭せず，カテーテルで動脈瘤の中にコイルを詰めることで，内部を血の塊にしてしまう治療法．

Q64 高齢透析患者のメンタルケアはどうしたらよいでしょうか？

1 精神症状の重要性

透析患者には比較的高い頻度で精神症状が生じます．多くは，抑うつ症状，不安，怒り・攻撃性などです．また，近年は患者の高齢化に伴って，認知症と（これに一時的に加わることが多い）せん妄がとりわけ大きな問題になっています．

このような精神症状は透析患者，特に高齢透析患者の苦痛になるばかりではなく，家族や医療者の強い負担になり，治療やケアを妨げます．さらに，生命的な予後を不良にする危険性も指摘されるようになりました．

2 精神症状の原因

精神症状の原因は，主に病気やその他の一般的な心理社会的なストレス因子と，腎不全・透析およびその他の身体疾患（高齢者の脳の加齢性変化もここに入ります），薬の副作用（高齢者では薬の副作用も起こりやすくなります）などによる脳の機能の低下の2つです．

3 透析患者のメンタルケア

ここでは，透析患者のメンタルケアの基本であり，最も重要と思われること3点を述べます．

ていねいな身体的治療とケア

日常的に行っている身体的治療とケアをていねいに行うことは，そのまま重要なメンタルケアになります（表64-1）．身体的な状態がよくなれば，多くの場合，それに伴って患者の心理状態も改善します．高齢者では身体的状態が乱れていることが多く，これはとりわけ重要です．

表64-1　ていねいな身体的治療とケア

- 身体的状態をできるだけ改善する
- 身体的自覚症状をできるだけ緩和する
- 一つひとつのケアをていねいに行う
- 疾患による生活の制約を少なくするように工夫する
- 疾患や治療に関する情報を正しく伝える
- 適切なサポート体制を整える

患者の気持ちは患者にしかわからない

これは当たり前のことですが，つい忘れてしまうことがあります．患者の気持ちを察したつもりになって，ごく表面的な接触にとどまったり，患者のニーズとは異なることをしてしまったり，また，何か問題が起こったときにも，患者に事情を質問しないまま，対策を考えて悩んだりすることなどもあります．

患者の気持ちは患者にしかわからないことをもう一度思い起こし，ていねいに，しかし恐れることなく患者と話し合うことが重要です．このときの方法と注意点を表64-2にまとめました．

この表で特に重要なことは，ただ話を聞くのではなく，患者の苦痛，悩み，医療者へのニーズなどを理解しようと思って話を聞くことです．最初は患者のいうことがよくわからなくても，話を聞いているうちに，「ああそうか．この人はこういうことをいいたかったのか」とわかることがあります．このときには，患者も自分の気持ちの少なくとも一部がこの医療者に通じたと感じていることが多いと思います．「先生，わかった？」と質問する患者もいます．このようにして，次第に協力的で共感的な治療関係が生まれていきます．筆者はこれを「理解に基づく共感」と呼んでいます．

このときに，医療者がどのように返事をしよ

表64-2 患者との話し合いの方法と注意点

- 患者の「気持ちを察した」つもりにならない
- 患者の感情，苦痛，悩み，医療者へのニーズなどを理解しようと思って話を聞く
- どのように返事をしようかと考えながら，患者の話を聞かない
- わかったときには「なるほど…」などといい，わからなかったときには「そこがよくわからなかったので，すみませんが，説明してください」などという
- 主にセルフケアレベルの上昇のために医療者が行うべきことは「情報提供の工夫」とその後の話し合いである
- このような話し合いのなかで，患者の自己決定を助ける

表64-3 ペイシャント・エンパワーメントの効果

セルフケアそのものに関する効果
・治療目標の決定・明確化 ・セルフケアレベルの上昇 ・セルフケアに関する自己効力感の上昇 ・知識の増加 ・身体状態の改善　など
自己決定に伴って生じる効果
・協力的な治療関係が生まれる ・全般的な自信の回復 ・心理社会的適応レベルの上昇 ・QOLの上昇　など

うかと考えることはむしろ邪魔になります．返事を考えながら話を聞くと，患者の言葉に集中することができません．患者の発言がわかったときには「なるほど…」などといい，わからなかったときには「そこがよくわからなかったので，すみませんが，説明してください」などというのがよいでしょう．

　以上は高齢者でも同じです．高齢者とはきちんとした話し合いができないなどと考えるとしたら，大きな誤りです．

「指導」「教育」しようと思わなくてよい

　透析は患者のセルフケアが重要であり，そのための指導，教育が行われます．しかし，医療者がいくらがんばっても，患者がその気にならなければ，患者のセルフケアレベルは上がりません．

　最近，透析医療でも使われるようになった言葉に「ペイシャント・エンパワーメント」があります．この目的は患者を元気づけることなどではありません．ここでいう「パワー」は「患者の自己決定権」です．

　ペイシャント・エンパワーメントの考え方によると，医療者の役割は，患者を指導し教育して，患者を変えようとすることではありません．はじめに医療者が行うべきことは「情報提供の工夫」です．本当に必要な情報を選び，こ

れを患者にわかりやすく説明するための方法を考えます．そのあとで「実際にまずできることは何か，どのような方法がよいかを話し合う」のです．小さな変化であっても構いません．実際に患者ができることは何かを，質問を交えながら具体的に話し合い，患者の自己決定を助けます．これは高齢者も同じです．

　この方法の効果（表64-3）は，①セルフケアそのものに関する効果（セルフケアレベルの上昇，セルフケアに関する患者の自己効力感の上昇，身体状態の改善など）と，②情報提供・その後の話し合い，患者の自己決定に伴って生じる効果に分けられます．

4 認知症について

　以上のメンタルケアは，（実際には話し合いが思うように進まなかったとしても）認知症の患者の対応においても基本となります．そのうえで，さらにさまざまな方法が試みられます．

Advice アドバイス

明確な精神症状がないときにも以上のメンタルケアの基本をふまえて患者に接するように心がけることは重要です．それによって，次第に協力的な治療関係が生まれ，さらに精神症状を予防する効果も生まれるでしょう．

〔堀川直史〕

Q65 高齢透析患者の MRSA 感染症への対策を教えてください

1 MRSA 対策の基本

　維持透析患者 MRSA 保菌症例には接触感染予防策を適用することが望ましいですが，積極的監視検査が実施されていなければ MRSA 保菌の有無を把握できるわけではなく，感染防止リスク評価に基づく対策と手指衛生を中心とした標準予防策の遵守が最も重要です．

積極的監視検査とは

　積極的監視検査（AST）〔または積極的監視培養（ASC）〕とは，MRSA などの特定の耐性菌などについて臨床症状の有無にかかわらず，保菌の有無を定期的にチェックする方法で，臨床的な必要性から培養検体を採取する臨床培養とは異なります．たとえば，MRSA であれば入院時あるいは転床時，入院期間が長い場合は週1回などのペースで鼻腔・咽頭，さらには皮膚破綻部から検体を採取する方法が考えられます．

　積極的監視培養は米国医療疫学学会（SHEA）のガイドラインでも推奨されていますが，専門家の間でも議論は分かれるところです．実際，手指衛生の徹底のみによって積極的監視培養なく MRSA のコントロールを達成することができたとの報告もあります．

　なお，MRSA を同定する方法として，従来は培養検査による分離・同定が一般的であり，積極的監視や ASC と呼ぶ場合が多いですが，最近はより迅速に数時間で結果が判明する PCR[*1] 検査による AST が普及しつつあります．

2 接触感染予防策

　接触感染予防策では，皮膚と皮膚の直接的な接触などで生じる直接接触と，医療器具などを介した間接接触が問題ですが，いずれにせよ，医療従事者による適切な手指衛生こそが最も有効な予防策です．

　物理的な遮蔽も正しく行えば有効であり，特に患者のケアや周辺の環境に入る場合，清潔（未滅菌）手袋と袖付きガウンを着用することで対策とすることができます．患者のケアに使用する器具はできるかぎり患者間で共有しないようにします．

　しかし，実際的には個室病床などの医療資源が限られたわが国において，どのような場合に接触感染予防策を実践するかを一律に決定することは困難であり，隔離解除に関する科学的根拠も乏しく，感染管理認定看護師などの専門担当者による感染防止リスク評価のうえで方針を決定することが望ましいでしょう．

　SHEA ガイドラインでは，MRSA 陽性患者における病室で環境表面が高率に汚染されていることが指摘されており，複数床病室より個室管理の優先を推奨する記載となっています．環境の汚染から積極的な手袋の使用が推奨されるのは合理的であると考えられますが，さらに MRSA 患者の病室に入室する際には医療従事者の保菌を防止する目的から外科マスクを着用すべきであるとの記載もあります．患者の周囲で医療従事者が不用意に手を顔にもっていくと，結果として MRSA を保菌してしまうリスクも高まることに注意するべきです．

　筆者は MRSA 陽性患者であっても手指衛生

順序	着用の仕方	脱ぎ方
①	ガウン・エプロン 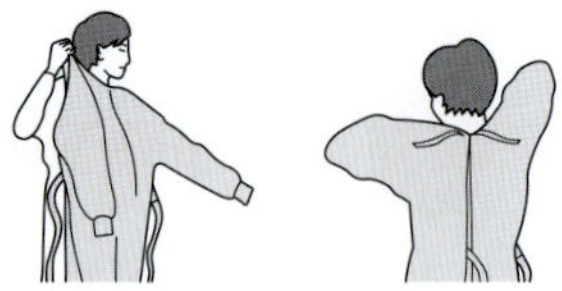	手袋 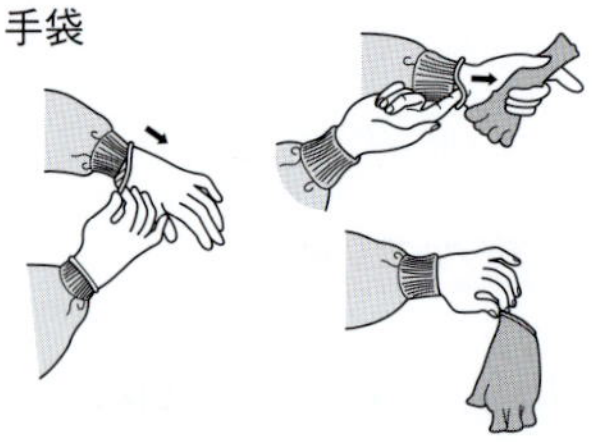
②	マスク 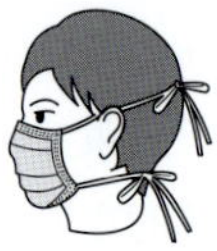	ゴーグル・フェイスシールド 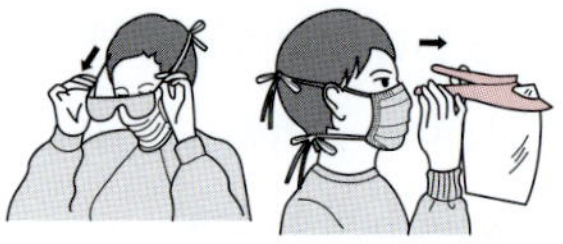
③	ゴーグル・フェイスシールド 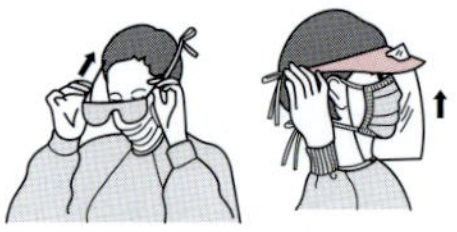	マスク 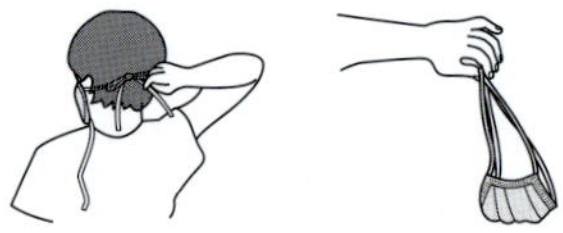
④	手袋 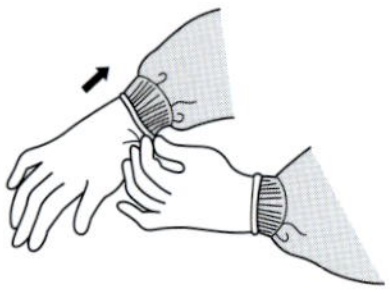	ガウン・エプロン 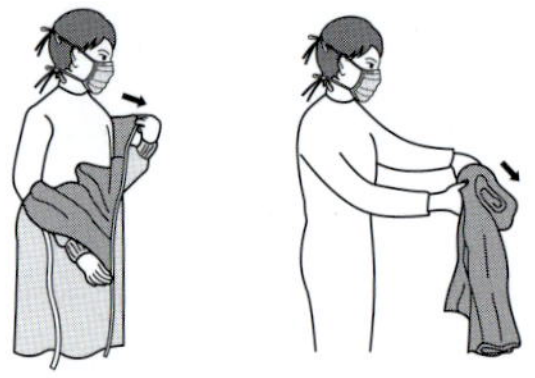

図65-1 個人防護具の着脱方法に関する注意点
ガウン, 外科用マスク, フェイスシールド, 手袋の個人防護具（PPEs）はきちんと着用する. 特に外科用マスクではきちんと口と鼻を覆って密着させる. さらに重要なのは脱ぎ方であり, 手袋からマスクやフェイスシールド, そしてガウンという順番で, より汚染されている可能性が高い装具から慎重に脱ぐ習慣を身につけたい.

遵守を含む感染防止対策に協力的であれば, ケアにあたる医療従事者が手指衛生（標準予防策）を徹底することを前提に複数床室で管理可能と考えています.

3 感染防止リスク評価に基づく積極的監視検査

　一般的に科学的に確立された感染対策は少なく, 手指衛生の向上が直接的に MRSA 保菌率や医療関連感染症の発生率を減少させた研究すら極めてまれではありますが, 現実的には手指

衛生の徹底や個人防護具の適正使用を含む医療安全組織文化の醸成とともに感染対策を進める必要があります．

新生児集中治療部門や心臓血管外科病棟，整形外科病棟などのようなMRSAによる医療関連感染症のリスクが極めて高い部署においては，感染防止リスク評価に基づいて積極的監視AST/ASC検査を検討する価値があると考えますが，その効果についてはまだ確立されていません．

なお，MRSA陽性のために個室隔離となった心不全症例で，隔離が必要でなかった症例と比較して医療事故の発生率が高かったとする報告もあって，患者の基本的人権にも配慮しつつ，過剰な個室隔離管理は避けたいところです．

④ MRSA感染症の治療

MRSAが起因菌となった感染症の治療については，その診断に応じた適切な抗菌薬を選択するべきです．一般的にいうと，菌血症や心内膜炎にはバンコマイシンやダプトマイシン（キュビシン®），MRSA肺炎にはリネゾリド（ザイボックス®）またはバンコマイシン，複雑性皮膚軟部組織感染症はバンコマイシン，リネゾリド，ダプトマシンが選択されます．実際に透析症例にバンコマイシンを投与する際には血中濃度測定が必須であり，**トラフ値**[*2]で15〜20 μg/mLを目標とするのがよいでしょう．

なお，喀痰からMRSAを検出することはしばしば経験されますが，臨床的にMRSA肺炎とするには病態を把握して判断する必要があり，米国感染症学会（IDSA）ガイドラインでは集中治療管理が必要な重症例，壊死性肺炎または空洞形成性浸潤影，膿胸合併例などでMRSAを起因菌として疑うことが例示されています．

Advice̶アドバイス

❶高齢透析患者では，リスクが高いとはいってもMRSAの積極的監視検査を全例に行うのは現実的でなく，むしろ手指衛生を中心とした標準予防策の徹底を図りましょう．
❷手袋やガウンはむしろ脱ぎ方に注意を払いましょう（図65-1）．
❸MRSA感染症を発症している場合も，その感染部位に応じて抗菌薬を選択しましょう．

（森澤雄司）

[*1] PCR：DNAの試験管内での増幅法．
[*2] トラフ値：trough値，投与中の薬物の血中最低濃度．

Q66 高齢透析患者の手術時の対策を教えてください

1 高齢透析患者の諸臓器の予備能

　高齢透析患者は諸臓器の予備能が低下しています．また，組織が脆弱で，易出血性であり，感染をきたしやすく，手術による合併症が誘発されやすくなっています．

循環器系の変化

　高齢者では，心房細動などの不整脈，冠動脈硬化による心筋虚血により低血圧や末梢循環不全，うっ血性心不全が誘発されやすくなっています．特に心房細動や期外収縮の頻発は，高血圧による慢性左室負荷で左室拡張能が低下しているような時に，心房収縮・心房心室同期収縮を失わせ，心拍出量を著しく減少させます．

　また，冠動脈狭窄があると，出血時などに冠動脈血流を減少させ心筋虚血をもたらし，頻脈や血圧上昇があると心筋酸素消費量を増加させ，心筋虚血をきたします．交感神経系の反応低下もみられることが多く，ストレス時に心拍数，心拍出量が増加しにくくカテコールアミン反応性も低下し，過剰輸液や不十分な鎮痛，血圧管理により心不全をきたしやすくなっています．

呼吸器系の変化

　高齢者では，肺実質弾性の低下と胸郭硬化，呼吸筋力の低下により努力性肺活量，1秒量が低下しており，機能的残気量が増え低酸素血症，微小無気肺，肺内シャントの増加をきたします．

　気管支分泌物の運搬も低下し喀痰が溜まりやすく，嚥下反射，咳嗽反射の低下から誤嚥性肺炎をきたしやすくなっています．血中 O_2 低下，CO_2 上昇に対する換気応答も低下しています．

脳神経の変化

　高齢者で脳血管動脈硬化を合併すると，低血圧により低灌流となって脳梗塞を誘発します．認知機能も低下し，術後せん妄が起こりやすく，術前から不眠状態が続いたり，術後も不眠，多弁だったりすると術後数日の意識清明期の後，突然幻覚，妄想，興奮で発症して数日間持続することがあります．

代謝・内分泌系の変化

　加齢とともに，耐糖能異常をきたしやすくなっています．また BUN 上昇による低張性低 Na 血症をきたし，これから脳障害をきたすこともあります．基礎代謝，熱産生の低下で術中低体温を起こしやすく，凝固異常や出血量，創部感染率が増加し，心筋虚血をもたらします．薬物代謝も遅延して全身麻酔からの覚醒が遅延したり，肝代謝機能低下から薬物代謝が低下します．

2 対策とケア

麻酔，輸液，栄養管理

　術中は**バランス麻酔**[★1]で深度を浅くして薬物蓄積を低減，血圧変動を軽減させて術後の迅速な覚醒を図ります．また，中心静脈圧を参考にして輸液は減らし気味で，出血には膠質液も使用します．

　術後はバランスシートにより水分管理を行います．**サードスペース**[★2]への水の移動もふまえ，透析中循環が安定するように除水を行います．逆に術後数日でサードスペースから血管内に水が戻るため，特に高齢者や心臓に問題のある透析患者は，心不全や肺水腫に注意が必要で

す．

創傷治癒，感染防止のため栄養管理も大切で，経口摂取状態によって高カロリー輸液，経管栄養を行い，熱量は 35 kcal/kg 標準体重／日以上目標，エネルギー窒素比は 200 ～ 500 に設定し，総合ビタミン剤と脂肪乳剤も適宜投与します．

血液浄化法の選択，実施法

高齢透析患者では血圧低下をきたしやすいため，緩徐な除水が必要です．長時間，輸液・輸血の多い手術では，術中から持続的血液透析濾過（CHDF）を行いますが，軽症なら術後からCHDF を開始し，間欠的血液透析（IHD）へ移行させ，より軽症ならば術後の出血を軽減すべく，術後2日目から IHD を再開します．手術中や術直後の抗凝固薬はナファモスタットメシル酸塩を使用します．

循環器対策

虚血性心疾患，大動脈弁狭窄症，僧房弁閉鎖不全，期外収縮，房室ブロック，肺高血圧の有無をチェックするため，心電図，胸部 X 線写真，心エコー検査と病歴，症状の把握を行い，異常があれば循環器専門医に相談します．また，術前から血圧，脈拍を安定させ，不整脈には薬剤の予防投与を考慮します（低用量のβ遮断薬など）．Hb 値を適切に保つために術前輸血が必要なこともあります．

術後は適切な血圧の管理を行い，高血圧には鎮痛処置も必要です．特に高齢者は術後心房細動が長く持続すると予後が悪くなるとされており，心機能低下例や頻脈（心拍数 130 回／分以上），48 時間持続例，中枢神経系合併症高リスク例では治療が必要です．病状に応じて洞調律維持療法，心拍数維持療法，抗凝固療法が行われます．

呼吸器対策

術前は禁煙，間欠的陽圧呼吸（IPPB）による呼吸訓練を行い，術後は体位変換，タッピング，早期胃管抜去，早期離床により喀痰を出しやすくして去痰促進を図り無気肺を予防することが大切です．とりわけ高齢者では，パルスオキシメーターで酸素飽和濃度をモニターし，呼吸悪化の発見が遅れると呼吸停止に至るため，早期発見に努めます．直接気管内吸引や気管内挿管の準備も不可欠で，喀痰が出せなければ気管切開を行うこともあります．

脳神経対策

高齢者では，低血圧は脳梗塞を誘発するので，適切な血圧維持が大切ですが，意識障害をみつけたら脳梗塞も念頭に置きます．せん妄は多い術後合併症で，カテーテル抜去，徘徊などの病棟内事故を誘発したり，術後の回復を妨げる要因となったりしますので，予測し備える必要があります．家族の頻回の訪問により意思疎通を図り，不安軽減のために手術の必要性や術後の特殊な状況を本人にわかりやすく説明しておきます．不眠予防のため入眠薬を投与し，術後の十分な除痛も大切です．

糖尿病対策

高齢者は，耐糖能異常により糖尿病性ケトアシドーシスのリスクが増加します．ブドウ糖とインスリンを併用して防止します．具体的には短期間絶食なら1日 150 ～ 200 g 程度のブドウ糖を輸液しつつ速効型インスリンで血糖を 150 ～ 250 mg/dL とします．また，高齢透析患者ではインスリン作用遷延しやすいことや，冷汗，動悸，空腹感などの定型的低血糖症状が出にくいことにも注意しましょう．

Advice ─ アドバイス

高齢透析患者のような高リスク例においては，合併症の予測と準備が大切です．なお，患者の術前状態と手術リスクを客観的に評価する必要があります．スコアリングシス

テム*³は，リスクの大きさを予測でき，術式選択の一助となります． （木村英二）

*¹ バランス麻酔：複数の麻酔法，多種の薬剤を組み合わせることで各薬剤使用量を減量し，呼吸・循環抑制など副作用の軽減や早期覚醒を図る麻酔．

*² サードスペース：細胞内でも血管内でもない細胞間隙．手術や外傷により生体が侵襲を受けると炎症反応物質が放出され，ここに水分が漏出し血管内脱水と浮腫をきたす．

*³ スコアリングシステム：POSSUMやE-PASSなどが知られ，E-PASSでは患者側因子＝①年齢，②重症心疾患の有無，③重症肺疾患の有無，④糖尿病の有無，⑤全身状態，⑥麻酔リスクから術前リスクスコアを，手術因子＝①体重当たりの出血量，②手術時間，③切開創の範囲から手術侵襲スコアを求める．この2つから総合リスクスコアを判定する．大きくなるほど合併症，死亡率が高くなる．

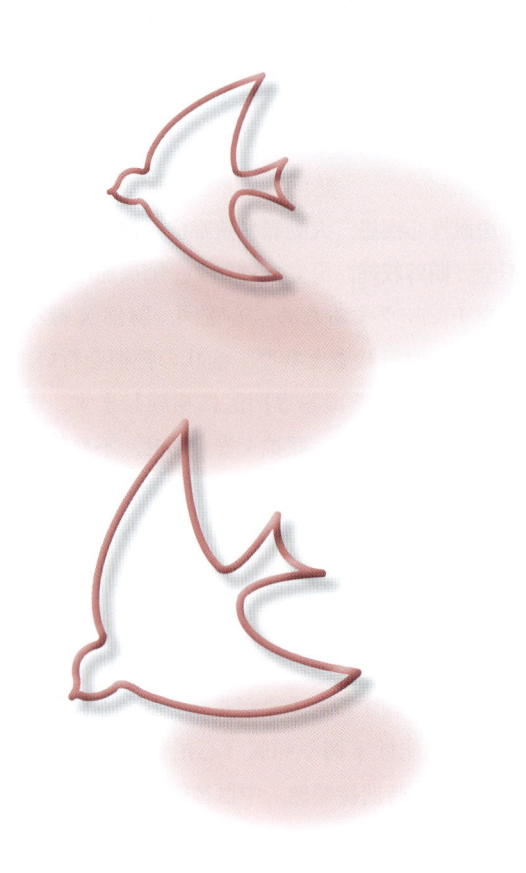

Q67 高齢者での腹膜透析の行い方や問題点について教えてください

1 高齢者の透析導入のタイミング

2013年末現在，透析導入時の平均年齢は68.7歳，最も割合の高い年齢層は男女ともに75～80歳であり，透析導入年齢は年々高齢化し，高齢透析患者数は増加の一途を辿っています．今後，2025年から2030年に向けて増加する透析導入患者は後期・超高齢者と予測されています．

高齢者の総合的機能評価

わが国の腹膜透析（PD）の普及率は2013年末現在，2.9％であり，加齢とともにPD導入率が低下していく傾向にあります．透析療法の選択において，PDは身体的・精神的・社会的メリットを考慮すると高齢者に適した療法ですが，高齢者のPDには血液透析（HD）と比して解決しなければならない多くの課題があります．その1つが，透析導入のタイミングです．

高齢の末期腎不全患者は自覚症状に乏しく，症状があっても老化による衰弱なのか腎機能の低下に伴って尿毒症の症状が出現しているのか区別できないことが多くあります．適切な透析導入のタイミングは，かかりつけ医と腎臓専門医との連携による高齢者の総合的機能評価（CGA）が日常臨床において重要となります．

慢性透析導入の基準

慢性透析導入基準としては，厚生省・厚生科学腎不全対策研究事業（1992年）の基準が採用されていました．この基準では，臨床症状，腎機能，日常生活障害度を，各10～30点で点数化し，合計が60点以上の場合に慢性透析療法への導入適応とされています．また，10歳以下または60歳以上，糖尿病，膠原病，動脈硬化疾患などは，10点を加算することになっています．現在では，保存期腎不全における合併症治療法の進歩により，臨床症状，日常生活障害度の程度が軽いことから，腎機能検査の1つである糸球体濾過量（GFR）（単位はmL/分/1.73 m^2）で判断するガイドラインが各国で作成されています（表67-1）．

GFRは，血清クレアチニン値から男女別，年齢別に計算された推算GFRが示されますので，保存期腎不全における透析導入時期の判断として理解しやすい基準と考えます．

『腹膜透析ガイドライン』（日本透析医学会，2009）では，PDをCKDステージG5患者に対する包括的腎代替療法（HD，PD，腎移植を総合的に捉え，最適な療法から選択していく治

表67-1 各国のガイドライン別の慢性透析導入時GFR

ガイドライン	導入を考慮	導　入	エビデンスレベル*
EBPG，2005	15	8～10 （＜6では必然的に）	Ⅳ
K/DOQI，2006	＜15	―	Ⅲ or Ⅳ
CSN，1999	＜12	＜6	Ⅴ
CARI，2005	＜10	＜6	Ⅳ
日本，2009	＜15	＜6	Ⅵ

GFRの単位は（分/1.73 m^2）
*各ガイドラインの記述を日本のエビデンスレベルの表記にあてはめた

表 67-2 高齢者における PD のメリットとデメリット

	メリット	デメリット
身体的因子	①心循環器系の負担が少ない ②シャントが不要である ③血圧の変動が少ない ④体内環境が一定に保たれる ⑤残存腎機能が保持されやすい ⑥食事の制限が少ない	①多くの合併症をもっている ②低栄養になりやすい ③身体的能力が次第に失われていく ④指導に時間と根気が必要である ⑤本来の寿命がある
精神的因子	①生きることの尊厳を保つことができる ②自立能力を活かすことができる ③PD を受容しやすい	①家族や介護者の負担に対する遠慮がある ②年齢に対する不安感がある
社会的因子	①環境の変化が少ない（在宅医療） ②家族の支援が得られやすい ③通院の回数が少ない	①自立できない場合の支援システムが確立されていない ②在宅医療に対する社会的理解が乏しい

療法）の初期治療であると基本的に位置づけています．

2 高齢者における PD の問題点

多くの高齢者は自立あるいは支援にて自立可能であり，導入時に高齢者のもっている能力を適切に評価することが，在宅医療としての PD 導入の一歩と考えられます．そして，介護を必要とする高齢者においては，PD を導入・継続できるための家族の協力と社会的支援体制が必要となります．

PD のメリットとデメリット

表 67-2 で示している PD のメリットは高齢者においてより意義が深く，PD のデメリットは高齢者本来の弱点に起因するものであり，その弱点を補充するための支援が高齢者の PD においては重要となります．

透析患者，特に高齢透析患者においては保存期腎不全期と同様に透析導入後の残存腎機能が生命予後，合併症，QOL などに影響を及ぼします．

残存腎機能を保持している高齢 PD 患者は，必要最小限のバッグ交換回数と透析液量で良好な生き方が可能であり，医療経済性の高いことが示唆されています．

本来，透析医療は保存期腎不全医療の延長線上にあるべきものであり，超高齢社会の PD は，高齢者に住み慣れた居宅での自然な生き方を保障するために，高齢者が安心して PD を選択できる社会的支援体制の構築が望まれます．

Advice ーアドバイス

❶ 高齢の末期腎不全患者は自覚症状に乏しいことから，適切な透析導入のタイミングは，高齢者の総合的機能評価（CGA）が重要です．

❷ PD のメリットは高齢者においてより意義が深く，PD のもつデメリットは高齢者においてより意義が小さいといえます．

❸ 高齢者の PD を導入・継続するためには，家族の協力と社会的支援体制が必要となります．

（平松 信）

Q68 高齢者のPD＋HD併用療法において気をつけるべきことを教えてください

1 高齢者の透析療法選択とPD＋HD併用療法の適応

慢性腎臓病（CKD）ステージ G5 においては，糸球体濾過量（GFR）が 15 mL/分/1.73 m² 未満で治療抵抗性の腎不全症候が認められれば透析導入を考慮し，GFR が 6 mL/分/1.73 m² 未満では透析を導入することが，『腹膜透析ガイドライン』（日本透析医学会，2009）にて推奨されています．

低下した腎臓の機能に対する補助手段としての透析療法を，ヨットの帆やボートのエンジンにたとえて高齢者・家族に説明することがあります．すなわち，生命の維持に必要なレベル以下に腎機能が低下してきた時に必要なことは，腎臓の働きを助けるためにヨットのように帆をつけるか〔腹膜透析（PD）〕，あるいはモーターボートのようにエンジンをつけるか〔血液透析（HD）〕のどちらかの選択といえます．それまでの長い保存期腎不全の間，一生懸命にボートを漕いできたにもかかわらず透析導入を余儀なくされる患者にとって，不足分の腎機能を補いながら自らも続けてボートを漕ぐ PD は，エンジンをつけて漕ぐのをやめる HD よりははるかに受容しやすい治療法です．

残存腎機能（尿量）の保持には HD よりも有利なことは PD の大きなメリットであり，また，PD における QOL の高さに影響を及ぼす要素となっています．さらに，ヨットの帆も風が吹かなくなれば（腹膜機能が低下すれば）PD のみでは透析不足や除水不足になることから，エンジンを取りつけて HD の併用あるいは HD へ移行する必要が出てきます．

表 68-1 PD＋HD 併用療法の適応

① 透析量不足（溶質除去不全）
② 除水不全（体液コントロール不良）
③ 臨床症状（食欲低下，かゆみ，皮膚色素沈着，高血圧，心不全，浮腫など）が透析不足による場合
④ 臨床検査〔β₂-ミクログロブリン，Ca，P，副甲状腺ホルモン（i-PTH），心房性 Na 利尿ペプチド（HANP），脳性 Na 利尿ペプチド（BNP）など〕の異常が透析・除水異常による場合
⑤ PD＋HD 併用療法が PD 継続より望ましい場合（過剰のブドウ糖負荷の防止，腹膜の機能低下予防，腹膜休息など）
⑥ HD への段階的移行（PD に執着，あるいは HD に不安をもつ患者心理に対する配慮）

PD＋HD 併用療法の適応となるのは，表 68-1 のような場合です．高齢者の場合も同様の適応と考えられますが，一般に PD 患者は高齢になるにつれて併用療法の必要性が少なくなり，PD のまま天寿を全うできることが多いようです．

PD の利点を十分に生かすために，維持透析の手段として最初に PD を選択するのが PD ファーストであり，バスキュラーアクセス不良や透析中の血圧低下などにて体外循環が困難となり，HD から PD への移行するのが PD ラストの考え方です．理想的な高齢者透析は PD ファーストであり，人生の最後まで PD を継続し自然な生き方ができることです．

2 残存腎機能を可能なかぎり保持する PD の工夫

PD は 1 日に 4 回の透析液交換をする持続携行式腹膜透析（CAPD）が基本です．しかし，高齢 PD 患者では尿量の保持が得られやすい（図 68-1）ことから，岡山済生会総合病院（岡山県）では尿量が十分あり臨床検査値の良好な

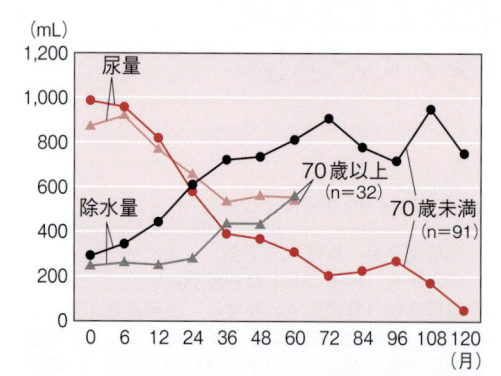

図68-1 年齢別の尿量と除水量の推移（岡山済生会総合病院）
(Hiramatsu M: *Perit Dial Int*, **23**: 86, 2003 より)

　高齢者には夜間に透析液を貯留しない腹膜透析（夜間バッグフリーまたはドライナイト）を積極的に行っています．この方法で長時間のブドウ糖液の貯留による除水不足，浮腫を防ぎ，透析液中への蛋白漏出を最小限にすることができるとともに，1日8〜12時間の腹膜休息（ブドウ糖負荷の回避）が得られます．また，将来尿量減少や透析不足になった場合に夜間に貯留を開始することができるという透析量における余裕をもつことができます．

　そして，長時間貯留が可能な透析液であるイコデキストリン透析液を昼間に使用することで，バッグの交換回数の減少が実現します．若年者では使用透析液量の減少は透析不足をきたすことが心配されますが，尿量が保持された高齢者には透析不足にならずに必要最小限の透析で良好なQOLが得られることになります．そして，PDを支援している高齢者の家族には昼間のバッグ交換が減ることは大きなメリットとなります．

　岡山済生会総合病院と北彩都病院（北海道）にて，2002〜2008年にPDを導入した247名を，若年群（＜65歳）99名，前期高齢者群（65〜74歳）55名，後期高齢者群（75〜84歳）62名，超高齢者群（＞85歳）31名と4群に分類した検討では，加齢に伴って使用した腹膜透析液量は減少し，特に超高齢者においては，ほかの群と比較して有意に少ない結果でした．しかし，β_2-ミクログロブリンは各群で差はなく，後期・超高齢者において観察期間中に透析不足によるPD離脱症例はありませんでした．さらに，心血管合併症，腹膜炎，PD継続率は，各群で有意の差はありませんでした．これらのことから，PDは，加齢により導入を控えるべきでなく，高齢者には積極的に導入を薦めるべき療法であると考えられます．

Advice ── アドバイス

❶ 高齢者はPDファーストにより自然な生き方で天寿を全うすることが期待できます．
❷ 高齢者は，必要最小限の透析回数と透析液量で管理することで，残存腎機能を保持することが可能です．

（平松　信）

Q69 高齢腹膜透析患者の合併症と対策について教えてください

1 高齢腹膜透析患者の合併症

　腹膜透析（PD）に直接関連した合併症としては，ほかの年齢層の患者と同じように，腹膜炎，カテーテル出口部・トンネル感染，カテーテル位置異常，注排液異常，透析液リーク，ヘルニア，透析・除水不足，被囊性腹膜硬化症などがあります．

　また，PD に直接関係しない合併症として，脳血管系合併症（脳梗塞，脳出血など），心血管系合併症（心筋梗塞，狭心症など），感染症（肺炎，尿路感染症など）があり，これらは透析の有無にかかわらず高齢者に多い合併症です．

　さらに，高齢になればなるほど頻度が増加し，PD の継続に影響を及ぼすのは，視力・聴力・筋力障害などの身体能力の低下に加えて，バッグ交換をはじめとする自立能力（ADL）低下と認知症などの精神神経障害があります．

2 腹膜炎への対策

　2011年，国際腹膜透析学会（ISPD）よりPD 関連感染症リスクの軽減に向けたポジションステートメントが出されました．PD 離脱理由の第1位となっている腹膜炎の防止は，いまだ PD の大きな課題と考えられています．海外においては，腹膜炎の予防に向けたアプローチとして，チームによる品質改善プログラム（CQI）の有用性が強く推奨されています．医師，看護師，栄養士，医療ソーシャルワーカー（MSW）などでチームを構成し，PD にかかわる課題の解決を図っていくことは，高齢者においては特に重要となります．

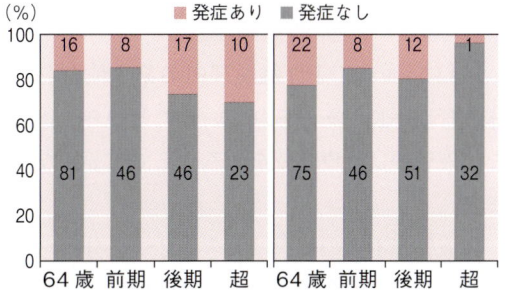

図69-1　高齢 PD 患者の CVD 合併症と腹膜炎の頻度
若年者（64歳以下）：n=97，前期高齢者（65～74歳）：n=54，後期高齢者（75～84歳）：n=63，超高齢者（85歳以上）：n=33．
a：CVD 発症に有意な差はない（p = 0.135）．
b：腹膜炎発症に有意な差はない（p = 0.072）．

　岡山済生会総合病院（岡山県）と北彩都病院（北海道）にて，2002～2008年に PD を導入した247名を，年齢別に4群に分類した検討では，心血管疾患（CVD）合併症と腹膜炎の発症率は各年齢層に有意な差はありませんでしたが，超高齢者では腹膜炎が少ない傾向を認めています（図69-1）．

3 カテーテル関連感染への対策

　カテーテル出口部感染，トンネル感染の予防は，腹膜炎の予防につながるものであり，そのためにはカテーテルケアが最も重要です．さらに，出口部感染の起炎菌としては MRSA を含む黄色ブドウ球菌が最も頻度が高いことから，積極的な予防として出口部への抗菌薬の局所塗布，あるいは鼻腔内保菌者に対する鼻腔内塗布も推奨されています．

　医療者側の留意点としては，患者の月1～2回の外来受診時に出口部のチェックを必ず行うことが大切です．その際，出口部を拡大鏡にて

確認し，患者から患者への感染を防止するため，出口部観察時に手袋を取り替えるなどの細かい配慮が必要とされています．

④ 腹膜機能低下への対策

体液管理不良

PDにおいて，PD離脱理由の第1位として体液管理不良があげられていることから，適切な体液管理は治療継続を図るうえで重要となります．

体液管理不良の要因は大きく2つに分けられます．それは，食塩と水分の過剰摂取によるものと，残存腎機能ならびに腹膜機能の低下によるものです．食塩と水分の過剰摂取に対しては，適切な体液状態を維持できるように，栄養指導，血糖管理などの患者教育を見直します．残存腎機能ならびに腹膜機能の低下に対しては，それに合わせてPD処方を変更する必要があります．

尿量が保持されている高齢者では，限外濾過不全による離脱が少ないことが報告されています．

溶質除去不良

溶質除去不良は，PD離脱理由の第4位を占めていますが，透析液量やバッグ交換回数の増加などPD処方の変更を試みます．それでも改善されない場合は，HD併用やHDへの変更も考慮されます．

⑤ 被囊性腹膜硬化症への対策

被囊性腹膜硬化症（EPS）は，その発症頻度がほかの合併症に比して低いものの転帰は不良のことが多く，『腹膜透析ガイドライン』（日本透析医学会，2009）のなかで，EPS回避のための中止条件が示されています．EPSには，腹膜炎とPD継続期間が大きく影響しますが，高齢者，特に後期高齢者，超高齢者において

は，PD継続期間は比較的短く，また，使用するPD透析液量も少ないことから，一般的にはEPSの発症は少ないとされています．

⑥ 自立能力低下，認知症への対策

導入時に自立している高齢PD患者も，経時的に自立能力低下，あるいは認知症に伴って，PDの継続に支援が必要となります．

介護保険制度が始まった2000年以降，PDが訪問看護ステーションのスタッフに在宅医療の1つとして次第に受け入れられるようになってきたため，最近では介護保険の利用を前提にしてPDを選択する高齢者が増えています．そして，患者，家族，医療スタッフ間のチーム医療に加えて，医師，看護師，薬剤師，管理栄養士，MSW，ケアマネジャーなどの職種間の医療・介護連携が不可欠になっています．ADLの低下した高齢者のためにバッグ交換などを支援するPD（assisted PD）が，今後増加すると考えられます．

さらなる超高齢社会に向けて，高齢者が安心して在宅医療であるPDを選択，そして継続できるためには，社会的支援システムのいっそうの充実が求められています．

Advice — アドバイス

❶ 高齢者のPDに関連した合併症はほかの年齢層に比して多くなく，問題となる合併症の多くは高齢者本来の素因によるものであることから，老年医学（老年看護）に精通することが大切です．

❷ 高齢者のもつ弱点を補充するための支援が，高齢PD患者の合併症対策に重要であり，超高齢社会におけるPDの普及に不可欠になります．

（平松　信）

Q70 高齢者腹膜透析患者への支援と看護はどのように行うのがよいのでしょうか？

1 腹膜透析導入時の支援と看護

高齢者の特徴を理解して個々の学習能力に合った指導が必要

　腹膜透析（PD）を実施するにはバッグ交換手技の習得は不可欠です．

　高齢者への指導上の問題として，加齢に伴う記銘力の低下，運動機能の低下，感覚機能の低下があります．

　加齢に伴う記銘力の低下に対しては，患者の過去の経験と重ねてバッグ交換のイメージづけを行い，専門用語やカタカナ用語を使わず，患者になじみのある言葉を用いて説明しましょう．たとえば，注液クランプを青のクリップ，排液クランプを白のクリップ，プライミングを空気抜きと置き換えると覚えやすいです．

　また，視覚教材を使用したり，わかりやすいツールを使ってバッグ交換手順を説明したりするなど，工夫が必要です．バッグ交換手順を紙芝居のように絵や番号で表現し，1つの動作を1ページに書いてページをめくりながら説明を行うとわかりやすく，効果的にバッグ交換手技を習得できます．高齢者が手技を身につけるのには時間がかかりますが，習得は可能です．あきらめず，根気強く指導する姿勢が大切です．

患者の自己管理能力の低下に対し，家族の協力や社会資源の活用を検討

　加齢に伴う運動機能低下や感覚機能の低下がある場合には，バッグ交換手順の一連の動作ができるかアセスメントし，できない動作（手に力が入らず透析液の包装袋を開けることができない，透析液袋が重く点滴スタンドに掛けることができない，など）については具体的な対処

表70-1　清潔・不潔を説明する例

清潔なもの	不潔なもの
透析液 コネクター接続部 　（接続チューブの先端） 接続キャップの内側	手 自分の皮膚や毛髪 着ている服 机や椅子 接続チューブの外側

方法を検討しなければなりません．

　全面的に家族や周囲の人の協力が必要な場合には，家族のライフスタイルやタイムスケジュールに合ったシステムの選択や社会資源の活用を検討する必要があります．退院までの準備として，患者に代わって，PD治療の担い手となる人にバッグ交換手技，出口部ケア，腹膜炎発症時や異常時の対応について指導します．

　家族は，PDに必要な知識や技術を学習していく過程で，患者への責任と自己の負担との間で葛藤したり，これまでの家族関係の問題を引きずっていたりする場合があります．揺れている心情を理解し，話を傾聴し，必要な情報を提供して支えていく姿勢が大切です．

腹膜炎の予防

　PDに伴う合併症としては，排液不良や出口部感染などいくつかありますが，決して起こしてはならないのが腹膜炎です．患者は腹膜炎の予防行動をとり，発症した場合には対処行動ができなければなりません．そのためには，清潔と不潔の概念についてバッグ交換の1つひとつの動作で意味づけをし，根拠を伝えることが大切です．

　バッグ交換は滅菌操作で行いますが，清潔なものと不潔なものが何かを説明し（表70-1），清潔なものが不潔なものに触れてしまった場合に不潔となり腹腔内には注液できないこと，排

表 70-2 体液バランス異常と対応

症 状	原 因	対 応
体重増加・血圧上昇	体液の過剰貯留 →水分・食塩の過剰摂取，不適切な透析処方，カテーテルの位置異常・閉塞	・尿量と除水量の推移を確認 ・排液困難がある場合，カテーテルの位置を確認 ・食塩制限，水分摂取量の説明 ・透析液濃度の変更，透析処方内容の検討
体重減少・血圧低下	脱水 →食事摂取量の低下，水分摂取量の低下	・尿量，除水量，体重，食事摂取量の確認 ・経口摂取が困難な場合，透析液濃度の変更，透析処方の内容を検討 ・体液喪失に対して補液を行う

液が濁った時の対処方法，緊急時の連絡方法などについてフィードバックを繰り返し，指導していくことが必要です．

腹膜炎の症状で特徴的なものは排液の白濁です．毎回のバッグ交換時に，排液の観察を習慣化することが大切です．

② 維持期における支援と看護

PD 状況の把握と合併症の予防

溢水・脱水などの体液バランス，PD カテーテルの位置異常などの有無を確認します（表70-2）．患者がバッグ交換ごとに記録している注液・排液時間，注液量，透析除水量，尿量，体重，血圧値，1日尿量から，体液バランスを評価し，原因を探り，必要な指導を行います．

高齢者は加齢に伴う直腸内圧感受性の鈍麻や腸蠕動運動の低下により便秘となり，直腸が充満した状態でカテーテルの位置異常を起こしやすく，これが排液困難や溢水につながります．散歩など適度な運動により腸蠕動運動を促進させ，排便コントロールを図ることが大切です．

高齢者の皮膚の問題として，ドライスキンがあります．ドライスキンによる「かゆみ」で皮膚を掻爬し，出口部周辺の皮膚トラブルを生じ，出口部感染を起こすことがあります．皮膚の保湿と清潔の保持が大切です．

バッグ交換手技の再教育

高齢者は導入時にはできていたことができなくなったり，急激に感覚機能や運動機能が低下したりすることがあります．定期的にバッグ交換手技を確認し，視力や手指の感覚機能の低下によって，バッグ交換を続けていくことが困難な場合は，システムの変更や家族や周囲の人の協力を得るなど，在宅で PD を継続できるよう環境を整えることが必要です．

生活状況の把握と心理的サポート

患者は腹腔に透析液を貯留することで身体が思うように動かないなど，PD が生活に影響を及ぼしている可能性があります．PD 導入前と導入後の生活状況を確認し，生活行動に必要な情報を提供して，自ら生活を整えられるよう支援していくことが大切です．たとえば，外出日のバッグ交換スケジュールを作成するなど，生活行動に合ったスケジュールを示すことで気持ちが楽になります．また，在宅で PD を行うモチベーションにも変化があり，孤独感や疲労感を感じやすく，うつ状態やバーンアウトに陥ることもあります．表情や言動から心理状態を観察し，援助していくことが大切です．

Advice—アドバイス

❶高齢者は物事を理解するまでさまざまな考えをめぐらし，不必要な心配をする特徴があります．PD 処方など治療変更をした場合は，患者の心理状況を理解して，十分に説明し不安感を残さないことが大切です．

❷高齢者が無理なく PD を行うには，環境や周りの人々の調整を図ることが大切です．

（藤田文子）

Q71 高齢者の腎移植について特徴的な事柄，問題点を教えてください

1 腎移植者の年齢分布

透析患者の高齢化に伴い，腎移植を受ける患者の平均年齢も年々高くなってきています（図71-1）．2012年に全国で行われた腎移植症例の平均年齢は生体腎が46.0歳，献腎が50.5歳です．そして60歳以上の割合は生体腎が22.2％，献腎が28.4％で，60歳以上の透析患者の移植はけっして珍しい治療ではなくなりました．年齢別にみると最も多いのが50歳代，そして40歳代，60歳代，30歳代の順となっています（図71-2）．また70歳代の患者の移植も2012年には32件を数えています．

2 高齢者腎移植の特徴と実際

生体腎移植

現在，日本での生体腎提供者は日本移植学会指針で親族6親等以内と定められています．高齢の腎移植では，配偶者が提供者となる症例が最も多くを占めています．最近10年間の自治医科大学の移植例では50～64歳の症例の74.1％（40/54），65歳以上の症例の73.7％（14/19）が配偶者を提供者としています．したがって提供者も高齢者が多く，50～64歳の症例の提供者の平均年齢は57.7歳，65歳以上の症例では61.6歳となっています．

透析期間は比較的短期間の症例が多いのも特徴です．高齢で腎移植を受ける患者の多くは透析導入早期から腎移植を検討されていることがうかがえます．自治医科大学の65歳以上の症例（19例）では全例が10年未満の透析歴で，約半数の52.6％は3年未満の透析歴となっています．そこで高齢ではありますが長期透析に伴う合併症を有する例は少ないといえます．

原疾患については糖尿病の頻度が高いのが特徴です．自治医科大学の65歳以上の症例では36.8％が糖尿病となっています．そして腎硬化症，慢性糸球体腎炎がこれに続きます．一方，49歳未満では慢性糸球体腎炎がほとんどを占め，糖尿病は13.3％です．多くの施設でも同様な状況です．

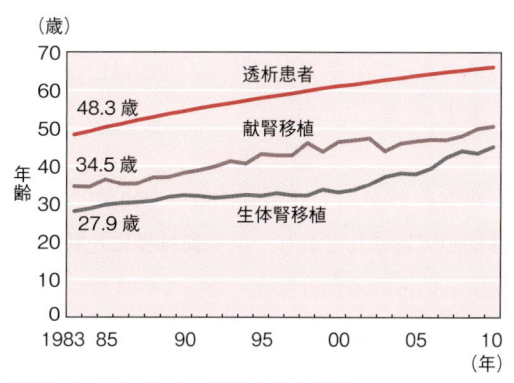

図71-1 レシピエント平均年齢の推移
2012年における平均年齢は，透析：66.9歳，献腎移植：50.5歳，生体腎移植：46.0歳．60歳以上の患者が占める割合は，透析：75.5％，献腎移植：28.4％，生体腎移植：22.2％．
（八木澤 隆，三重野牧子，湯沢賢治・他：腎移植臨床統計からみた腎移植の動向と成績，日本臨床腎移植学会雑誌，1(2)：159-165，2013 より）

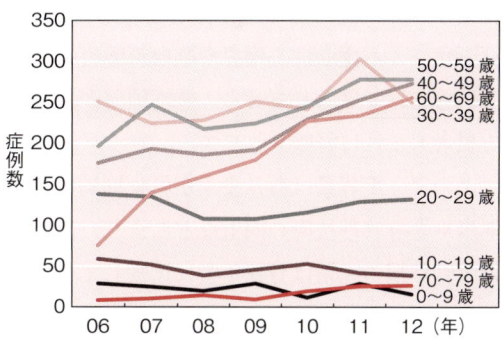

図71-2 腎移植レシピエントの年齢別症例数
（八木澤 隆，三重野牧子，湯沢賢治・他：腎移植臨床統計からみた腎移植の動向と成績，日本臨床腎移植学会雑誌，1(2)：159-165，2013 より）

最近，ABO血液型不適合移植が普及してきていますが，高齢者においても同じように症例数は増えてきています．自治医科大学の65歳以上の症例では42.1%（8/19）がこの移植で，青壮年者の症例よりも高頻度となっています．高齢であっても多方面で移植の適応は広がっています．

献腎移植

現在，わが国では毎年150〜200件の献腎移植が実施されており，生体腎移植に比較して高齢者の占める割合は高くなっています．献腎移植候補者選定基準のなかの「待機期間」という項目が影響しているためです．献腎移植者の平均透析期間は16.1年（2012年）で，必然的に年齢も高齢となっています．そのため，高齢に加え，長期透析に伴う合併症を有する症例が多く，血管の石灰化や萎縮膀胱などにより手術難度の高い症例も少なくありません．また二次性副甲状腺機能亢進症，骨粗鬆症，動脈硬化・石灰化による虚血性心疾患や脳血管障害を有する例もまれではありません．悪性腫瘍が潜在する患者もまれに経験されます．

このような背景はありますが免疫抑制療法の進歩や全身管理技術の向上などにより，高齢者の献腎移植の成績は青壮年者に比較してけっして劣らず，年々向上してきています．

③ 高齢者の腎移植に際しての対応と注意点

高齢で腎移植を希望される患者の多くは腎代替療法に関心が高く，多くの知識を有しています．そして，人生後半から終盤のQOLをさまざまに考えているといってよいでしょう．一部には透析の合併症に苦しみ，なんとしても透析治療を回避したいと切実に移植を希望している方もいます．家庭ではすでに子供が独立し，配偶者との二人暮らしの方が多く，同居する子供がいてもすでに成人に達しています．このような背景から，配偶者，あるいは子供からの腎提供の申し出により，移植が進められている症例が多くなっています．配偶者を提供者とする移植例が多いのはこのためです．透析療法に従事するスタッフはこのような事情を念頭に置いて高齢患者に接しなければなりません．

生体腎移植希望者では透析期間の短い例が多く，透析に伴う合併症を有することはあまりありません．しかし，原疾患が糖尿病の患者が多く，血糖管理が不良であったり，下肢の虚血性障害などの合併症を有する例が少なくありません．これらの状態を的確に把握した情報提供が望まれます．

献腎移植は緊急手術となるため，定期的に透析に伴う合併症や心血管系合併症の状態把握に努めておくことが必要です．また高齢者では前立腺癌，乳癌，自己腎の腎癌などの検索は欠かすことができません．

高齢のみが原因で治療の副作用や合併症が生じやすくなることはありません．しかし，青壮年者に比べ，創傷治癒の遅延や生体防御能の低下をきたす例はまれにあり，とりわけ移植早期には慎重な管理が求められています．

Advice アドバイス

❶ 高齢者では配偶者間の生体腎移植が多く，家庭事情への配慮も必要です．高齢者であっても移植の適応は拡大しており，原疾患では糖尿病の症例も少なくありません．またABO血液型不適合移植も青壮年と同様に実施されています．

❷ 長期の透析歴を有する高齢者が献腎移植の候補者となる機会が多くなっています．移植待機者においては透析合併症，心血管系合併症，また悪性腫瘍に対する定期的な検索と評価が必要です． （八木澤　隆）

Q72 高齢透析患者の透析中にみられる主な事故と対策について教えてください

1 高齢者の医療事故の特徴

高齢者は運動・感覚機能，環境への適応力，防衛反応などが低下しています．また，認知・判断力の低下や見当識障害などを有する患者も認められます．2013年度の統計では導入患者の3人に2人は65歳以上の高齢者，3人に1人は75歳以上の後期高齢者です．2010年末の調査は75歳以上患者のおよそ10人に1人が認知症を有しています．日常生活動作（ADL）の低下と認知症の合併が高齢者医療事故の大きな誘因です．高齢透析患者の透析中にみられる主な事故を表72-1に示します．

2 透析中医療事故の原因と対策

バスキュラーアクセス事故（抜針）

動脈側または静脈側穿刺針が抜けて大量出血につながる最も危険な事故です．2000年の調査では「重篤な事故」372件のうちの94件（25.3％）が抜針事故で，このうちの26件（27.7％）は認知症患者の自己抜針例でした．自己抜針以外では「異常な体動」による抜針例も多くみられます．認知症患者の自己抜針例はその後の調査（2004年）でも増加（43.8％）しています．

抜針事故を予防するには，①穿刺針を十分深く挿入する（挿入可能長の2/3以上），②穿刺針と回路の固定部を増やす，③Ω（オメガ）固定やα（アルファ）固定（図72-1）を併用するなどが重要です．

自己抜針の防止対策としては，i）穿刺針や回路を防護カバーで被覆，ii）対側手にミント手袋を装着，iii）対側の手・上肢をベッド柵等に固定する，などを行います．

また，仮に抜針が発生しても速やかに発見できるよう，a）圧モニター警報に注意，b）穿刺部下敷きに漏血計を設置，c）穿刺部はシーツ等で覆わずに開放，d）監視しやすいベッド位置への移動などを考慮します．

回路離断・出血

透析回路の接続部（穿刺針と回路，回路とダイアライザなど）が外れ，出血に至る事故です．高齢者などで関節痛や掻痒感などで体動が激しい場合に発生します．

回路の離断を防止するために，回路接続部は

表72-1 高齢透析患者の透析中にみられる医療事故

①バスキュラーアクセス事故 　（自然抜針・自己抜針による出血）
②回路離断・出血
③誤嚥・窒息
④低温熱傷（湯たんぽ，カイロ）
⑤ベッドからの転落
⑥終了直後の転倒
⑦抜針後の止血不良

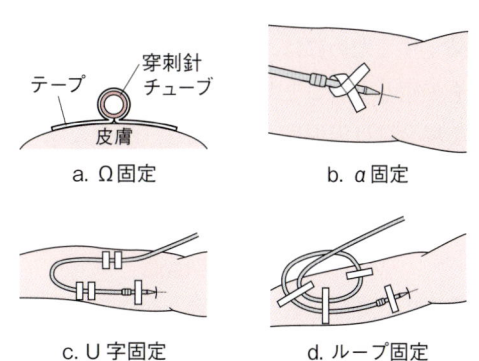

図72-1 穿刺針と回路の固定法
a. Ω固定：穿刺針をテープでΩ状に挟み込んで皮膚に固定，b. α固定：穿刺針をテープでα状に固定，c. U字固定：回路を穿刺針に対しU字状に向きを変えて固定，d. ループ固定：回路を穿刺針に対しループ状に向きを変えて固定．

必ずネジ式（スクリューロック式）を使用します．現在は市販されているほぼすべての回路の接続部がネジ式となっており，多少の衝撃では回路離断は起こりませんが，体動の衝撃は直接穿刺針に伝わり抜針事故となります．衝撃吸収のために回路は多少の余裕をもたせてU字固定やループ固定することが推奨されます（図72-1）．

誤嚥・窒息

高齢者で透析中に「飴玉を喉に詰まらせた」，「お菓子を喉に詰まらせた」などの事例が報告されています．咀嚼・嚥下機能の低下，予期せぬ血圧低下に伴う嘔吐，意識消失などが誘因となります．

誤嚥・誤飲を防ぐためには透析中の摂食は控えるべきです．衛生管理の観点からみても，透析終了後に待合室などで摂取するよう指導します．

低温熱傷

低温熱傷[★1]は湯たんぽやカイロなどにより，皮膚が比較的低温に長時間さらされることで発生します．高齢者では皮膚層の劣化，脂肪層厚の減少，温度感覚の低下，末梢動脈疾患（PAD）の合併などで容易に深部まで達する熱傷となります．

防止するためには，原則的に湯たんぽやカイロを使用しないことです．仮に湯たんぽを使用する場合には湯温度を低めにし，十分な厚さの布で被覆，さらに体壁との直接接触を避けます．

ベッドからの転落

重度の認知症患者，高齢者，かゆみの激しい患者，レストレスレッグス症候群（下肢静止不能症候群）を有する患者などで体動が激しい場合に発生します．転落すると，頭部外傷，骨折，抜針による出血などへつながります．転落防止のため，必ずベッド柵をつけておくことが欠かせませんが，体動の激しい患者では抑制帯使用もやむをえません．また監視体制の強化も必要です．

透析直後の転倒

透析終了直後は起立性低血圧が発生しやすく，めまいや意識消失による転倒を起こす可能性があります．またADLの低下している患者や高齢者では透析直後の離床・歩行開始時が最も不安定です．

透析終了後は血圧に注意しながら徐々に仰臥位から座位，立位へと移ることが大切です．ADLが低下している患者では，しばらくベッド脇で様子をみてから体重測定などを行う配慮が必要です．

抜針後の止血不良

高齢者では皮下組織が脆弱で抜針後の止血タンポンの固定が不十分となりがちです．また認知症患者では発見が遅れる場合があり，大出血となった事例の報告もあります．

抜針後にはチェックを複数回は行い，完全に止血を確認してから透析室を退出させます．

Advice──アドバイス

❶高齢者や認知症患者の透析では家族や介助者との密接な連携が必要です．面談や連絡ノートなどを用いて常に状況を知らせておくことが大切です．

❷「異常な動きをする患者」や「自己抜針の既往のある患者」では，スタッフの最も監視しやすい位置にベッドを移動させるのが安全です．

（栗原　怜）

[★1] **低温熱傷**：皮膚が44〜51℃に6〜10時間さらされると発生するといわれています．温度センサーをもたない湯たんぽやカイロなどは危険です．

Q73 地震時の対応について教えてください．高齢者では特にどのような対応が大切ですか？

1 患者監視装置とベッド

患者監視装置などキャスター付きの設備は，キャスターのロックをすべてオフにしておきます．ただし，ベッドは乗降時の危険性を考慮し，キャスターをロックしておきます．これらの対応で，機械の転倒，ベッドからの転落事故，抜針事故はほとんどなくなります．

カウンター設置型患者監視装置については，固定することなく設置した場合，地震により図73-1のような被害が出ます．地震波の方向が少しでも違っていたら，患者監視装置がベッド上の患者の頭を直撃していたかもしれません．しっかりと固定しておく必要があります．

2 RO装置・透析液供給装置の固定とフレキシブルチューブの採用

RO装置・透析液供給装置は床面に完全固定するか，免震台の上に載せてください．十分な固定がなされていない場合，地震のゆれで装置が動いたり，転倒したりします．また，壁面とRO装置・透析液供給装置との接続部の配管は，ゆれによりポリ塩化ビニルのチューブの配管が断裂してしまうので，フレキシブルチューブを採用することが非常に有効です（表73-1）．過去の災害では，これらの対策がなされていなかったことが，自施設での透析が不可能になった主要原因となっています．

3 緊急離脱

回路を切断しようという緊急離脱には危険が伴います．特にパニック時に行うと死亡事故まで起こりうる危険な手技であるため，行うべき

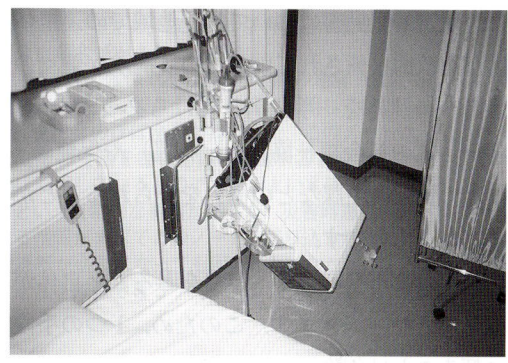

図73-1 地震のゆれでカウンターから転落した患者監視装置

表73-1 推奨される透析室内災害対策

1981年の新耐震をクリアしている建築物内に透析施設がある場合，以下の4つの対策のみで震度6強までの地震被害は完封でき，操業不能にはならない
1. 患者監視装置のキャスターはフリーにする． 2. 透析ベッドはキャスターはロックしておく． 3. 透析液供給装置，ROはアンカーボルトなどで床面に固定する[*1][*2] 4. 透析液供給装置，ROと機械室壁面との接合部は，フレキシブルチューブを使用する．

[*1]：固定が困難な場合，免震台に載せる．
[*2]：震度7に対しては，天井からの吊り下げ固定の併用が有効．
（日本透析医学会東日本大震災学術調査ワーキンググループ：東日本大震災学術調査報告書，p.70, 2013より）

ではありません．

透析中に地震が発生した場合，患者を安全に離脱させるには，まず手技の安定性が高い通常の返血回収を行います．回収する時間がない，あるいは回収の緊張が強い場合は，回収せず回路の離脱のみを行うことも推奨されています．

なお，以前出回っていた緊急時対応用のセイフティーカットは，2013年9月に日本透析医学会より**使用中止命令**[★1]が出されました．

Q74 火災時の対応について教えてください．高齢者では特にどのような対応が大切ですか？

1 火災の原因

　東京消防庁の発表によれば，最近5年間の火災の原因は，「放火」が31.0％と一番多く，「たばこ」14％，「ガステーブル等」9％と続き，以下「火遊び」，「電気ストーブ」，「業務用ガスこんろ」，「ライター」，「電気コード」の順となっています．設備機器別の火災発生状況は，「電気設備機器」が21.3％，「ガス設備機器」12.2％，「石油設備機器」1.0％でした．

　また，2013年10月に福岡市において発生した有床診療所火災（死者10名，負傷者5名，犠牲者のほとんど高齢者）では，火災の原因は処置室で使用していた電気治療機器の電源プラグ周辺の過熱，またはショートにより発生した可能性が指摘されています．古い電気機器の取扱いには十分な注意が必要です．そして火災発生後の「初期消火・避難誘導の未実施」，「防火扉の未閉鎖などによる煙の充満」などにより多くの人が犠牲となりました．

　不特定多数の人が出入りする医療施設では，「放火」は医療スタッフの少なくなった夜間から早朝までが狙われやすい時間帯です．建物周囲や廊下などに燃えやすいものを置かない習慣や，暗闇をつくらない適度の照明と定期的な巡回，監視装置などを設置して放火されない環境づくりをすることが大切です．また，透析室は電気機器を多く使用しており，深夜人手のないときに自動的に洗浄装置が駆動していることもあるため，漏電などのないように万全の管理体制が必要になります．

2 防火対策および避難誘導

防火対策

　管理体制においては，管理権原者（理事長または院長），防火管理者（透析室責任者，事務局長）は防火担当責任者および火元責任者（技師長，看護師長が適任）を任命し，複数で防火対策に当たります．

　各責任者は，「**自主検査チェック表**[★1]」に基づき「火気関係」と「避難経路」を定期的にチェック（月1回）し，防火管理者へ報告します．この定期的に提出されるチェック表で建物構造や防火・防災設備，避難経路，火気・電気設備などハード面の管理をすることができます．

　さらに消火器，スプリンクラー，自動火災報知設備，院内放送設備などについては「**消防用設備等自主点検チェック表**[★2]」に基づいてチェックし（年2回），火災発生時の通報システム，初期消火活動に役立てます．

火災発生時の対策

　火災発生時には，第一発見者は「大声」で周囲の者に知らせ，火災報知機を押し，ただちに初期消火に当たります．連絡を受けた自衛消防隊（事前に役割分担）は迅速に行動することが求められるため，消火器など設置場所を常に把握しておく必要があります．天井まで火が回ったら初期消火は困難と判断し，避難誘導に注力しましょう．

避難誘導

　事前準備として，「避難経路図」を患者に提示し周知することが重要ですが，高齢者の場合，忘れてしまうことが多く，また，警報音や

火災放送・情報が聞こえないこともままあります．避難時はスタッフが誘導，介助するしかありません．

避難誘導を行う前には，「避難場所（あるいは集合場所）」を的確に全員に周知徹底する必要があります．これを曖昧にしておくと事後処理に莫大なエネルギーを要することになります．

避難開始時，患者にはタオル（できれば濡れタオル）をもたせ防煙対策を指示します．スタッフは防塵・防煙マスクなどを事前に準備しておき，装着して避難誘導，介助に当たります．完全に煙にまかれたときは，「透明のビニール袋」に空気を入れてから被ると1分ほどは呼吸ができるとの報告もあるので，いざというときの対応として認識しておくとよいでしょう．

避難誘導順位は独歩者，護送者，担送者の順で，透析シフトごとに事前に決めておくことが望ましいといえます．特に視力障害者と高齢者は介助しなければならない場合が多いので，透析ベッドごとに護送者（黄色ラベル）と担送者（赤色ラベル）など事前に表示し，誰でも対応できる体制にしておきます．避難誘導にはエレベーターの使用は厳禁であり，閉鎖された階段で煙の侵入がないと判断できれば閉鎖階段で，また，煙，有毒ガスの危険を回避するためには解放された外階段を利用したほうがよい場合もあります．

表74-1　緊急離脱が必要な場面

①火災
②近隣の火災による有毒ガスの発生
③津波
④建物の崩壊の危険

Advice —アドバイス

❶ 透析中の火災発生時は**表74-1**のように「緊急離脱」の絶対的適応になります．

❷ 緊急離脱には，回路切断法，離脱用回路装着法，抜針圧迫止血法など多くの施設で準備されているので，施設の基準に従って緊急離脱します．ただ，高齢者の避難行動を考えると，両手が使える抜針圧迫止血法が望ましいと考えられます．

（杉崎弘章）

[*1] **自主検査チェック表**：チェック項目として以下がある．①建物構造として，柱・はり・壁・床，天井，窓枠・サッシ・ガラス，手すり，非常用進入路の表示などについての破損状況，②防火・防災施設として，防火区画，自動開閉装置，防火シャッターなどの作動状況，③避難施設として廊下・通路，避難階の避難出入口の障害状況，④火気・電気設備として，給湯器，電気器具・機器の適正使用などがある．なお，総務省消防庁のホームページで有床診療所防火対策自主チェックシステムを公開しているので参考にされたい．

[*2] **消防用設備等自主点検チェック表**：必要なチェック項目として，①消火器の設置場所，屋内消火栓，スプリンクラーなど設備の確認，②自動火災報知器，ガス漏れ，漏電火災報知器など火災検知システムの作動状況の確認，③放送設備の確認，④避難器具や誘導灯の確認，がある．

Q75 透析患者のための社会保障制度について教えてください．特に高齢者において重要なのは何でしょうか？

1 透析患者のための社会保障制度

透析患者のための社会保障制度としては，医療費に関する制度，日常生活に役立つ福祉制度などがあります．ここでは医療保険制度と福祉制度について解説します．

医療保険制度

わが国では患者は国民皆保険にて十分な治療が受けやすくなっています．また，高額療養費・限度額認定証により治療費が高額になった場合の負担軽減策も設けられています．透析療法に対しては，医療保険が適用されていることはもちろん，**特定疾病**[★1]として月額が1レセプトあたり1万円（後期高齢者医療制度被保険者を除く高所得者は2万円）の負担で治療が受けられます．

医療保険制度では，治療費に対する給付だけでなく，出産・葬祭などいくつかの事由に対する給付も行われています．

福祉制度

代表的なものとしては，**身体障害者手帳**[★2]，公的年金，介護保険などがあげられます．身体障害者手帳は身体障害者福祉法や自治体の条例などにより定められた福祉サービスを利用するために必要です．代表的なものとしては，重度障害者医療費助成制度，自立支援医療，交通機関の運賃割引，税金の負担軽減などがあります．腹膜透析患者においては，透析液加温器購入の費用助成が受けられることも覚えておきたい点です．公的年金制度では，高齢，障害，配偶者の死別を理由として，加入年金より要件を満たした場合に給付を受けられます．介護保険は要介護・要支援の認定を受けた場合に，所定の限度額までの介護サービスが給付される制度です．

2 高齢者がよく利用する社会保障制度

後期高齢者医療制度

対象は75歳以上で，65～74歳で一定の障害を有する場合も加入できます．加入は個人単位であり，保険料は加入者の所得などに応じて決められます．医療費自己負担は1割（将来には2割負担へ移行予定），高所得者は3割です．

透析導入となれば，特定疾病療養受療証の交付申請を行えばよいでしょう．

医療費助成制度

所定の等級にて身体障害者手帳を所持している場合に利用できる重度障害者医療費助成制度，あるいは自立支援医療（更生医療），難病の患者を対象にした医療費助成制度が利用できる可能性があります．いずれも所定の要件があり，それを満たしていることと手続きを必要とするところを押さえておきましょう．

特に，重度障害者医療費助成制度は自治体独自の制度ですから，市町村ごとに対象や手続き，助成内容が異なっています．透析導入が近づいてきたら，住んでいる市町村役所あるいは通院先のソーシャルワーカーへ一度問い合わせておくのがよいでしょう．

また，自立支援医療は，重度障害者医療費助成制度の適用が受けられない低所得者層においては，医療費負担の軽減を図ることができる場合もあります．

老齢年金

65歳になった場合に，一定の期間保険料を

納付したという要件を満たせば老齢年金が給付されます．

透析患者において留意したいのは，障害年金をすでに受給している場合にどちらを選択するか，老齢年金において基礎年金部分が満額支給されない場合に障害基礎年金を申請できるかどうか，老齢年金受給後に障害程度が悪化した場合にはもともと支給を受けていた障害年金の額改定請求ができるかどうか，という選択と併給の検討です．

また，60歳から繰り上げて支給を受けられる制度もありますが，支給額が減額されることでの得失を考慮して判断することが肝要です．

公的年金制度は度重なる改正や経過措置により，複雑でわかりにくくなっています．年金事務所，社会保険労務士，通院先のソーシャルワーカーより情報を得て，よりよい選択を心がけておきましょう．

日常生活に介護や支援を要する場合の福祉サービス

日常生活において介護ないし支援を要する状態と認定された場合に，介護保険ではその程度に応じて介護サービスが利用できます．また，財産保護などのために支援する成年後見制度，自宅での生活が困難になった場合の入所施設・高齢者向け住宅も，最近では欠かせないサービスの1つです（→ Q-78）．

Advice アドバイス

❶社会保障制度は申請しなければ利用できない仕組みです．また，ほとんどの人は，自分がどのような社会保障制度を利用できるのかを知りません．そのため，透析スタッフはじめ周囲からの情報提供が有用となります．

❷スタッフ自身が主だった社会保障制度についての知識をもち，透析患者・家族へ利用できそうな社会保障制度を案内し，ソーシャルワーカーや関係機関への相談を勧めることも必要です．施設において社会保障制度についての簡単なチラシやリーフレットを作成するのもよいでしょう．　　（藤田　譲）

★1 **特定疾病**：治療費が高額かつ長期にわたる場合の高額療養費制度の特例．慢性透析療法も対象で，保険者への申請により「特定疾病療養受療証」の交付を受けることで利用できる．

★2 **身体障害者手帳**：身体障害者福祉法に基づき，都道府県もしくは政令指定都市より交付される．腎臓機能障害の場合には，障害の程度が1級，3級，4級の3段階に定められている．複数の障害が併存している場合には，それぞれの障害認定を行ったうえで，総合等級が付与される．

Q76 透析継続拒否や中止が問題となっていますが，高齢者での特徴的な事柄について教えてください

1 透析継続拒否と中止

無尿の血液透析患者に対して透析が中止されると，通常1週間前後で死が訪れることが知られています．ですから，どのような理由があるにせよ，これまで継続してきた透析を中止する決定は極めて重大な決意となり，慎重な配慮を必要とします．

透析継続拒否または中止の理由

透析継続を中止する理由としては，①主として心循環器系障害などのため著しい低血圧となり，血液透析を実施できない（透析継続の不可能＝透析の断念），②なんとか血液透析を行うことができるが，心循環器系に悪影響があって生命の危険があり，患者の苦痛が大きい（血液透析施行による苦痛が効用を上回る），③ADLやQOLが著しく低下して改善せず，患者の直接的な意思表明または事前指示（書）が存在する（QOLの尊重），などがあげられます．

自己決定ができるか否か

いかなる治療方針の決定も，患者本人の意思（自己決定）が最も尊重されるべき基本事項になりますが，高齢患者では自分の意思を明確に表現できない事態が少なくなく，家族と医療者の支援を必要とします．

事前指示（書）および代理人の指定

万一のケースを予想し，あらかじめ自分の希望する死への道程を信頼できる者へ言い残しておくか，これを文書化しておくかという方式は「事前指示（書）」といわれています．事前指示（書）が存在していても，すべての事態に言及することは不可能であり，この場合でも代理判断者を指定しておくことが一般的です．

家族および医療者による「共同の意思決定」

判断力を喪失した患者の場合には，医療者が家族などとの共同で当の患者の最善を念じつつ代理判断をしなければならなくなります（図76-1）．

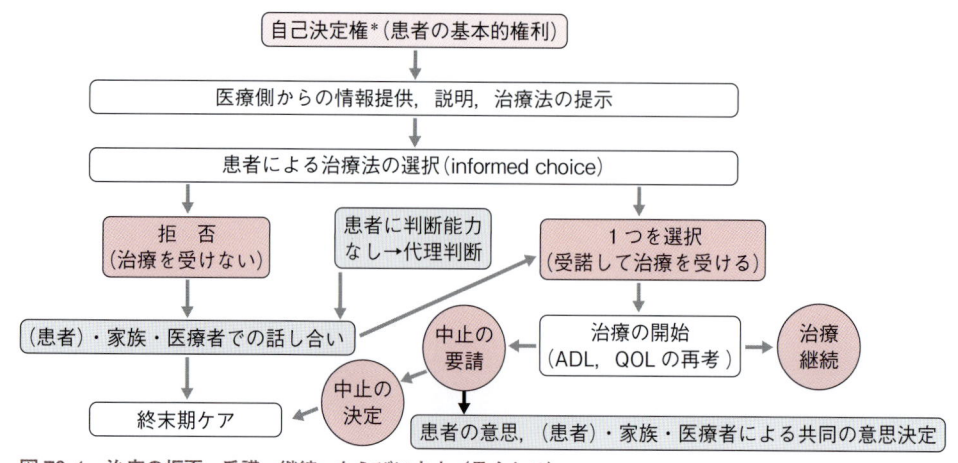

図76-1 治療の拒否，受諾，継続，ならびに中止（見合わせ）
*自己決定権にはいくつかの制限因子・抑制因子が存在する．

❷ 高齢透析患者における特徴

維持透析患者における年齢別平均余命を図76-2に掲げましたが，70歳以上の透析患者はすでにさまざまな合併症を有していて，平均余命は8年前後と報告されています．既述の透析継続の中止を考慮しなければならない病態は高齢透析患者で明らかに多発し，しかもこの人々は自分の意思（希望）を明確に家族などに表明していないか表明できない可能性が高いのが現実です．したがって，代理判断の必要性が高まります．人はまさかの事態を考えたくないものですが，臨死期についての希望を無理なく聞きとっておく配慮が周囲にいる若い人の務めであろうと考えます．

❸ 全人的苦痛の緩和・軽減

心身の機能低下が次第に顕著となる高齢期でありますが，全人的苦痛（total pain）と称される4つの苦痛は人により程度を異にして存在します（図76-3）．心穏やかに命の終焉を迎えるためには，まず身体的な苦痛をできるだけ軽減する必要があります．そのうえで，図76-3の②③④に対する対策を講ずることになりましょう．透析の継続中止は既述のように1週間前後で死を招来しますので，感謝の念などを伝える十分な時間はありません．

終末期ケアの開始時期

筆者は日常生活の基本的な動作（脱着衣，歯磨き，洗顔，排泄行為，摂食，歩行，入浴など）が極めて困難か不可能になった時点で，いわゆる終末期ケアを開始することが得策であろうと考えています．それには，表76-1のような諸項目が含まれるとして準備しなければなりません．患者に真実を告げて理解・納得を得るプロセスが最も難しく，ここをクリアできれば，あとはなんとか軟着陸が可能です．

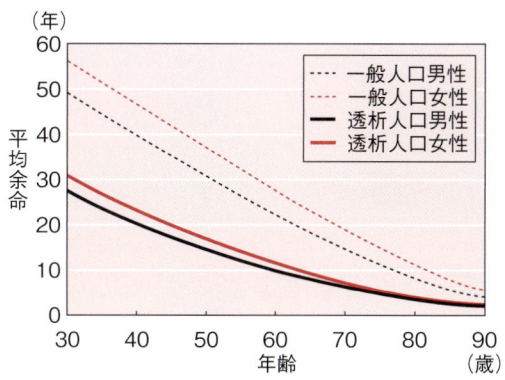

図76-2 年齢別の平均余命
〔日本透析医学会：わが国の慢性透析療法の現況（2005年12月31日現在），p.45, 2006 より〕

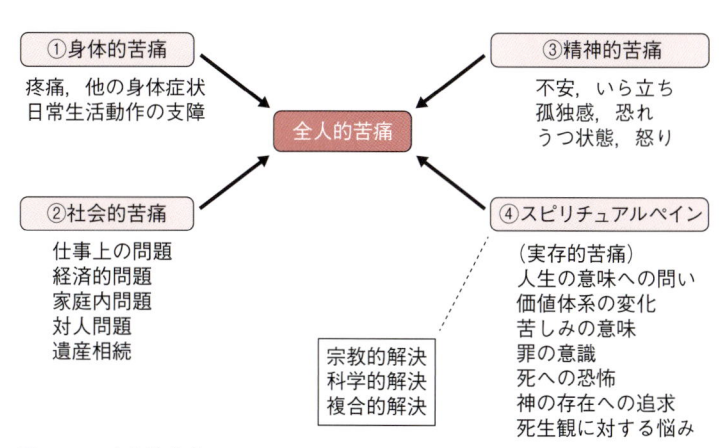

図76-3 全人的苦痛
全人的苦痛の理解とその解消・軽減は，終末期医療・ケアの抱える問題である．

表 76-1 維持透析患者の終末期ケア

① 生と死の捉え方
② 終末期の定義
③ 患者の病態（余命）の把握
④ 患者（＋家族）への告知（真実の語り）
⑤ 患者（＋家族）の理解と納得
⑥ 患者（＋家族）の希望（意向）
⑦ 誰が，何を，どこで，いつから，いかに行うか（苦悩・苦痛の軽減）
⑧「看取りの場」の選定
⑨ 患者と家族への寄り添い
⑩ 遺された者へのグリーフケア
⑪ death case の解析と反省
⑫ 上記すべてにかかわる人材と経済的な裏づけの確保

Advice——アドバイス

透析拒否や継続中止は死の選択と捉えられがちですが，「死に至るまでをどう生きるのか」と理解すべきです．　　　　　（大平整爾）

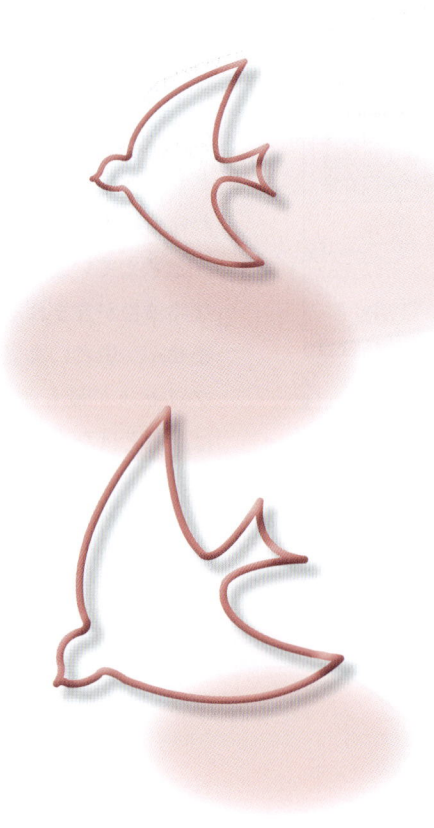

Q77 高齢透析患者の指導はどのように行うのがよいでしょうか？

1 高齢透析患者の特徴を理解する

高齢透析患者で指導に難渋する要因

高齢者は認知機能の低下や身体能力の低下があり，医療者の指導内容にうまく反応できない場合があります．指導内容の必要性は理解できても，独居や老老介護がそれを障害するかもしれません．長い年月をかけて形づくられたライフスタイルや食生活からの転換に手間取り，逆に勤勉さや忍耐強さから食事指導を過度に意識するあまり，栄養障害をきたすこともあります．透析低血圧による悪心・嘔吐などを繰り返すと，透析の苦痛や疲労感から人生に絶望してしまうかもしれません（表77-1）．

指導の目的は患者の年齢で違う

30歳代の患者と80歳の患者では残された人生の長さが違いますから，おのずと指導の目的も異なります．若者では腎臓移植の可能性を常に念頭に置き，透析治療が長期化しても合併症が生じないようにすることが大切になります．十分な透析量の確保による体液量の管理と血清のPの管理が重要です．

80歳の透析患者では20年後の合併症よりも，残された数年間を元気に楽しく過ごすことが最も大切です．

2 具体的なアプローチ方法

患者の人生の目的を知ろう

透析患者なのだから，「減塩だ」の「管理だ」と患者に突進するのは控えましょう．高齢者は人生の先輩であり，将来の自分の姿です．若い医療者から頭ごなしに「指導！指導！」といわれたら，それはきっと疎ましいに違いありません．

表77-1 高齢透析患者の特徴を理解する

①認知能力の低下
②身体能力の低下
③独居，老老介護
④病前ライフスタイルへの固執
⑤勤勉さ，忍耐強さ
⑥透析による疲労感
⑦透析によって生きる拘束感
⑧抑うつ感・絶望感

まずは透析に至った経過とその時の気持ちを傾聴し，透析になっても元気に過ごすことができると患者に伝えましょう．そのうえで残された人生をどのように生きていきたいかを患者が語るようになるまで，いろいろな話題でアプローチします．家族の話（特に孫の話）や，地域での活動，仕事や趣味の話など，具体的な話がよいでしょう．医療者としてというよりも，患者と同じ生活者としての自らの成熟度が試される場面です．

患者の愁訴に着目しよう

慢性透析患者には，かゆみや不眠，イライラなど，さまざま愁訴があります．患者が訴えないからといって愁訴がないわけではありません．多くの透析患者は愁訴があっても，こんなものかと思ったり，医療者へ遠慮して話さないかもしれません．ひょっとしたら医療者への希望をなくしてしまっているのかもしれません．

矢吹病院（山形県）では透析患者の愁訴を定期的に調査しており，高齢者には関節痛や便秘，不眠や抑うつ感などが多くあることがわかりました（図77-1）．

症状の1つひとつに着目して，改善させる努力を積み重ねることによって患者との関係が好転することがあります（図77-2）．患者には，

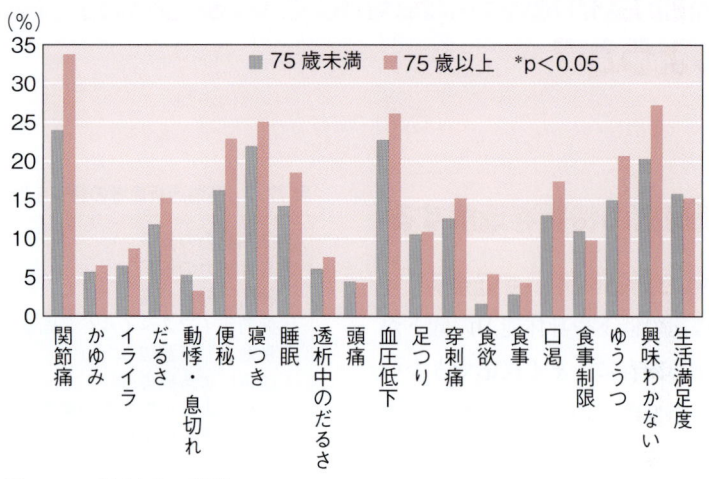

図77-1 透析患者の愁訴

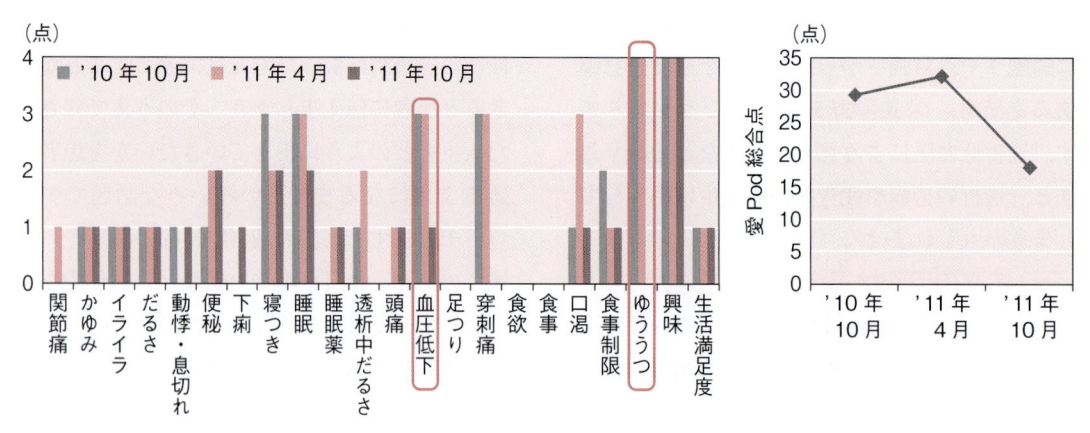

図77-2 透析低血圧の改善による抑うつ症状の改善

愛Podとは，患者（patient）の訴えに基づく（oriented）透析（dialysis）のことをさす．
矢吹病院では，よりよい透析を目指し，半年に一度，愁訴の評価を行っている．患者自身に20項目の設問に対し，0～4点の5段階表を記入してもらう．その結果が愛Pod総合点（自覚的満足度）で，点数が低いほど愁訴が少ない．
・愛Pod総合点（自覚的満足度）の改善
・血圧低下，ゆううつ感が劇的に改善している．

さまざまな愁訴を改善させる方法があり，またそれが治療の指針になるため，こまかく医療者に伝えるように指導します．

Advice ―アドバイス

❶自分自身が歳をとって透析に入ったら，まず何を大切にするだろうかと考えましょう．自分が望むことを相手に施すことが大切です．

❷指導がうまくいかなくても患者を責めず，自分も責めないようにしましょう．患者の人生を尊重したアプローチは，必ず患者の中に何かを芽生えさせることができます．

（政金生人）

Q78 要介護患者（認知症含む）への支援・介護にはどのようなものがありますか？特に高齢者の場合について教えてください

1 介護サービス・支援体制の現状

　高齢化社会に向けて，介護保険制度が創設され，介護サービスが身近なものとなりました．介護保険においては，通院介助や自宅での身のまわりのことを支援する訪問介護，入浴やリハビリ・レクリエーションを通して高齢者の機能維持や介護負担軽減を図っている通所介護（デイサービス），ベッドや車いすなどの福祉用具を貸与・給付するサービスなど，透析患者にとっても欠かせないサービスが増えています．

　同時に，介護サービスを提供する介護事業所，地域の総合相談窓口となった**地域包括支援センター**[1]といった機関と透析施設との連携は，高齢者をよりよく支援するという観点から重要度が増してきています．

　費用も1割の自己負担と比較的低額であり，今では欠かせないサービスとして普及していますが，高齢化の進展に伴い給付額が上昇しているので，保険制度としての仕組みをいかに維持していくかが課題になってきました．また，透析患者においては，介護保険による施設サービスの利用にあたって，透析医療費の算定制限，介護施設から透析施設への通院介助がネックになって受け入れ例がほとんどないという問題もみられます．

2 高齢者に役立つ介護サービス

　介護保険のほか，成年後見制度・高齢者向け住宅も最近では欠かせないサービスの1つです．それぞれの概要を紹介します．

介護保険

　介護保険では，まず要介護認定を受け，要支援・要介護の程度に応じたサービスの利用を考えなければなりません．サービス利用には介護支援専門員へ依頼することもポイントとなります．具体的なニーズに応じたケアプランを相談し，サービスを活用できるように支援を受けるのがよいでしょう．そのためには，身近で相談しやすい介護支援専門員を探すことが必要です．

　透析患者においては，有効なサービスは主に訪問介護，通所介護，福祉用具の支給・貸与が3本柱で，時に訪問看護，訪問あるいは通所リハビリを取り入れることになります．いつ，どのサービスをどれくらいの時間利用するのかは，個々の事情により変化をつけられるので，このあたりは家族支援との組み合わせを含め，よく相談していくようにしたいものです．

成年後見制度

　成年後見制度は，認知症などにより判断能力が低下した場合に，財産の処分や契約行為の間違いによる不当な扱いを避けるべく，あらかじめ選任された後見人が判断能力低下の程度に応じて高齢者を支援していこうという制度です．認知症患者の財産保護という意味合いでは有益な制度ですが，後見人のなり手不足や待遇面の不安定さなど，課題も少なくありません．

　特に，後見人には医療内容に関する同意権が認められていないために，医療現場においては，被後見人の治療における説明と同意についての困惑もみられます．非導入・中止の議論が深まるとともに，成年後見制度における医療同意の取り扱いについて，後見人の権限や手続きなどに整理が必要になるでしょう．

高齢者向け住宅

　高齢者向け住宅は，サービス付き高齢者住宅・介護付き有料老人ホームといった名称で呼ばれています．一種の寮生活のような形態で，独力では日常生活が困難になってきた高齢者が入居し，職員による見守りや声かけによる日常の支援とともに，介護保険によるサービスも利用しながら生活していけるようにサポートしていきます．医療保険制度においては自宅と同じ扱いにできるため，最近では，透析施設が建設・運営する住宅も増えてきました．

　ただ，名称も施設基準もさまざまであり，サービスの質という点では施設ごとの差もみられるなど，高齢者のニーズには近いものの，まだまだ課題も多いのが実情です．

Advice——アドバイス

❶高齢者に対する介護サービス・支援体制は高齢化社会の到来とともに充実してきています．一方で，サービスをどのように活用しつつ，地域社会での生活を続けるにはどう支援すべきか，どうかかわればよいのか，というソフト面はまだまだ試行錯誤が続いています．

❷高齢者の人としての尊厳を守り，主体性・自己決定権を尊重し，その人らしい生活をいかに支援していくか，また，そのために医療従事者はどのような支援ができるのかは，ますます重要な課題となってきています．高齢者向けの介護サービスの知識とともに，コミュニケーション技術，サイコネフロロジー[★2]に関する理解を深めることも必要となってくるでしょう．

（藤田　譲）

[★1] **地域包括支援センター**：市区町村に必ず1個所設けられており，中学校区に1個所設置されるよう拡充が続いている．社会福祉士・保健師・主任介護支援専門員といった複数の職種が配置され，高齢者や障害者はじめ要援護者の総合相談窓口としての機能が求められている．

[★2] **サイコネフロロジー**：心を表す"psycho"と腎臓病の"nephrology"による造語．腎臓病患者と家族の心理的問題を扱う学術的・臨床的領域を示している．

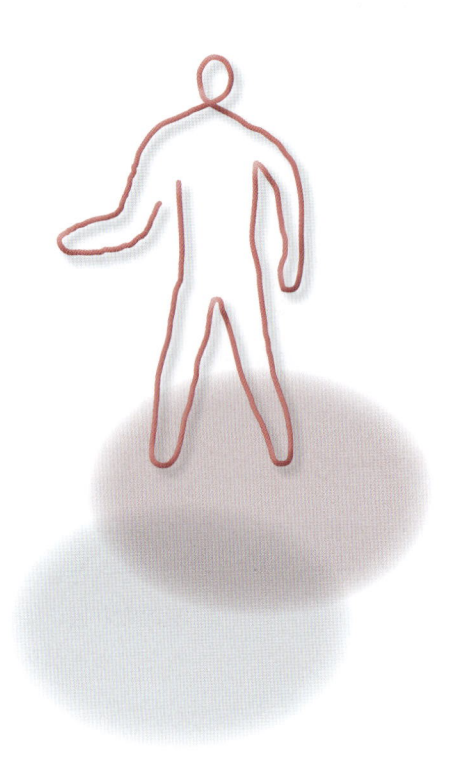

Q79 認知症を合併した透析患者のケアについて教えてください．高齢者の場合に特徴的なものがありますか？

1 認知症を合併した高齢透析患者

一般人口の高齢化に伴い，透析患者の認知症合併率も増加傾向にあります．2010年末の集計での透析患者の認知症合併率は9.9％と報告されており，75～90歳の高齢患者では男性で20.3％，女性で28.2％の高率となっています．さらに75～90歳の高齢患者では「なんらかの日常生活活動障害を有する患者」の割合が25.4％に達しています．

認知症を合併した高齢透析患者が透析療法を継続するためにはさまざまな困難が伴います．

2 特　徴

①**透析療法に対する理解が困難**：透析療法の導入や継続のためには，本人の十分な理解と努力が重要ですが，認知症を合併していると，ほぼすべての能力が低下します．また視力障害や難聴などの合併も多く，透析導入期教育や維持期教育に関して大変な困難を伴います．

②**通院透析が困難**：上述のとおり75歳以上の後期高齢者では4人に1人が日常生活上，なんらかの生活活動障害を有しています．認知症が合併すると日常生活はさらに困難となり，介護者なしでは透析のための通院が困難になっていきます．

③**透析中の安全確保が困難**：認知症患者では「異常な体動による抜針」や「無意識のうちの自己抜針」により大量出血や空気混入など生命を左右する重大な事故に発展するおそれがあります．また嚥下障害を有する場合も多く，透析中に誤嚥・誤飲を起こし，重篤な肺炎に発展する危険性もあります．

④**正しい服薬が困難**：記憶力や理解力の低下により，指示どおりの正しい服薬が難しく，調剤数が多い場合や服薬方法が複雑な場合はさらに困難となります．

⑤**本人の意思決定が困難**：なんらかの理由で透析の継続が困難になってきた場合，透析の中止を考慮せざるをえなくなりますが，その際は十分な説明を行ったうえでの自己決定が尊重されます（→Q-76）．

しかし認知症が存在すると，十分な説明を行っても理解することは難しく，本人の意思確認は困難といわざるをえません．また仮に透析の中止と判断された場合でもその後のケアをどのように行うかという大問題が残されます．

⑥**入院，入所の受け入れ施設不足**：認知症を合併した高齢透析患者を長期に受け入れてくれる病院や，介護・老人施設は極めて少なく，在宅療養で外来通院透析を継続しなければならないのがわが国の現状です．

3 ケ　ア

透析中の安全確保

透析中の抜針事故は生命危険度が非常に高く，身体拘束は患者の生命を守るうえでやむをえないとする見解もあります．しかし，身体を拘束された苦痛は不安を増強させ，周辺症状を悪化させる悪循環に陥ります．不必要な身体拘束を避けるための工夫を行いましょう．

ケア例：
・監視しやすい時間帯での透析やベッド位置を工夫し，ベッド柵を使用する．
・シャント肢を屈曲しても穿刺針や回路に影響しない穿刺部位を選ぶ

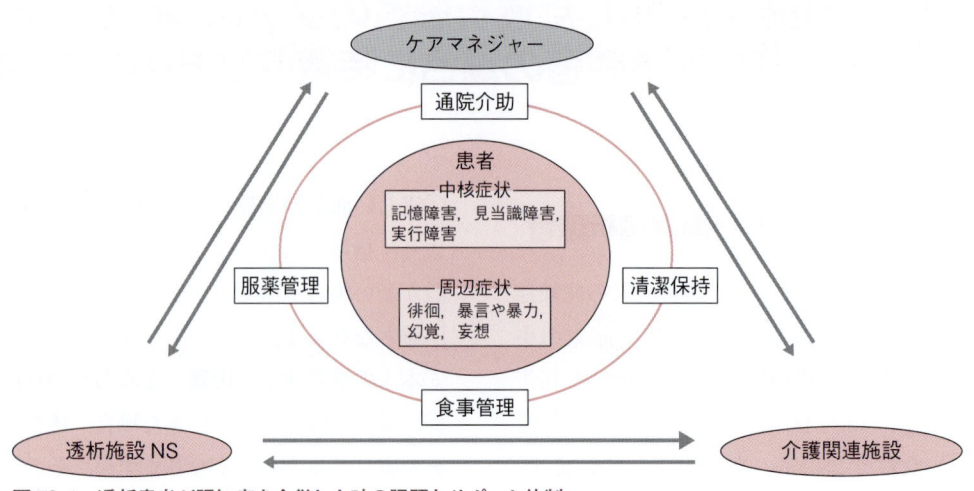

図79-1 透析患者が認知症を合併した時の課題とサポート体制
中核症状：すべての患者に該当，周辺症状：すべての患者に該当しない

- 血液回路と穿刺針の確実なルアーロック
- 十分な強度のテープ固定（Ω固定，α固定→Q-72）を行い，回路にゆとりをもたせる

苦痛の少ない透析の提供

患者の問題行動にも必ず意味があります．透析中の行動を観察し，落ち着きがなくなる時間帯や理由（痛みやかゆみ，空腹感，周囲が気になるなど）をアセスメントすることで，安定した透析を行うためのヒントがみつかります．

ケア例：
- 透析時間，回数の検討
- 生活リズムに合わせた時間帯の選択（食事の時間帯を避けるなど）
- 排便リズムの調整や皮膚搔痒に対するケア
- 疼痛緩和のケア（穿刺部痛や腰痛）
- 落ちつける環境を整える

服薬管理に対する援助

服薬忘れや重複を避けるための工夫が必要です．管理が困難な場合は，透析来院時の服薬に限定することも考慮します．

ケア例：
- 処方の簡素化（最小限の処方，一包化など）
- 日付入りの薬箱や薬カレンダーなどの作成
- 訪問看護師，訪問ヘルパーの協力を得る
- 服薬管理困難者は透析室でのみ服薬
- インスリン注射は透析室のみで使用する

介護関連施設との連携

認知症を合併した高齢透析患者を介護するには家族の力だけでは限界があり，社会資源の導入が必要不可欠です．適切なケアが提供されるように，透析施設の看護師がケアマネジャーや介護関連施設と積極的にかかわり連携しましょう（図79-1）．

ケア例：
- 早期に介護保険を申請して，利用可能な社会資源を導入し，家族の負担を軽減する
- ケアマネジャーと定期的に情報交換を行う
- 家族，介護施設との間で連絡帳を作成する
- 今後の経過や治療について家族と十分話し合い，不安の軽減に努める

Advice アドバイス

❶いつも接している透析室のスタッフだからこそ，患者の変化に気づくことができます．認知症の早期発見に努めましょう．

❷高齢者の尊厳が損なわれることがないよう丁寧なコミュニケーションに努めましょう．

（鈴木裕子，島崎玲子）

参考文献

I-末期腎不全

Q1

1) 日本透析医学会：図説わが国の慢性透析療法の現況（2013年12月31日現在），2014
2) Goodkin DA, Bragg-Gresham JL, et al.: Association of comorbid conditions and mortality in hemodialysis patients in Europe, Japan, and the United States: the Dialysis Outcomes and Practice Patterns Study (DOPPS). *J Am Soc Nephrol*, 14(12): 3270-3277, 2003
3) 岡田一義，大平整爾，伊丹儀友・他：慢性血液透析療法の導入と終末期患者に対する見合わせに関する提言（案）．日本透析医学会雑誌，45(12):1090-1095, 2012
4) 中井 滋：日本透析医会グランドデザイン研究への参画．日本透析医学会雑誌，45(9):831-833, 2012

Q2

1) 伊丹儀友，川口良人：慢性透析導入基準（1992）－作成背景と今後の策定に望むもの．臨牀透析，28(13):1701-1708, 2012
2) 日本腎臓学会編：CKD診療ガイド2009，東京医学社，2009

Q3

1) 大平整爾：インフォームドコンセントのための図説シリーズ・透析療法 改訂3版，医薬ジャーナル社，2013

Q4

1) 北岡建樹：透析の導入－後期高齢者と糖尿病の特殊性．腎と透析，73(6):814-819, 2012
2) 大平整爾：維持透析の非導入と継続中止－アメリカの現状．腎と透析，73(6):820-824, 2012
3) 大平整爾：終末期における治療（第3章）．透析患者のターミナルケア，p.137-186，メディカ出版，2011
4) 日本透析医学会：維持血液透析の開始と継続に関する意思決定プロセスについての提言．日本透析医学会雑誌，47(5):269-285, 2014

Q5

1) 日本透析医学会：図説わが国の慢性透析療法の現況（2012年12月31日現在），2013
2) 日本腎不全看護学会：透析，医学書院，2003
3) 特集・高齢社会における透析医療──現況と課題．臨牀透析，23(8), 2007
4) 斎藤 明監修：新人ナースのための透析導入マニュアル改訂2版，メディカ出版，2010

II-血液透析

Q7

1) 川西秀樹，峰島三千男，友 雅司・他：血液浄化器（中空糸型）の機能分類2013．日本透析医学会雑誌，46(5):501-506, 2013

Q9

1) de Leur K, Ozturk C, et al.: Vascular access outcome in the elderly dialysis patient in combination with the quality of life. *Vasc Endovascular Surg*, 47(6):444-448, 2013

Q12

1) 日本透析医学会：わが国の慢性透析療法の現況（2008年12月31日現在），2009
2) 日本透析医学会バスキュラーアクセスガイドライン改訂ワーキンググループ委員会：慢性血液透析用バスキュラーアクセスの作製および修復に関するガイドライン．日本透析医学会雑誌，44(9):855-937, 2011

Q13

1) 透析療法合同専門委員会編：血液浄化療法ハンドブック2014，協同医書出版社，2014
2) 日本臨床工学技士会：専門臨床工学技士テキスト 血液浄化編 第3版，2011
3) 篠田俊雄：19. 抗凝固療法．透析療法パーフェクトガイド 第4版（飯田喜俊・秋葉 隆編），pp.39-40，医歯薬出版，2014

Q14

1) 透析療法合同専門委員会編：血液浄化療法ハンドブック2014，協同医書出版社，2014
2) 飯田喜俊・秋葉 隆編：透析療法パーフェクトガイド 第4版，医歯薬出版，2014

Q15

1) 日本臨床工学技士会：専門臨床工学技士テキスト 血液浄化編 第3版，2011

Q16

1) 透析療法合同専門委員会編：血液浄化療法ハンドブック2014，協同医書出版社，2014
2) 日本臨床工学技士会：専門臨床工学技士テキスト 血液浄化編 第3版，2011
3) 熊谷裕生，門川俊明，稲本 元・他：高齢透析患者の予後を規定する因子の多変量解析．日本透析医学会雑誌，37(2):131-133, 2004
4) 木原幹洋，洪 明玉・他：血液透析低血圧の発症機序．第一報：血液透析が自律神経系に及ぼす影響．自律神経，34(3):271-275, 1997

Q17

1) Sakiyama R, Ishimori I, et al.: Effect of blood flow rate on internal filtration in a high-flux dialyzer with polysulfone membrane. *J Artif Organs*, 15(3): 266-271, 2012
2) Sigdell J.E. and Tersteegen B.: Clearance of a dialyzer under varying operating conditions. *Artif Organs*, 10(3):219-225, 1986
3) 日本透析医学会：維持血液透析ガイドライン──血液透析処方．

171

日本透析医学会雑誌, 46(7):587-632, 2013

Q18
1) 日本透析医学会編:維持血液透析ガイドライン-血液透析処方. 日本透析医学会雑誌, 46(7):587-632, 2013
2) Tentori F, Zhang J, Li Y, et al.: Longer dialysis session length is associated with better intermediate outcomes and survival among patients on in-center three times per week hemodialysis: results from the Dialysis Outcomes and Practice Patterns Study (DOPPS). *Nephrol Dial Transplant*, 27(11):4180-4188, 2012
3) Foley RN, Gilbertson DT, Murray T, et al.: Long interdialytic interval and mortality among patients receiving hemodialysis. *N Engl J Med*, 365(12):1099-1107, 2011

Q19
1) Salem M: Adverse effects of dialyzers manifesting during the dialysis session. *Nephrol Dial Transplant*, 9(Suppl 2):127-137, 1994

Q20
1) 鈴木一之:至適透析をめざして. 透析医が透析患者になってわかったしっかり透析のヒケツ, pp.211-216, メディカ出版, 2009

Q21
1) 日本透析医学会:高齢者の至適透析時間. わが国の慢性透析療法の現況 (2006年12月31日現在) CD-ROM 版, 2007

Q22
1) 日本透析医学会:図説わが国の慢性透析療法の現況 (2013年12月31日現在), 2014

Q23
1) 平松 信, 中山昌明編:テキストブック高齢者の腹膜透析, 東京医学社, 2008
2) 日本透析医学会:腹膜透析ガイドライン2009年版. 日本透析医学会雑誌, 42(4):285-315, 2009

Q24
1) 日本移植学会:臓器移植ファクトブック2013, http://www.asas.or.jp/jst/pdf/factbook/factbook2013.pdf
2) 日本腎臓学会:エビデンスに基づくCKD診療ガイドライン2013, 東京医学社, 2013
3) 日本透析医学会:わが国の慢性透析療法の現況 (2012年12月31日現在), 2013

Q25
1) 日本移植学会:臓器移植ファクトブック2013, http://www.asas.or.jp/jst/pdf/factbook/factbook2013.pdf
2) 平松 信, 中山昌明編:テキストブック高齢者の腹膜透析, 東京医学社, 2008

Q26
1) 伊藤優子, 伊藤久美子, 芳水直美・他:維持血液透析患者における炭酸ランタンの剤形変更による血清リン濃度の変化. 日本透析医学会雑誌, 46(12):1175-1178, 2013
2) 日本透析医学会:血液透析患者における心血管合併症の評価と治療に関するガイドライン. 日本透析医学会雑誌, 44(5):337-425, 2011

Q27
1) 日本透析医学会:血液透析患者の糖尿病治療ガイド2012. 日本透析医学会雑誌, 46(3):311-357, 2013

Q28
1) 日本透析医学会:血液透析患者の糖尿病治療ガイド2012. 日本透析医学会雑誌, 46(3):311-357, 2013
2) 日本透析医学会:血液透析患者における心血管合併症の評価と治療に関するガイドライン. 日本透析医学会雑誌, 44(5):339-425, 2011

Q29
1) 日本透析医学会:血液透析患者の糖尿病治療ガイド2012. 日本透析医学会雑誌, 46(3):311-357, 2013
2) 日本糖尿病学会:高齢者の糖尿病 (骨代謝を含む). 科学的根拠に基づく糖尿病診療ガイドライン2013, 245-261, 南江堂, 2013

Q30
1) 中井 滋, 井関邦敏, 伊丹儀友・他:わが国の慢性透析療法の現況 (2009年12月31日現在), 日本透析医学会雑誌, 44(1):1-36, 2011

Q31
1) 日本透析医学会:わが国の透析療法の現況 (2012年12月31日現在), 2013
2) 北岡建樹:対話で学ぶ 腎不全と透析療法の知識 第4版, pp.263-273, 南山堂, 2014
3) 上月正博編:腎臓リハビリテーション, 医歯薬出版, 2012
4) 大平整爾編:特集-終末期にある透析患者への対応, 臨牀透析, 25(10):29-34, 2009

Q33
1) 日本透析医学会:図説わが国の透析療法の現況 (2013年12月31日現在), 2014
2) 飯田喜俊, 秋葉 隆編:透析療法パーフェクトガイド 第4版, 医歯薬出版, 2014
3) 透析療法合同専門委員会編:血液浄化療法ハンドブック. 協同医書出版, 2013
4) 北岡建樹:対話で学ぶ 腎不全と透析療法の知識 第4版, 南山堂, 2014

Q34
1) 中尾俊之:栄養障害. 血液浄化療法ハンドブック2014 (透析療法合同専門委員会編), pp.326-334, 協同医書出版社, 2014

Q35
1) Fouqu D, Kalantar-Zadeh K, Kioole J, et al.: A proposed nomenclature and diagnostic crieria for protein-energy wasting in acute and chronic kidney disease. *Kidney Int*, 73(4):391-398, 2008
2) Kalantar-Zadeh K: A malnutrition-inflammation score is correlated with morbidity and mortality in maintenance hemodialysis patients. *Kidney Int*, 38(6):1251-1263, 2001
3) 黒田留美子監修:家庭でできる高齢者ソフト食レシピ, 河出書房新社, 2003

Ⅲ-血液透析合併症

Q36
1) 日本循環器学会：Ⅲ 運動療法の一般的原則．心血管疾患におけるリハビリテーションに関するガイドライン 2012 年改訂版．循環器病の診断と治療に関するガイドライン（2011 年度合同研究班報告），p.11，2012
2) 坂本静男：他の臨床疾患患者の運動処方．運動処方の指針—運動負荷試験と運動プログラム 第 8 版（日本体力医学会体力科学編集委員会監訳），pp.277-278，南江堂，2011
3) 上月正博：透析患者の運動療法．腎臓リハビリテーション第 1 版（上月正博編著），p.241，医歯薬出版，2012

Q37
1) 日本透析医学会：血液透析患者における心血管合併症の評価と治療に関するガイドライン．日本透析医学会雑誌，44(5)：337-425，2011
2) 日本透析医学会：日本透析医学会維持血液透析ガイドライン：血液透析処方．日本透析医学会雑誌，46(7)：587-632，2013

Q38
1) 中井 滋，政金生人，秋葉 隆・他：わが国の慢性透析療法の現況（2005 年 12 月 31 日現在）日本透析医学会雑誌，40(1)：1-30，2007
2) 日本透析医学会：血液透析患者における心血管合併症の評価と治療に関するガイドライン．日本透析医学会雑誌，44(5)：337-425，2011
3) 日本腎臓学会：CKD 診療ガイド 2012．日本腎臓学会誌，54(8)：1031-1189，2012
4) 日本透析医学会：維持血液透析ガイドライン－血液透析処方．日本透析医学会雑誌，46(7)：587-632，2013

Q40
1) 日本透析医学会：慢性腎臓病患者における腎性貧血治療のガイドライン（2008 年版）日本透析医学会雑誌，41(10)：661-716，2008

Q41
1) 特集－最新の知識で答える水・電解質 106 の疑問．腎と透析，増大号，74(4)：653-682，2013
2) 熊谷裕通，古谷隆一，松島秀樹：高カリウム血症・低カリウム血症．透析療法における合併症（越川昭三編），p.354-357，医薬ジャーナル社，1994

Q42
1) 日本透析医学会：血液透析患者における心血管合併症の評価と治療に関するガイドライン．日本透析医学会雑誌，44(5)：337-425，2011
2) 石澤健一：虚血性心疾患．腎疾患治療薬マニュアル 2013-2014，腎と透析増刊号：485-488，2013
3) 岩津好隆：透析患者の心血管病．腎と透析，73(4)：585-589，2012
4) 田中友里：心筋梗塞が発症したらどう対応すればよいでしょうか．腎と透析，66(4)：609-614，2009

Q43
1) van de Luijtgaarden MW, Noordzij M, Tomson C, et al.: Factors influencing the decision to start renal replacement therapy: results of a survey among European nephrologists. *Am J Kidney Dis*, 60(6)：940-948, 2012

Q45
1) 日本透析医学会：図説わが国の慢性透析患者の現状（2012 年 12 月 31 日現在），2013
2) 日本透析医学会：血液透析患者における心血管合併症の評価と治療に関するガイドライン．日本透析医学会雑誌，44(5)：337-425，2011

Q46
1) 日本透析医学会：血液透析患者における心血管合併症の評価と治療に関するガイドライン．日本透析医学会雑誌，44(5)：337-425，2011

Q47
1) Slinin Y, Foley RN, Collins AJ: Clinical epidemiology of pneumonia in hemodialysis patients: the USRDS waves 1, 3, and 4 study. *Kidney Int*, 70(6)：1135-1141, 2006
2) Rangel MC, Coronado VG, et al.: Vaccine recommendations for patients on chronic dialysis. The Advisory Committee on Immunization Practices and the American Academy of Pediatrics. *Semin Dial*, 13(2)：101-107, 2000
3) Gilbertson DT, Unruh M, et al.: Influenza vaccine delivery and effectiveness in end-stage renal disease. *Kidney Int*, 63(2)：738-743, 2003
4) 日本結核病学会治療委員会：肝，腎障害時の抗結核薬の使用についての見解．結核，61(2)：53-54，1986
5) 日本結核病学会：結核診療ガイドライン．南江堂，2009

Q48
1) Jabbari M, Cherry R, Lough JO, et al.: Gastric antral vascular ectasia: the watermelon stomach. *Gastroenterology*, 87(5)：1165-1170, 1984
2) 服部優宏，鈴木 昭：門脈ガス血症を呈し非閉塞性腸間膜虚血症を疑い救命した 3 例．日本外科系連合会雑誌，37(12)：262-270，2012
3) 西原 舞，平田純生，和泉 智・他：血液透析患者における虚血性腸炎の発症因子に関する検討．日本透析医学会雑誌，38(6)：1279-1283，2005

Q49
1) 日本透析医学会：透析患者の C 型ウイルス肝炎治療ガイドライン，透析会誌 44(5)：337-425，2011
2) 前川きよし：肝硬変・肝細胞癌．透析療法パーフェクトガイド第 4 版（飯田喜俊・秋葉 隆編），pp.189-190，医歯薬出版，2014
3) 前川きよし：ウイルス性肝炎．透析療法パーフェクトガイド第 4 版（飯田喜俊・秋葉 隆編），pp.187-188，医歯薬出版，2014

Q50
1) Collins AJ, Foley RN, Herzog C, et al.: Excerpts from the US Renal Data System 2009 Annual Data Report. *Am J Kidney Dis*, 55(1 Suppl 1)：S1-A7, 2010
2) Sallée M, Rafat C, Zahar JR, et al.: Cyst Infections in Patients with Autosomal Dominant Polycystic Kidney Disease. *Clin J Am Soc Nephrol*, 4(7)：1183-1189, 2009

3) Nicolle LE, Bradley S, Colgan R, et al.: Infectious Diseases Society of America Guidelines for the Diagnosis and Management of Asymptomatic Bacteriuria in Adults. Clin Infect Dis, 40(5) : 643-654, 2005
4) Hooton TM, Bradley SF, Cardenas DD, et al.: Diagnosis, Prevention, and Treatment of Catheter-Associated Infection in Adults: 2009 International Clinical Practice Guidelines from the Infectious Diseases Society of America. Clin Infect Dis; 50(5) : 625-663, 2010

Q51
1) 日本腎臓学会:CKD診療ガイド2012, 東京医学社, 2012
2) 日本透析医学会:慢性腎臓病に伴う骨・ミネラル代謝異常の診療ガイドライン. 日本透析医学会雑誌, 45(4):301-356, 2012
3) 日本腎臓学会:慢性腎臓病に対する食事療法基準2007年版. 日本腎臓学会誌, 49(8):871-878, 2007

Q52
1) 日本透析医学会:慢性腎臓病に伴う骨・ミネラル代謝異常の診療ガイドライン. 日本透析医学会雑誌, 45(4):301-356, 2012

Q53
1) 日本透析医学会:慢性腎臓病に伴う骨・ミネラル代謝異常の診療ガイドライン. 日本透析医学会雑誌, 45(4):301-356, 2012
2) 日本透析医学会:血液透析患者における心血管合併症の評価と治療に関するガイドライン. 日本透析医学会雑誌, 44(5):337-425, 2011

Q54
1) Gejyo F, Narita I: Current clinical and pathogenetic understanding of beta2-m amyloidosis in long-term haemodialysis patients. Nephrology (Carlton), 8 (Suppl): S45-49, 2003
2) Cruz DN, de Cal M, Ronco C: Oxidative stress and anemia in chronic hemodialysis: The promise of bioreactive membranes. Contrib Nephrol, 161: 89-98, 2008
3) Nakai S, Iseki K, Itami N, et al.: An overview of regular dialysis treatment in Japan (as of 31 December 2010). Ther Apher Dial, 16(6) : 483-521, 2012
4) Tan SY, Irish A, Winearls CG, et al.: Long term effect of renal transplantation on dialysis-related amyloid deposits and symptomatology. Kidney Int, 50(1) : 282-289, 1996

Q55
1) Akar H, Akar GC, Carrero JJ, et al.: Systemic consequences of poor oral health in chronic kidney disease patients. Clin J Am Soc Nephrol, 6(1) : 218-226, 2011
2) 大場堂信, 赤沢佳代子, 二宮洋介・他:人工透析患者の歯周疾患罹患度に関する疫学的研究. 日本歯周病学会会誌, 42(4):307-313, 2000
3) 永田俊彦, 二宮雅美:歯周病. 透析フロンティア, 21(2):12-16, 2011

Q56
1) 日本脈管学会編:F. 血行再建術. 下肢閉塞性動脈硬化症の診断・治療指針Ⅱ, p.81, メディカルトリビューン, 2007

Q57
1) Baigent C, Landray MJ, Reith C, et al: The effects of lowering LDL cholesterol with simvastatin plus ezetimibe in patients with chronic kidney disease (Study of Heart and Renal Protection) : a randomised placebo-controlled trial. Lancet, 377 : 2181-2192, 2011
2) 日本透析医学会:血液透析患者における心血管合併症の評価と治療に関するガイドライン. 日本透析医学会雑誌, 44(5):337-425, 2011

Q58
1) 日本透析医学会:専門医認定試験問題解説集第7版, 2012
2) 深川雅史編:透析患者の病態へのアプローチ 第2版, 金芳堂, 2011
3) 段野貴一郎:よくわかる透析患者のかゆみケア, 金芳堂, 2001

Q59
1) 日本透析医学会:専門医認定試験問題解説集改訂第7版, 2012.
2) Up To Date®: Clinical manifestations and diagnosis of restless legs syndrome in adults.
3) 日本糖尿病学会:糖尿病治療ガイド2014-2015, 文光堂, 2014

Q60
1) 太田和夫監修:血液浄化療法スタッフマニュアル 第2版, 医学書院, 2005

Q61
1) 若生里奈, 安川 力, 加護亜紀・他:日本における視覚障害の原因と現状, 日本眼科学会雑誌, 118(6): 495-501, 2014
2) 阪本吉広, 岡本紀夫, 斎藤禎子・他:透析導入による糖尿病網膜症への長期の影響, 第9回日本糖尿病眼学会総会 (仙台), 2003
3) 大野 敦:地域連携におけるチーム医療, 月刊糖尿病, 6(1): 33-41, 2014

Q63
1) 日本救急医学会, 日本神経救急学会, 日本臨床救急医学会監:ISLSガイドブック2013, へるす出版, 2013
2) 日本内科学会認定医制度審議会救急委員会編:内科救急診療指針, 2011
3) 日本透析医学会:血液透析患者における心血管合併症の評価と治療に関するガイドライン. 日本透析医学会雑誌, 44(5):400-411, 2011

Q64
1) 堀川直史:血液透析患者にみられる精神障害. 診断と治療, 101(7):1041-1047, 2013
2) 堀川直史, 志賀浪貴文:認知症. 腎と透析, 76(増刊):314-316, 2014

Q65
1) Muto CA, Jernigan JA, Ostrowsky BE, et al.: SHEA Guideline for Preventing Nosocomial Transmission of

Multi-drug-Resistant Strains of Staphylococcus aureus and Enterococcus. *Infect Control Hosp Epidemiol*, **24**(5) : 362-386, 2003

2) Garner JS.: Guideline for Isolation Precautions in Hospitals. Hospital Infection Control Practices Advisory Committee (HICPAC). *Infect Control Hosp Epidemiol* ; **17**(1) : 53-80 (s), 1996

3) Pittet D, Hugonnet S, Harbarth S, et al.: Effectiveness of a Hospital-wide Programme to Improve Compliance with Hand Hygiene. *Lancet* ; **356**(9248) : 1307-1312, 2000

4) 青柳　順, 高橋尚人, 森澤雄司・他：当院NICUにおける速乾性擦式消毒剤個人携帯とmupirocin非選択的全例塗布によるMRSA保菌抑制の試み. 日本周産期・新生児医学会雑誌, **44**(4)：1147-1151, 2008

5) Stelfox HT, Bates DW, Redelmeier DA.: Safety of Patients Isolated for Infection Control. *JAMA*, **290**(14) : 1899-1905, 2003

6) Liu C, Bayer A, Cosgrove SE, et al.: Clinical Practice Guidelines by the Infectious Diseases Society of America for the Treatment of Methicillin-Resistant Staphylococcus aureus Infections in Adults and Children. *Clin Infect Dis*, **52**(3) : e18-e55, 2011

Q66
1) 渡辺　誠, 角田明良：高リスク例の選別-scoring system. 外科治療, **99**(5)：439-443, 2008

Ⅳ-腹膜透析, 腎移植

Q67
1) 日本透析医学会：2009年版日本透析医学会「腹膜透析ガイドライン」. 日本透析医学会雑誌, **42**(4)：285-315, 2009
2) 平松　信：高齢者のCAPD. 腎と透析, **52**(6)：739-745, 2002

Q68
1) 平松　信, 三上裕子, 角南玲子・他：高齢維持透析患者に対する透析療法上の工夫 (2) 腹膜透析. 臨牀透析, **23**(8)：1273-1278, 2007
2) Hiramatsu M : Improving outcome in geriatric peritoneal dialysis patients. *Perit Dial Int*, **23**: S84-89, 2003
3) Hiramatsu M, Ishida M, Tonozuka Y, et al.: Application of peritoneal dialysis in elderly patients by classifying the age into young-old, old, and oldest-old. *Contrib Nephrol*, **177**: 48-56, 2012

Q69
1) Piraino B, Bernardini J, Brown E, et al.: ISPD position statement on reducing the risks of peritoneal dialysis-related infections, *Perit Dial Int*, **31**(6) : 614-630, 2011
2) Hiramatsu M, Ishida M, Tonozuka Y, et al.: Application of peritoneal dialysis in elderly patients by classifying the age into young-old, old, and oldest-old, *Contrib Nephrol*, **177**: 48-56, 2012

3) 平松　信, 成合寿紀：腹膜透析療法の合併症防止法. 腎と透析, **72**(4)：604-610, 2012

Q70
1) 藤田文子：腹膜透析の実際. 腎不全・透析看護の実践 (松岡由美子・梅村美代志編), pp.151-174, 医歯薬出版, 2010
2) 酒井郁子：手指機能の障害と看護. 疾病・障害をもつ高齢者の看護 (野口美和子編), pp.159-169, 中央法規, 2005

Q71
1) 八木澤　隆, 三重野牧子, 湯沢賢治・他：腎移植臨床統計からみた腎移植の動向と成績. 日本臨床腎移植学会雑誌, **1**(2)：159-165, 2013
2) 日本移植学会, 日本臨床移植学会：腎移植臨床登録集計報告 (2013), 2012年実施症例の集計報告. 移植, **48**(6)：346-361, 2013

Ⅴ-事故・災害, 心理・社会

Q72
1) 日本透析医学会：図説わが国の慢性透析療法の現況, (2010年12月31日現在), 2011
2) 平澤由平：透析医療事故の実態調査と事故対策マニュアルの策定に関する研究. 平成12年度厚生科学研究費補助金研究報告書, 2001
3) 山崎親雄：透析施設におけるブラッドアクセス関連事故防止に関する研究. 平成18年度厚生労働科学研究費補助金研究報告書, 2007

Q73
1) 赤塚東司雄, 山川智之：災害時の対応-現在 (2) 検証された対策と今後の問題点. 臨牀透析, **22**(11)：1517-1524, 2006
2) 赤塚東司雄, 山川智之, 椿原美治・他：透析室地震災害と対策およびその検証について. 日本透析医会雑誌, **20**(1)：211-227, 2005
3) 日本透析医学会東日本大震災学術調査ワーキンググループ：東日本大震災学術調査報告書, 2013

Q74
1) 東京消防庁：主な出火原因別の火災状況. 平成25年中の火災の概要, www.tfd.metro.tokyo.jp/saigai/toukei/h25/d4/03.pdf
2) 総務省消防庁：有床診療所火災対策検討部会, http://ns1.fdma.go.jp/neuter/about/shingi_kento/h25/yuushou_kasaitaiaku/index.html
3) 総務省消防庁：火災予防, http://www.fdma.go.jp/neuter/topics/fieldList4_8.html
4) 日本透析医学会東日本大震災学術調査ワーキンググループ：資料18 緊急離脱ツールの準備. 東日本大震災学術調査報告書, p.265, 2013

Q75
1) 日本医療ソーシャルワーク研究会：医療福祉総合ガイドブック2014年度版, 医学書院, 2014

Q76
1) 大平整爾：維持透析の見合わせ：個人的回顧とオーバービュー. 日本透析医学会雑誌, **45**(1)：1099-1103, 2012
2) 大平整爾：透析患者の終末期ケア. 日本透析医会雑誌, **23**

(1)：28-40, 2012
3) 岡田一義, 大平整爾, 伊丹儀友・他：慢性血液透析療法の導入と終末期患者に対する見合わせに関する提言（案）. 日本透析医学会雑誌, **45**(1)：1090-1095, 2012

Q77

1) 政金生人：愛Pod調査に見る患者の愁訴. 患者視点の新しい透析治療（政金生人著）, 新興医学出版社, pp.43-54, 2011

Q78

1) 渡部律子：高齢者援助における相談面接の理論と実際　第2版, 医歯薬出版, 2011

Q79

1) 日本透析医学会：図説わが国の慢性透析医療の現況（2010年12月31日現在）2011
2) 阿部利恵：認知症看護の特性. 腎不全看護　第4版（日本腎不全看護学会編）, 医学書院, pp.41-45, 2012

索引

数字

9分割図…111

A

ABI検査…13
ABO血液型不適合移植…152
ACEI…91
ADLの低下…12, 66
AFBF…50
AGML…102
APTT…85
ASC…137
assisted PD…148
AST…137
AVF…20, 22, 24, 28
AVG…20, 22, 24, 28

B

BNP…37
B型肝炎ウイルス…71, 104

C

CABG…91
CAPD…145
Ca拮抗薬…91
Ca受容体作動薬…112
Ccr…20
CGA…143
CHDF…141
CHF…50
CKD…3
CKD-MBD…109, 117
CKD診療ガイド…82
CKDの重症度分類…4
CKDの定義…4
COPD…67
C型肝炎ウイルス…71, 104

D

DAAs…105
DOPPS…2, 41
DW…37, 82

E

ECUM…50, 97
EF…26
eGFR…20
EPS…52, 148
ESA…70, 86
ESA補充療法…87
ETRF…36

F

FGF23…109
Fontaine分類…119
Forresterの分類…95

G

GA…59
GAVE…102
GNRI…74

H

HANP…37
HbA1c…59
HBV…71, 104
HCV…71, 104
HD…15
HDF…34, 49, 97
HF…49
HIT…31
HMG-CoA阻害薬…114

I

IDPN…19, 74, 76
IDSAガイドライン…139
IFN…105
IHD…141
IMT…114
INBODY…132
IPPB…141

K

K/DOQI…3
KDIGO…3
Kt/V$_{urea}$…41

L

LDLアフェレシス…122

M

MIA症候群…73, 86
MICS…73
MIS…74, 75
MRSA感染症…137
MRSA肺炎…139

N

Nohria-Stevensonの分類…95
NOMI…103
Non-HDLコレステロール…114

P

PAD…113
PCI…91, 95
PCKD…106
PCR…137
PD…51, 97, 143, 147
PD＋HD併用療法…51, 145
PD＋HD併用療法の適応…145
PDのメリットとデメリット…144
PDの問題点…144
PDファースト…51, 145
PDラスト…52
PEIT…112
PEW…73, 75
PKD遺伝子…131
plasma refilling…37
PTA…24, 27, 120
PTH…109, 111
PTX…112
PWV…114
P吸着薬…57, 112

R

Ratherford分類…119
RLS…125
RO…35
RRT…6
RU…103

S

SGA…74
SHEAガイドライン…137
SPP…119

177

T

TASC Ⅱのガイドライン…120
TSAT…87

U

UFR…17

V

VA…26

ギリシャ文字

α固定…153, 170
Ω固定…153, 170

あ

アクションカード…156
足の潰瘍・壊疽…119
亜硝酸薬…91
アスピリン…91
アミロイド…115
アミロイドーシス…69, 70, 115
アルガトロバン…31
アルカリ化剤…32
アルコール性肝炎…104
アルツハイマー…60
アレルギー反応…43
アンジオテンシン変換酵素阻害薬…91
アンチトロンビンⅢ…84

い

イーカム…97
易感染状態…12
易感染性…69
維持血液透析ガイドライン：血液透析処方…38, 83
維持血液透析療法の見合わせについて検討する状態…10
意思決定の過程…6
胃十二指腸疾患…102
萎縮膀胱…152
移植腎…55
異所性石灰化…72, 113
胃前庭部毛細血管拡張…102
一次予防…121
溢水…94
医療費助成制度…160
医療保険制度…160
インターフェロン製剤…105

インフォームドコンセント…6
インフルエンザ…72, 100
インフルエンザ感染症…12

う

ウイルス性肝炎…104
う蝕…117
運動強度…77
運動負荷試験の禁忌…77
運動負荷の中止基準…77
運動療法…77

え

栄養管理…75
栄養障害…71, 75
栄養状態の評価方法…73
栄養評価システム…75
エキシマレーザー…129
壊疽…119
エビデンスに基づくCKD診療ガイドライン…53
エリスロポエチン…84, 86
エリスロポエチン製剤…91, 102
エリスロポエチン不応性貧血…50
エンドトキシン除去フィルタ…36

お

オピオイド系受容体…124
オンライン血液透析濾過…34, 36

か

介護サービス…160, 167
介護保険…160, 167
潰瘍…119
回路内凝固…84
回路内残血…85
回路離断…153
拡散…15, 49
火災時の対応…158
下肢静止不能症候群…50, 125, 154
下肢閉塞性動脈硬化症…13
仮性瘤…25
家族性高コレステロール血症…122
活性型ビタミンD製剤…112
活性化部分トロンボプラスチン時間…85
カテーテル感染症…29
カテーテル関連感染…147
下腹部痛…102
かゆみ…123, 150

カルニチン…127
肝癌…104, 105
間欠性跛行…13
間欠的血液透析…141
間欠的陽圧呼吸…141
肝硬変…104
患者監視装置…155
患者教育…14
感染症…12, 13, 69, 71, 72, 92, 100, 106, 137
感染性心内膜炎…92, 94
冠動脈インターベンション…91
冠動脈血行再建…91
冠動脈疾患…90
冠動脈石灰化…113
冠動脈バイパス術…91
肝庇護療法…104

き

起座呼吸…13, 90, 95, 96
気腫性腎盂腎炎…106, 107
偽性高K血症…89
キノロン系抗菌薬…107
逆浸透…35
急性胃粘膜病変…102
急性冠症候群…62, 94
急性細菌性膀胱炎…106
急性出血性直腸潰瘍…103
急性腎盂腎炎…106
急性心筋梗塞…94
急性心不全…94
急性心膜炎…92
急性単純性膀胱炎…106
吸着…15
狭心症…90
共同の意思決定…6
虚血性潰瘍…119
虚血性視神経症…129
虚血性心疾患…67, 90
虚血性大腸炎…103
虚血性腸炎…44, 57
虚血性脳血管障害…62
起立性低血圧…44, 58, 61, 62, 67, 80, 154
緊急離脱…155
緊急離脱が必要な場面…159
筋痙攣…43

く

くも膜下出血…133

グラフト感染…22, 25
グリコアルブミン…59
クリットライン…37
クリッピング術…133
クレアチニンクリアランス…20

け

経皮経管的血管形成術…24, 27, 120
経皮的冠動脈形成術…95
経皮的副甲状腺エタノール注入療法…112
外科的デブリードマン…120
血圧管理の指標…82
血圧低下の原因…80
血圧低下の予防…80
血圧の測定法…80
血液凝固カスケード反応…30
血液浄化器…17
血液浄化器の機能分類…18
血液透析…15
血液透析から腎移植への移行…53
血液透析患者における心血管合併症の評価と治療に関するガイドライン…82, 121
血液透析の回数…41
血液透析の身体への主な影響…16
血液透析の原理と特徴…15
血液透析の時間…41
血液透析の適応…15
血液透析濾過法…49, 97
血液濾過と血液透析濾過の保険適応…116
血液濾過法…49
結核…13, 100
血管新生緑内障…130
血管石灰化…110, 113, 152
血管石灰化の危険因子…113
血管内カテーテル留置法…22
血管内留置カテーテル…20
血漿 HANP…132
血漿再充填機構…37
血清カリウム値異常…88
血清総コレステロールとその内訳…122
血糖コントロール…59, 61, 63
結膜下出血…129
血流量…39
限外濾過率…17
献腎移植…53, 152

こ

コイル塞栓術…133
抗インフルエンザ薬…101
抗ウイルス療法…104
高K血症…98
高K血症の原因…88
後期高齢者医療制度…160
抗凝固薬…30, 57, 84, 141
口腔アセスメント…75
口腔乾燥症…117
口腔清掃…118
口腔内病変…117
高血圧…82, 133
抗結核薬…101
抗血小板薬…84, 91
高脂血症…121
合成高分子系膜…17
抗ヒスタミン薬…124
高齢者向け住宅…168
高齢透析患者と長期透析患者の相違…69
高齢透析患者の特徴…12, 165
誤嚥…154
誤嚥性肺炎…109
呼吸器感染症…100
個人防護具の着脱方法…138
骨髄異形成症候群…86
骨脆弱化…109
骨石灰化障害…109
骨粗鬆症…12
骨代謝異常…58
骨代謝回転…109
骨嚢胞…115
骨・ミネラル代謝異常…71, 109, 117
こむら返り…127
根面う蝕…117

さ

サードスペース…140
災害時患者カード…156
災害対策…155
細菌性肺炎…13, 100
サイコネフロロジー…168
サイトカイン…123
細胞性免疫…100
酢酸不耐症…50, 80
左室駆出率…26
残血…85

し

ジギタリス中毒…89
自己管理…14
自己血管…20
自己血管内シャント…22, 24
自己抜針…13, 28, 68, 153
四肢拘縮…28
指趾先端潰瘍…119
脂質異常症…121
歯周病…117
地震時の対応…155
事前指示（書）…6, 162
持続携行式腹膜透析…145
持続的血液透析濾過…141
持続的血液濾過…50
至適透析…45
社会保障制度…160
シャント…20
シャント感染症…13
シャント再循環…85
シャント不全…85
愁訴…165
重炭酸透析液…32
重度障害者医療費助成制度…160
終末期ケア…163
主観的包括的栄養評価…74
粥状硬化…113
手根管症候群…71, 115
手術時の対策…140
消化器合併症…102
硝酸薬…90
上肢足関節部血圧比検査…13
常時低血圧…61, 80
消防用設備等自主点検チェック表…158
静脈うっ滞性潰瘍…119
静脈高血圧症…26
食事療法…63
食欲不振…76
自立支援医療…160
腎 TAE…131
腎移植…53, 55, 151
腎移植から血液透析へ再導入…55
腎移植希望者適応基準…54
腎移植提供者適応基準…53
腎盂腎炎…106
心外膜…92
腎癌…71
腎機能代替療法…6

心機能低下…69
心筋梗塞…13, 90
神経原性潰瘍…119
神経障害…125
心血管合併症…70
心原性ショック…94
腎硬化症…70
人工血管…20
人工血管内シャント…22, 24
人工透析器…15
身体障害者手帳…160
心腎貧血症候群…86
腎性貧血…86
腎性網膜症…129
真性瘤…25
心臓のコンプライアンス…96
心臓弁膜症…95
身体活動機能の低下…12
腎動脈塞栓術…131
心不全…50, 94, 96
心包炎…50
心房細動…98
心膜…92
心膜炎…92

す
推算糸球体濾過量…20
水平感染…105
頭蓋内出血…44
スコアリングシステム…141
スタチン…91, 122
スチール症候群…22, 25, 26

せ
精神症状…135
生体腎移植…53, 151
成年後見制度…167
セイフティーカット…155
セカンドオピニオン…8
積層型…17
脊椎管狭窄症…115
石灰化…69, 109
積極的な監視検査…137
積極的な監視培養…137
赤血球造血刺激因子製剤…70, 86
セファゾリン…107
セルロース系膜…17
線維性骨炎…69
穿刺針と回路の固定法…153
全人的苦痛…163

せん妄…135, 141
前立腺炎…13, 106

そ
総合的機能評価…143
掻痒症…123
咀嚼・嚥下機能の低下…76

た
タール便…102
ダイアライザ…15, 17
体液バランス異常と対応…150
体外限外濾過法…50, 97
帯状角膜変性…129
大腸憩室…103
大動脈弁狭窄症…94
代理判断…6
多関節痛…115
多嚢胞化萎縮腎…71
多発性嚢胞腎…106, 131, 133
蛋白質・エネルギーの消耗状態…73
弾撥指…115

ち
地域包括支援センター…167
窒息…154
中空糸型…17
中枢神経毒性…58
チューブシャント手術…130
長期植え込み型カテーテル…28
長期透析患者…69, 71, 115
超高齢透析患者…65, 67
長時間透析…47, 97
直接作用型抗ウイルス薬…105

つ
槌趾…119

て
低栄養…73
低温熱傷…154
低K血症…89, 98, 127
低Ca血症…127
低血圧症…80
低血糖…59
低脂血症…121
低分子ヘパリン…84
低Mg血症…127
低P血症…110
適正透析…46

適切な除水法…81
鉄欠乏…87
鉄補充療法…87
転倒…58, 60, 68, 154

と
糖・脂質代謝異常…113
透析アミロイドーシス…49, 71, 115
透析液供給装置…34
透析液清浄化…34
透析液の基本的条件…32
透析液の種類…32
透析液の組成…32
透析液流量…39
透析開始時の注意点…43
透析回数…42
透析患者のC型ウイルス肝炎治療ガイドライン…105
透析関連低血圧…61, 80
透析起因性高血糖…61
透析継続拒否…162
透析継続の中止…10, 162
透析困難症…50
透析時間…41
透析時間延長…41
透析時静脈栄養…74
透析終了時の注意点…44
透析脊椎症…115
透析中医療事故…153
透析中止…162
透析中の注意点…43
透析低血圧…44, 61, 80
透析時静脈栄養…76
透析の導入拒否…9
透析の非導入…10
透析の見合わせ…9, 68
透析用水管理基準…34
透析用水生物学的汚染管理基準…35
洞調律…99
糖尿病性神経障害…125
糖尿病性腎症…1, 70
糖尿病透析患者…59, 61, 63
糖尿病透析患者の血糖コントロール目標…59
糖尿病透析患者の食事療法…63
糖尿病透析患者の薬物療法…60
糖尿病網膜症…129
動脈硬化…67, 69, 113, 121
動脈表在化…20, 26, 28

特定疾病…160
吐血…102
独居…76
ドナー適応基準…53
ドライウエイト…37, 82, 90, 97
ドライウエイトの設定…37, 83
トラフ値…139
トランスフェリン飽和度…87

な

内シャント…20, 22, 24
内シャントの合併症…24
内シャントの適応…22
内シャントの問題点…22
内膜中膜複合体肥厚度…114
ナファモスタットメシル酸塩…31, 84, 141

に

二次性副甲状腺機能亢進症…69, 72, 109, 111
二次予防…122
尿素クリアランス…40
尿道留置カテーテル関連尿路感染症…106, 107
尿毒症…15
尿毒症性心膜炎…92
尿毒症性ニューロパチー…125
尿路感染症…13, 106
認知機能の低下…12
認知症…12, 28, 51, 60, 65, 67, 135, 153, 167, 169
認知症を合併した時の課題とサポート体制…170

ね

寝たきり…12, 67
年金…160

の

脳血管障害の診療手段…134
脳梗塞…133, 141
脳出血…133
脳性ナトリウム利尿ペプチド…37
膿性膀胱炎…106
脳塞栓…99
脳卒中…133
脳動脈瘤…133
脳波伝播速度…114

は

肺炎球菌ワクチン…100
肺結核…100
肺線維症…67
ハウジング…17
破壊性脊椎関節症…72, 115
白内障…12, 129
バスキュラーアクセス…26, 28
バスキュラーアクセス事故…153
白血球増多症…84
抜針事故…153
ばね指…71, 115
バランス麻酔…140

ひ

ビタミン D…109
ヒト心房性ナトリウム利尿ペプチド…37
避難誘導…158
被囊性腹膜硬化症…52, 148
皮膚灌流圧測定…119
皮膚障害…123
皮膚掻痒症…50
非閉塞性腸管梗塞…103
頻回短時間透析…97
頻回透析…42, 47
貧血…86, 102

ふ

不安定狭心症…94
フォンテイン分類…119
不均衡症候群…16
副甲状腺インターベンション…111
副甲状腺 Ca 受容体…112
副甲状腺摘出術…112
副甲状腺ホルモン…109, 111
複雑性皮膚軟部組織感染症…139
福祉サービス…160
福祉制度…160
腹膜炎…103, 147, 149
腹膜透析…51, 97, 143, 145, 149
腹膜透析ガイドライン…52, 143, 148
腹膜透析から血液透析への移行…51
腹膜透析患者の合併症…147
服薬管理…170
服薬コンプライアンス…58
不整脈…43, 62, 67, 98
フットケア…120, 126

プラーク…91
ブルートウ症候群…119
プロタミン…102
プロテイン S…84
プロテイン C…84

へ

米国医療疫学会ガイドライン…137
米国感染症学会ガイドライン…139
ペイシャント・エンパワーメント…136
閉塞性動脈硬化症…113
ヘパリン…30, 84, 102
ヘパリン起因性血小板減少症…31
ヘマトクリット値…37
ヘモグロビン A1c…59
ヘリコバクター・ピロリ感染…103
変形性股関節症…12
胼胝…119
便秘…102
弁膜疾患…67

ほ

防火対策…158
補正 Ca 値…110
ボルグ・スケール…78

ま

末期腎不全…3, 6
末梢血管障害…113
慢性血液透析用バスキュラーアクセスの作製および修復に関するガイドライン…28
慢性血液透析療法の導入と終末期患者に対する見合わせに関する提言（案）…2
慢性 C 型肝炎ウイルス…70
慢性糸球体腎炎…1
慢性腎臓病…3
慢性腎臓病患者における腎性貧血治療のガイドライン…87
慢性心不全…96
慢性腎不全透析導入基準…3
慢性心膜炎…93
慢性閉塞性肺疾患…67
満足透析…46

み

味覚障害…117

ミネラル代謝異常…113

む
無酢酸バイオフィルトレーション…50
無自覚性低血糖…61
無症候性細菌尿…106

め
免疫抑制薬…56
メンケベルグ型中膜石灰化…113
メンタルケア…135

も
網膜疾患…129
網膜静脈閉塞症…129
網膜動脈閉塞症…129
モノフィラメントテスト…119

や
薬物処方…57

よ
溶質除去不良…148
抑うつ症状…135
要介護者への支援・介護…167

ら
ラザフォード分類…119
ランダム化試験…22

り
律速酵素…125
瘤…25，27
緑内障…50，129

れ
レートコントロール…99
レシピエント適応基準…54
レストレスレッグス症候群…50，125，154
レスパイト入院…66

ろ
老齢年金…160
老老介護…13，68，76
濾過…15，49

わ
わが国の慢性透析療法の現況…1，2，9，82，94，163
ワルファリン…57，85，99

【編者略歴】

飯田 喜俊(いいだ のぶとし)

1952 年	北海道大学医学部卒業
1960 年	淀川キリスト教病院内科部長
1963 年	米国エモリー大学腎臓病科研究員
1972 年	大阪府立病院腎臓内科部長
1975 年	日本腎臓学会評議員
1986 年	日本透析医学会理事
1992 年	淀川キリスト教病院教育顧問
1993 年	日本透析医会常任理事
1994 年	日本腎臓学会功労会員,日本透析医学会名誉会員
1997 年	日本透析医会副会長
2004 年	仁真会 白鷺病院顧問

椿原 美治(つばきはら よしはる)

1974 年	和歌山県立医科大学卒業
1978 年	大阪大学大学院医学部卒業
1978 年	大阪府立病院（現大阪府立急性期・総合医療センター）腎臓内科
1986 年	日本腎臓学会評議員
1987 年	大阪CAPD研究会会長
1992 年	大阪府立病院（現大阪府立急性期・総合医療センター）腎臓内科部長
1992 年	大阪大学医学部第一内科非常勤講師
1996 年	滋賀医科大学第三内科非常勤講師
2002 年	日本透析医学会理事
2004 年	大阪大学医学部臨床教授
2012 年	大阪大学大学院医学系研究科腎疾患統合医療学寄附講座教授

高齢透析患者
治療とケアのための透析療法Q&A　　ISBN978-4-263-70630-5

2014年9月25日　第1版第1刷発行

　　　　　　　　　　　　　編　者　飯　田　喜　俊
　　　　　　　　　　　　　　　　　椿　原　美　治
　　　　　　　　　　　　　発行者　大　畑　秀　穂

発行所　医歯薬出版株式会社

〒113-8612　東京都文京区本駒込1-7-10
TEL.（03）5395-7626（編集）・7616（販売）
FAX.（03）5395-7624（編集）・8563（販売）
http://www.ishiyaku.co.jp/
郵便振替番号 00190-5-13816

乱丁,落丁の際はお取り替えいたします　　印刷・あづま堂印刷／製本・皆川製本所

Ⓒ Ishiyaku Publishers, Inc., 2014. Printed in Japan

本書の複製権・翻訳権・翻案権・上映権・譲渡権・貸与権・公衆送信権（送信可能化権を含む）・口述権は,医歯薬出版（株）が保有します.
本書を無断で複製する行為（コピー,スキャン,デジタルデータ化など）は,「私的使用のための複製」などの著作権法上の限られた例外を除き禁じられています.また私的使用に該当する場合であっても,請負業者等の第三者に依頼し上記の行為を行うことは違法となります.

JCOPY <（社）出版者著作権管理機構 委託出版物>
本書を複写される場合は,そのつど事前に,（社）出版者著作権管理機構（電話 03-3513-6969,FAX 03-3513-6979,e-mail : info@jcopy.or.jp）の許諾を得てください.

● 本邦初の「腎臓リハビリテーション」の成書！

腎臓リハビリテーション

◆上月正博（東北大学大学院医学系研究科機能医科学講座教授）編著
◆B5判　508頁　定価（本体9,500円＋税）
◆ISBN978-4-263-21868-6

■おもな特徴

- 新たな内部障害リハである「腎臓リハビリテーション」について，①腎疾患に関する基礎，②リハビリテーションの基本，③包括的腎臓リハに必要な基本的知識，④腎臓リハの実際と進め方を最新の研究成果，エビデンスをふまえて解説！
- 包括的腎臓リハに必要な，栄養，薬物療法，看護，精神・心理的サポートについても詳細，かつ具体的に解説！
- 腎臓専門医，リハ専門医はもちろん，看護師，リハスタッフの知りたい知識，ポイントを網羅！
- 約300点の豊富な図表，約90点の用語解説やコラムにより，読みやすく工夫された構成となっている．

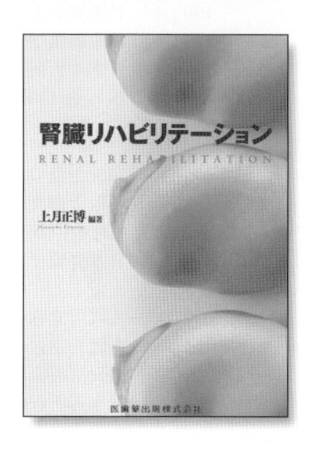

■おもな目次

第1章　腎臓リハビリテーション総論

第2章　腎臓病をめぐる基礎知識
Ⅰ．腎臓の機能・構造　Ⅱ．腎臓機能障害の症状・症候と検査　Ⅲ．腎機能障害の検査　Ⅳ．腎臓と全身的障害との関係　Ⅴ．主な腎臓病　Ⅵ．慢性腎臓病（CKD）　Ⅶ．血液透析　Ⅷ．腎移植

第3章　腎臓リハビリテーションに必要な評価
腎臓リハビリテーション診察の手順　ADLの評価　高次脳機能・QOL・不安・うつの評価　運動耐容能　CKDにおける心肺運動負荷試験結果の特徴　運動耐容能と生命予後　骨格筋　廃用症候群

第4章　腎臓リハビリテーション各論
Ⅰ．運動療法　Ⅱ．食事療法　Ⅲ．薬物療法　Ⅳ．教育・日常生活指導　Ⅴ．"精神"心理的問題とその対応　Ⅵ．看護ケア　Ⅶ．透析中の症状と対策　Ⅷ．透析合併症と対策

第5章　併存症に対するリハビリテーションのポイント
心不全合併例へのリハビリテーション　狭心症合併症例の心臓バイパス術後のリハビリテーション　呼吸不全のある人へのリハビリテーション　脳卒中片麻痺合併例のリハビリテーション　高次脳機能障害合併例へのリハビリテーション　摂食・嚥下障害合併例へのリハビリテーション　腎不全に伴う末梢神経障害例へのリハビリテーション　大腿骨近位部骨折合併症へのリハビリテーション　下肢切断合併例へのリハビリテーション　皮膚障害合併例へのリハビリテーション　外来維持血液透析患者における長期在宅運動療法　CKD患者に対する地域での運動療法　理学療法士や看護師などリハビリテーション従事者に望むこと

第6章　腎臓リハビリテーションの運営

医歯薬出版株式会社　〒113-8612 東京都文京区本駒込1-7-10　TEL03-5395-7610　FAX03-5395-7611　http://www.ishiyaku.co.jp/

本邦初！ "フレイル"にフォーカスし，これからの介護予防を見据えた座右書！

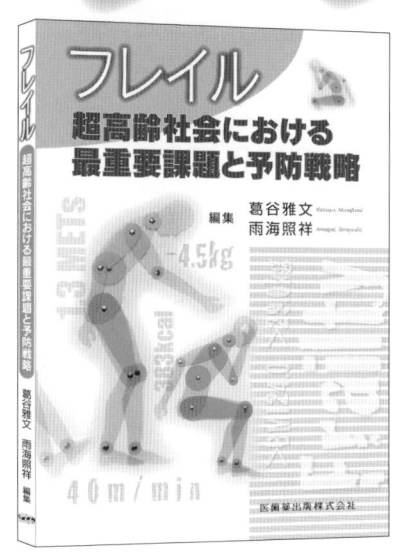

フレイル

超高齢社会における最重要課題と予防戦略

編集　葛谷 雅文・雨海 照祥

B5判　152頁　定価（本体3,200円＋税）
ISBN978-4-263-70628-2

- 超高齢社会に突入したわが国では，疾病予防のみならず，疾病以外の要介護にいたる原因である「高齢による衰弱」の予防が急務である．
- フレイル（frailty）は「多因子が関与する症候群で，生理機能の減退，体力，持久力の低下を基盤として，身体機能障害や死に対しての脆弱性が増した状態」と定義されている（2013年コンセンサス会議）．サルコペニアはフレイルの構成成分であり，フレイルはより多面的な広い概念である．
- 本書はフレイルについて，その要因，関連疾患，生活習慣との関連，介護予防，さらには精神心理的要因などさまざまな角度から解説した，わが国初の書籍である．高齢者の医療・福祉に携わるすべての職種のための必読書！

目次

Part1 総論
- フレイルとは－その概念と歴史
- フレイルの定義
- フレイルとサルコペニア
- フレイルと老年症候群
- 〔コラム〕フレイルとサルコペニア，カヘキシアとの関係

Part2 フレイルと栄養
- フレイルと低栄養
- フレイルとサルコペニック・オベシティ
- フレイルとたんぱく質
- フレイルとビタミンD
- 〔コラム〕フレイル予防と管理栄養士の役割

Part3 フレイルと疾患
- フレイルと認知症（精神心理的側面）
- フレイルとうつ
- フレイルと心血管疾患
- フレイルと嚥下障害
- フレイルと運動器疾患
- フレイルとCOPD
- フレイルの性差とホルモン
- 身体活動とフレイル
- 〔コラム〕フレイルと薬剤
- フレイルでとくに注目すべき身体機能

Part4 フレイルと高齢社会・福祉施策
- 介護予防とフレイル
- 社会的フレイル

医歯薬出版株式会社　〒113-8612 東京都文京区本駒込1-7-10　TEL.03-5395-7610　FAX.03-5395-7611
http://www.ishiyaku.co.jp/

透析スタッフの"問題解決と実践に役立つ"
最良のガイドブック！

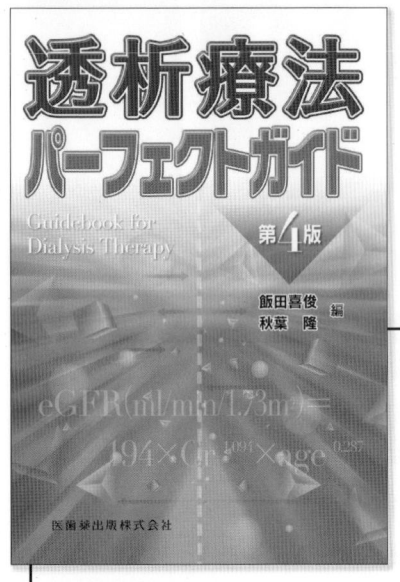

透析療法パーフェクトガイド 第4版

飯田 喜俊・秋葉 隆 編

■ B6判 416頁 定価（本体4,000円＋税）
ISBN978-4-263-70627-5

- 最新の各種ガイドラインや用語集に沿って改訂した第4版．
- 透析スタッフが日常よく遭遇する重要な症状・所見や，知っておくべき諸知識について，それぞれの内容や対策のポイントを1～2ページに収め，わかりやすくコンパクトに整理．
- 最新の検査や治療薬，関連機器なども盛り込み，臨床現場で即実践できるハンディなガイドブック．
- 関連する検査，薬の用い方，患者ケア，食事療法，心理・社会問題，透析機器・装置，基礎知識まで，広く深く収載．
- 医師をはじめ，看護師，臨床工学技士，栄養士，薬剤師など，チーム医療を展開するスタッフのための実践書．

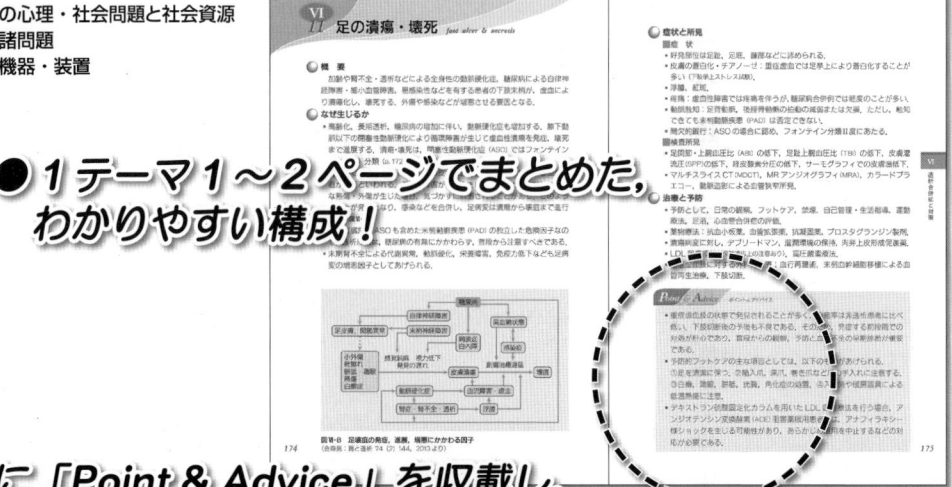

CONTENTS
Ⅰ 透析療法の基礎知識
Ⅱ 透析療法の実際
Ⅲ 患者の日常生活の注意点
Ⅳ 看護ケア
Ⅴ 透析中の症状と対策
Ⅵ 透析合併症と対策
Ⅶ 検査異常と対策
Ⅷ 食事療法と問題点
Ⅸ 薬の用い方
Ⅹ 透析患者の心理・社会問題と社会資源
Ⅺ 腎移植の諸問題
Ⅻ 透析関連機器・装置

● 1テーマ1～2ページでまとめた，わかりやすい構成！

● 随所に「Point & Advice」を収載し，治療やケアの勘所について具体的に解説．

医歯薬出版株式会社　〒113-8612 東京都文京区本駒込1-7-10　TEL.03-5395-7610　FAX.03-5395-7611
http://www.ishiyaku.co.jp/